XIANDAI GUWAIKE SHOUSHU ZHILIAOXUE

现代骨外科手术治疗学

主 编 李文强 胡翠莲 董文武 等

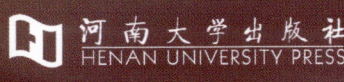

河南大学出版社
HENAN UNIVERSITY PRESS
·郑州·

图书在版编目（CIP）数据

现代骨外科手术治疗学 / 李文强等主编 .— 郑州：河南大学出版社，2020.1
ISBN 978-7-5649-4130-7

Ⅰ . ①现… Ⅱ . ①李… Ⅲ . ①骨疾病 – 外科手术 Ⅳ . ① R687.3

中国版本图书馆 CIP 数据核字（2020）第 023617 号

责任编辑： 阮林要
责任校对： 林方丽
封面设计： 卓弘文化

出版发行：	河南大学出版社
地址：	郑州市郑东新区商务外环中华大厦 2401 号
邮编：	450046
电话：	0371-86059750（高等教育与职业教育出版分社）
	0371-86059701（营销部）
网址：	hupress.henu.edu.cn
印　刷：	北京虎彩文化传播有限公司
版　次：	2020 年 1 月第 1 版
印　次：	2020 年 1 月第 1 次印刷
开　本：	880 mm × 1230 mm　1/16
印　张：	11.75
字　数：	381 千字
定　价：	70.00 元

（本书如有质量问题，请与河南大学出版社营销部联系调换）

编 委 会

主　编　李文强　胡翠莲　董文武　刘健休

副主编　高春生　崔泽升　任昌松　陈　婷

编　委　（按姓氏笔画排序）

　　　　　任昌松　重庆市开州区人民医院
　　　　　刘健休　深圳市龙华区人民医院
　　　　　李文强　南方医科大学深圳医院
　　　　　陈　婷　襄阳市中医医院（襄阳市中医药研究所）
　　　　　周晓武　深圳大学平湖医院
　　　　　胡翠莲　深圳市龙华区人民医院
　　　　　高春生　湖北省第三人民医院
　　　　　崔泽升　河南省洛阳正骨医院（河南省骨科医院）
　　　　　董文武　深圳市人民医院（暨南大学第二临床医学院）

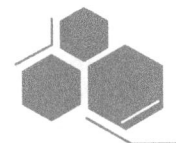

前 言

骨科学又称矫形外科学，它是医学的一个专业学科，专门研究骨骼肌肉系统的解剖、生理与病理，运用药物、手术及物理方法保持和发展这一系统的正常形态与功能，以及治疗这一系统的伤病。随着社会经济的发展，人口的老龄化，骨科学关节病增多，交通事故引起的创伤明显增多，因此骨科专业医师队伍的素质也就更显重要。为了满足当前临床骨科、医疗、教学第一线各类人员的需要，适应当前临床骨科学发展的形势，编者在广泛参考了国内外最新、最权威的文献资料基础上，结合自身的经验和业务专长特编写了此书。

本书首先介绍了骨的构造和生理学、骨科常用手术器械及使用方法、骨科基本手术技术等基础理论，然后重点叙述了手部损伤、肩关节疾病、上肢骨折、胸椎骨折脱位、下肢损伤、膝部损伤、踝关节与足部损伤等。本书内容丰富、资料新颖、紧密结合临床，科学性与实用性强，可供骨外科医生与相关学科临床医师参考使用。

在本书的编写过程中，尽管我们反复校对、再三审核，但由于编者众多，文笔风格不一，加之骨科学发展迅速，学科内容方面也各有所长短，因而本书在内容和编撰等方面的不足在所难免，恳请读者批评指正，以便再版时修订。

编 者
2020 年 1 月

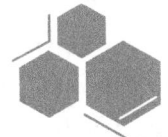

目 录

第一章 骨的构造和生理学 1
    第一节 骨组织细胞的功能 1
    第二节 骨的基质 5
    第三节 骨的种类 7
    第四节 骨的组织结构 8
    第五节 骨的血管、淋巴管和神经 11

第二章 骨科常用手术器械及使用方法 12
    第一节 止血带 12
    第二节 骨科基本手术器械 14
    第三节 创伤骨科手术器械 17
    第四节 脊柱内固定的基本手术器械 18
    第五节 骨科一般用具 18
    第六节 牵引用具 19
    第七节 石膏 21
    第八节 石膏切割工具 21
    第九节 骨科影像设备 21

第三章 骨科基本手术技术 24
    第一节 骨膜剥离技术 24
    第二节 肌腱固定技术 25
    第三节 骨牵引术 26
    第四节 支具与石膏固定 30
    第五节 植骨术 36
    第六节 微创技术 44

第四章 手部损伤 48
    第一节 掌骨骨折 48
    第二节 中节和近节指骨骨折 53
    第三节 远节指骨骨折 60
    第四节 手部韧带损伤 64
    第五节 手部肌腱损伤 66

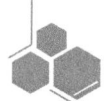

- 第六节 手部血管损伤 ... 76
- 第五章 肩关节疾病 ... 79
  - 第一节 肩关节周围炎 ... 79
  - 第二节 肱二头肌腱鞘炎 ... 81
  - 第三节 弹响肩 ... 82
  - 第四节 钙化性冈上肌腱炎 ... 82
  - 第五节 肩袖疾病 ... 83
  - 第六节 肩关节不稳定 ... 84
- 第六章 上肢骨折 ... 86
  - 第一节 锁骨骨折 ... 86
  - 第二节 肩胛骨骨折 ... 90
  - 第三节 肱骨近端骨折 ... 93
  - 第四节 肩关节脱位 ... 101
  - 第五节 肩锁关节脱位 ... 106
  - 第六节 胸锁关节脱位 ... 108
- 第七章 胸椎骨折脱位 ... 111
  - 第一节 胸椎的解剖特点 ... 111
  - 第二节 胸椎骨折的分类 ... 112
  - 第三节 胸椎骨折的临床表现 ... 113
  - 第四节 胸椎骨折的影像学检查 ... 113
  - 第五节 胸椎骨折的治疗原则 ... 114
  - 第六节 胸椎骨折的手术技术 ... 115
- 第八章 下肢损伤 ... 122
  - 第一节 髋臼骨折 ... 122
  - 第二节 骨盆骨折 ... 125
  - 第三节 髋关节脱位 ... 131
  - 第四节 股骨颈骨折 ... 134
- 第九章 膝部损伤 ... 138
  - 第一节 胫骨平台骨折 ... 138
  - 第二节 膝关节软骨损伤 ... 146
  - 第三节 半月板损伤 ... 151
  - 第四节 膝关节外伤性脱位 ... 164
- 第十章 踝关节与足部损伤 ... 167
  - 第一节 踝关节骨折和脱位 ... 167
  - 第二节 距骨骨折及脱位 ... 173
  - 第三节 跟骨骨折 ... 176
  - 第四节 跖骨骨折及脱位 ... 179
- 参考文献 ... 182

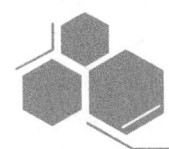

第一章 骨的构造和生理学

骨是骨骼系统的主要器官，由骨组织、骨髓和骨膜构成。骨骼构成了人体的支架，并赋予人体基本形态，起着保护、支持和运动的作用。在运动中，骨起着杠杆作用，关节是运动的枢纽，骨骼肌则是运动的动力器官。骨骼作为钙、磷、镁等无机矿物质的贮存库和缓冲库，在骨代谢调节激素的作用下，维持矿物质的内环境稳定。骨髓是主要的造血系统和机体免疫系统的组成部分，也是成骨性谱系细胞和破骨性谱系细胞的来源。在活体，骨能不断地进行新陈代谢，并有修复和改建的能力。

第一节 骨组织细胞的功能

骨组织是一种特殊的结缔组织，是骨的结构主体，由数种细胞和大量钙化的细胞间质组成，钙化的细胞间质称为骨基质。骨组织的特点是细胞间质有大量骨盐沉积，即细胞间质矿化，使骨组织成为人体最坚硬的组织之一。

在活跃生长的骨中，有四种类型细胞：骨祖细胞、成骨细胞、骨细胞和破骨细胞。其中骨细胞最多，位于骨组织内部，其余三种均分布在骨质边缘。

一、骨祖细胞

骨祖细胞或称骨原细胞，是骨组织的干细胞，位于骨膜内。胞体小，呈不规则梭形，突起很细小。核椭圆形或细长形，染色质颗粒细而分散，故核染色浅。胞质少，呈嗜酸性或弱嗜碱性，含细胞器很少，仅有少量核糖体和线粒体。骨祖细胞着色浅淡，不易鉴别。骨祖细胞具有多分化潜能，可分化为成骨细胞、破骨细胞、成软骨细胞或成纤维细胞，分化取向取决于所处部位和所受刺激性质。骨祖细胞存在于骨外膜及骨内膜贴近骨质处，当骨组织生长或重建时，它能分裂分化成为骨细胞。骨祖细胞有两种类型：决定性骨祖细胞（DOPC）和诱导性骨祖细胞（IOPC）。DOPC位于或靠近骨的游离面上，如骨内膜和骨外膜内层、生长骨骺板的钙化软骨小梁上和骨髓基质内。在骨的生长期和骨内部改建或骨折修复以及其他形式损伤修复时，DOPC很活跃，细胞分裂并分化为成骨细胞，具有蛋白质分泌细胞特征的细胞逐渐增多。IOPC存在于骨骼系统以外，几乎普遍存在于结缔组织中。IOPC不能自发地形成骨组织，但经适宜刺激，如骨形态发生蛋白（BMP）或泌尿道移行上皮细胞诱导物的作用，可形成骨组织。

二、成骨细胞

成骨细胞又称骨母细胞，是指能促进骨形成的细胞，主要来源于骨祖细胞。成骨细胞不但能分泌大量的骨胶原和其他骨基质，还能分泌一些重要的细胞因子和酶类，如基质金属蛋白酶、碱性磷酸酶、骨钙素、护骨素等，从而启动骨的形成过程，同时也通过这些因子将破骨细胞耦联起来，控制破骨细胞的生成、成熟及活化。它常见于生长期的骨组织中，大都聚集在新形成的骨质表面。

（一）成骨细胞的形态与结构

骨形成期间，成骨细胞被覆骨组织表面，当成骨细胞生成基质时，被认为是活跃的。活跃的成骨细胞胞体呈圆形、锥形、立方形或矮柱状，通常单层排列。细胞侧面和底部出现突起，与相邻的成骨细胞及邻近的骨细胞以突起相连，连接处有缝隙连接。胞质强嗜碱性，与粗面内质网的核糖体有关。在粗面内质网上，镶嵌着圆形或细长形的线粒体，成骨细胞的线粒体具有清除胞质内钙离子的作用，同时也是能量的加工厂。某些线粒体含有一些小的矿化颗粒，沉积并附着在嵴外面，微探针分析表明这些颗粒有较高的钙、磷和镁的踪痕。骨的细胞常有大量的线粒体颗粒，可能是激素作用于细胞膜的结果。例如，甲状旁腺激素能引起进入细胞的钙增加，并随之有线粒体颗粒数目的增加。成骨细胞核大而圆，位于远离骨表面的细胞一端，核仁清晰。在核仁附近有一浅染区，高尔基复合体位于此区内。成骨细胞胞质呈碱性磷酸酶强阳性，可见许多 PAS 阳性颗粒，一般认为它是骨基质的蛋白多糖前身。当新骨形成停止时，这些颗粒消失，胞质碱性磷酸酶反应减弱，成骨细胞转变为扁平状，被覆于骨组织表面，其超微结构类似成纤维细胞。

（二）成骨细胞的功能

在骨形成非常活跃处，如骨折、骨痂及肿瘤或感染引起的新骨中，成骨细胞可形成复层堆积在骨组织表面。成骨细胞有活跃的分泌功能，能合成和分泌骨基质中的多种有机成分，包括Ⅰ型胶原蛋白、蛋白多糖、骨钙蛋白、骨粘连蛋白、骨桥蛋白、骨唾液酸蛋白等。因此认为其在细胞内合成过程与成纤维细胞或软骨细胞相似。成骨细胞还分泌胰岛素样生长因子Ⅰ、胰岛素样生长因子Ⅱ、成纤维细胞生长因子、白细胞介素 –1 和前列腺素等，它们对骨生长均有重要作用。此外还分泌破骨细胞刺激因子、前胶原酶和胞质素原激活剂，它们有促进骨吸收的作用。

因此，成骨细胞的主要功能概括起来有：①产生胶原纤维和无定形基质，即形成类骨质；②分泌骨钙蛋白、骨粘连蛋白和骨唾液酸蛋白等非胶原蛋白，促进骨组织的矿化；③分泌一些细胞因子，调节骨组织形成和吸收。成骨细胞不断产生新的细胞间质，并经过钙化形成骨质，成骨细胞逐渐被包埋在其中。此时，细胞内的合成活动停止，胞质减少，胞体变形，即成为骨细胞。总之，成骨细胞是参与骨生成、生长、吸收及代谢的关键细胞。

1. 成骨细胞分泌的酶类

（1）碱性磷酸酶（ALP）：成熟的成骨细胞能产生大量的 ALP。由成骨细胞产生的 ALP 称为骨特异性碱性磷酸酶（BALP），它以焦磷酸盐为底物，催化无机磷酸盐的水解，从而降低焦磷酸盐浓度，有利于骨的矿化。在血清中可以检测到四种不同的 ALP 同分异构体，这些异构体都能作为代谢性骨病的诊断标志，但各种异构体是否与不同类型的骨质疏松症（绝经后骨质疏松症、老年性骨质疏松症以及半乳糖血症、乳糜泻、肾性骨营养不良等引起的继发性骨质疏松症）相关，尚有待于进一步研究。

（2）组织型谷氨酰胺转移酶（tTGs）：谷氨酰胺转移酶是在组织和体液中广泛存在的一组多功能酶类，具有钙离子依赖性。虽然其并非由成骨细胞专一产生，但在骨的矿化中有非常重要的作用。成骨细胞主要分泌组织型谷氨酰胺转移酶，处于不同阶段或不同类型的成骨细胞，其胞质内的谷氨酰胺转移酶含量是不一样的。tTGs 能促进细胞的黏附、细胞播散、细胞外基质的修饰，同时也在细胞凋亡、损伤修复、骨矿化进程中起着重要作用。成骨细胞分泌的 tTGs，以许多细胞外基质为底物，促进各种基质的交联，其最主要的底物为纤连蛋白和骨桥素。tTGs 的活化依赖钙离子，即在细胞外钙离子浓度升高的情况下，才能催化纤连蛋白与骨桥素的自身交联。由于钙离子和细胞外基质成分是参与骨矿化最主要的物质，在继发性骨质疏松症和乳糜泻患者的血液中，也可检测到以 tTGs 为自身抗原的自身抗体，因而 tTGs 在骨的矿化中肯定发挥着极其重要的作用。

（3）基质金属蛋白酶（MMP）：MMP 是一类锌离子依赖性的蛋白水解酶类，主要功能是降解细胞外基质，同时也参与成骨细胞功能与分化的信号转导。

2. 成骨细胞分泌的细胞外基质

成熟的成骨细胞分泌大量的细胞外基质，也称为类骨质，包括各种胶原和非胶原蛋白。

（1）胶原：成骨细胞分泌的细胞外基质中大部分为胶原，其中主要为Ⅰ型胶原，占 ECM 的 90%

以上。约10%为少量Ⅲ型、Ⅴ型和Ⅹ型胶原蛋白及多种非胶原蛋白。Ⅰ型胶原蛋白主要构成矿物质沉积和结晶的支架，羟磷灰石在支架的网状结构中沉积。Ⅲ型胶原和Ⅴ型胶原能调控胶原纤维丝的直径，使胶原纤维丝不致过分粗大，而Ⅹ型胶原纤维主要是作为Ⅰ型胶原的结构模型。

（2）非胶原蛋白：成骨细胞分泌的各种非胶原成分如骨桥素、骨涎蛋白、纤连蛋白和骨钙素等在骨的矿化、骨细胞的分化中起重要的作用。

3. 成骨细胞的凋亡

成骨细胞经历增殖、分化、成熟、矿化等各个阶段后，被矿化骨基质包围或附着于骨基质表面，逐步趋向凋亡或变为骨细胞、骨衬细胞。成骨细胞的这一凋亡过程是维持骨的生理平衡所必需的。和其他细胞凋亡途径一样，成骨细胞的凋亡途径也包括线粒体激活的凋亡途径和死亡受体激活的凋亡途径，最终导致成骨细胞核的碎裂、DNA的有控降解、细胞皱缩、膜的气泡样变等。由于成骨细胞上存在肿瘤坏死因子受体，且在成骨细胞的功能发挥中起着重要作用，因此推测成骨细胞主要可能通过死亡受体激活的凋亡途径而凋亡。细胞因子、细胞外基质和各种激素都能诱导或组织成骨细胞的凋亡。骨形态生成蛋白（BMP）被确定为四肢骨指间细胞凋亡的关键作用分子。此外，甲状旁腺激素、糖皮质激素、性激素等对成骨细胞的凋亡均有调节作用。

三、骨细胞

骨细胞是骨组织中的主要细胞，埋于骨基质内，细胞体位于的腔隙称骨陷窝，每个骨陷窝内仅有一个骨细胞胞体。骨细胞的胞体呈扁卵圆形，有许多细长的突起，这些细长的突起伸进骨陷窝周围的小管内，此小管即骨小管。

1. 骨细胞的形态

骨细胞的结构和功能与其成熟度有关。刚转变的骨细胞位于类骨质中，它们的形态结构与成骨细胞非常近似。胞体为扁椭圆形，位于比胞体大许多的圆形骨陷窝内。突起多而细，通常各自位于一个骨小管中，有的突起还有少许分支。核呈卵圆形，位于胞体的一端，核内有一个核仁，染色质贴附核膜分布。HE染色时胞质嗜碱性，近核处有一浅染区。胞质呈碱性磷酸酶阳性，还有PAS阳性颗粒，一般认为这些颗粒是有机基质的前身物。较成熟的骨细胞位于矿化的骨质浅部，其胞体也呈双凸扁椭圆形，但体积小于年幼的骨细胞。核较大，呈椭圆形，居胞体中央，在HE染色时着色较深，仍可见有核仁。胞质相对较少，HE染色呈弱嗜碱性，甲苯胺蓝着色甚浅。

电镜下其粗面内质网较少，高尔基复合体较小，少量线粒体分散存在，游离核糖体也较少。

成熟的骨细胞位于骨质深部，胞体比原来的成骨细胞缩小约70%，核质比例增大，胞质易被甲苯胺蓝染色。电镜下可见一定量的粗面内质网和高尔基复合体，线粒体较多，此外尚可见溶酶体。线粒体中常有电子致密颗粒，与破骨细胞的线粒体颗粒相似，现已证实，这些颗粒是细胞内的无机物，主要是磷酸钙。成熟骨细胞最大的变化是形成较长突起，其直径为85~100 nm，为骨小管直径的1/4~1/2。相邻骨细胞的突起端对端地相互连接，或以其末端侧对侧地相互贴附，其间有缝隙连接。成熟的骨细胞位于骨陷窝和骨小管的网状通道内。骨细胞最大的特征是细胞突起在骨小管内伸展，与相邻的骨细胞连接，深部的骨细胞由此与邻近骨表面的骨细胞突起和骨小管相互连接和通连，构成庞大的网样结构。骨陷窝–骨小管–骨陷窝组成细胞外物质运输通道，是骨组织通向外界的唯一途径，深埋于骨基质内的骨细胞正是通过该通道运输营养物质和代谢产物。而骨细胞–缝隙连接–骨细胞形成细胞间信息传递系统，是骨细胞间直接通讯的结构基础。据测算，成熟骨细胞的胞体及其突起的总表面积占成熟骨基质总表面积的90%以上，这对骨组织液与血液之间经细胞介导的无机物交换起着重要作用。骨细胞的平均寿命为25年。

2. 骨细胞的功能

（1）骨细胞性溶骨和骨细胞性成骨：大量研究表明，骨细胞可能主动参加溶骨过程，并受甲状旁腺激素、降钙素和维生素D_3的调节以及机械性应力的影响。Belanger发现骨细胞具有释放枸橼酸、乳酸、胶原酶和溶解酶的作用。溶解酶会引起骨细胞周围的骨吸收，他把这种现象称之为骨细胞性骨溶解。骨细胞性溶骨表现为骨陷窝扩大，陷窝壁粗糙不平。骨细胞性溶骨也可类似破骨细胞性骨吸收，使骨溶解持续地发生在骨陷窝的某一端，从而使多个骨陷窝融合。当骨细胞性溶骨活动结束后，成熟骨细胞又可在较高水平的降钙素作用下进行继发性骨形成，使骨陷窝壁增添新的骨基质。生理情况下，骨细胞性溶骨和骨细胞性成骨是反复交替的，即平时维持骨基质的成骨作用，在机体需提高血钙量时，又可通过骨细胞性溶骨活动从骨基质中释放钙离子。

（2）参与调节钙、磷平衡：现已证实，骨细胞除了通过溶骨作用参与维持血钙、磷平衡外，骨细胞还具有转运矿物质的能力。成骨细胞膜上有钙泵存在，骨细胞可能通过摄入和释放 Ca^{2+} 和 p^{3+}，并可通过骨细胞相互间的网样连接结构进行离子交换，参与调节 Ca^{2+} 和 p^{3+} 的平衡。

（3）感受力学信号：骨细胞遍布骨基质内并构成庞大的网样结构，成为感受和传递应力信号的结构基础。

（4）合成细胞外基质：成骨细胞被基质包围后，逐渐转变为骨细胞，其合成细胞外基质的细胞器逐渐减少，合成能力也逐渐减弱。但是，骨细胞还能合成极少部分行使功能和生存所必需的基质，骨桥蛋白、骨连蛋白以及Ⅰ型胶原在骨的黏附过程中起着重要作用。

四、破骨细胞

1. 破骨细胞的形态

（1）光镜特征：破骨细胞是多核巨细胞，细胞直径可达 50 μm 以上，胞核的大小和数目有很大的差异，15~20个不等，直径为 10~100 μm。核的形态与成骨细胞、骨细胞的核类似，呈卵圆形，染色质颗粒细小，着色较浅，有1~2个核仁。在常规组织切片中，胞质通常为嗜酸性；但在一定 pH 下，用碱性染料染色，胞质呈弱嗜碱性，即破骨细胞具嗜双色性。胞质内有许多小空泡。破骨细胞的数量较少，约为成骨细胞的 1%，细胞无分裂能力。破骨细胞具有特殊的吸收功能，从事骨的吸收活动。破骨细胞常位于骨组织吸收处的表面，在吸收骨基质的有机物和矿物质的过程中，造成基质表面不规则，形成近似细胞形状的凹陷称吸收陷窝（Howshiplacana）。

（2）电镜特征：功能活跃的破骨细胞具有明显的极性，电镜下分为四个区域，紧贴骨组织侧的细胞膜和胞质分化成皱褶缘区和亮区。①皱褶缘区：此区位于吸收腔深处，是破骨细胞表面高度起伏不平的部分，光镜下似纹状缘，电镜观察是由内陷很深的质膜内褶组成，呈现大量的叶状突起或指状突起，粗细不均，远侧端可膨大，并常分支互相吻合，故名皱褶缘。ATP 酶和酸性磷酸酶沿皱褶缘细胞膜分布。皱褶缘细胞膜的胞质面有非常细小的鬃毛状附属物，长 15~20 nm，间隔约 20 nm，致使该处细胞膜比其余部位细胞膜厚。突起之间有狭窄的细胞外裂隙，其内含有组织液及溶解中的羟基磷灰石、胶原蛋白和蛋白多糖分解形成的颗粒。②亮区或封闭区：环绕于皱褶缘区周围，微微隆起，平整的细胞膜紧贴骨组织，好像一堵环行围堤，包围皱褶缘区，使皱褶缘区密封与细胞外间隙隔绝，造成一个特殊的微环境。因此将这种环行特化的细胞膜和细胞质称为封闭区。切面上可见两块封闭区位于皱褶缘区两侧。封闭区有丰富的肌动蛋白微丝，但缺乏其他细胞器。电镜下观察封闭区电子密度低故又称亮区。破骨细胞若离开骨组织表面，皱褶缘区和亮区均消失。③小泡区：此区位于皱褶缘的深面，内含许多大小不一、电子密度不等的膜被小泡和大泡。小泡数量多，为致密球形，小泡是初级溶酶体或内吞泡或次级溶酶体，直径 0.2~0.5 μm。大泡数量少，直径 0.5~3 μm，其中有些大泡对酸性磷酸酶呈阳性反应。小泡区还有许多大小不一的线粒体。④基底区：位于亮区和小泡区的深面，是破骨细胞远离骨组织侧的部分。细胞核聚集在该处，胞核之间有一些粗面内质网、发达的高尔基复合体和线粒体，还有与核数目相对应的中心粒，很多双中心粒聚集在一个大的中心粒区。破骨细胞膜表面有丰富的降钙素受体和亲玻粘连蛋白或称细胞外粘连蛋白受体等，参与调节破骨细胞的活动。破骨细胞表型的标志是皱褶缘区和亮区以及溶酶体内的抗酒石酸酸性磷酸酶（TRAP），细胞膜上的 ATP 酶和降钙素受体，以及降钙素反应性腺苷酸环化酶活性。近年研究发现，破骨细胞含有固有型一氧化氮合酶（cNOS）和诱导型一氧化氮合酶（iNOS），用 NADPH-黄递酶组化染色，破骨细胞呈强阳性，这种酶是 NOS 活性的表现。

2. **破骨细胞的功能**　破骨细胞在吸收骨质时具有将基质中的钙离子持续转移至细胞外液的特殊功能。骨吸收的最初阶段是羟磷灰石的溶解，破骨细胞移动活跃，细胞能分泌有机酸，使骨矿物质溶解和羟基磷灰石分解。在骨的矿物质被溶解吸收后，接下来就是骨的有机物质的吸收和降解。破骨细胞可分泌多种蛋白分解酶，主要包括半胱氨酸蛋白酶（CP）和基质金属蛋白酶（MMP）两类。有机质经蛋白水解酶水解后，在骨的表面形成 Howships 陷窝。在整个有机质和无机矿物质的降解过程中，破骨细胞与骨的表面是始终紧密结合的。此外，破骨细胞能产生一氧化氮（NO），NO 对骨吸收具有抑制作用，与此同时破骨细胞数量也减少。

第二节　骨的基质

骨的基质简称骨质，即钙化的骨组织的细胞外基质。骨基质含水较少，仅占湿骨重量的 8%～9%。骨基质由有机质和无机质两种成分构成。

一、无机质

无机质即骨矿物质，又称骨盐，占干骨重量的 65%～75%，其中 95% 是固体钙和磷，无定形的钙-磷固体在嫩的、新形成的骨组织中较多（40%～50%），在老的、成熟的骨组织中少（25%～30%）。骨矿物质大部分以无定形的磷酸钙和结晶的羟基磷灰石 $[Ca_{10}(PO_4)_6(OH)_2]$ 的形式分布于有机质中。无定形磷酸钙是最初沉积的无机盐，以非晶体形式存在，占成人骨无机质总量的 20%～30%。无定形磷酸钙继而组建成结晶的羟基磷灰石。电镜下观察，羟基磷灰石结晶呈柱状或针状，长 20～40 nm，宽 2～3 nm。经 X 线衍射法研究表明，羟基磷灰石结晶体大小很不相同，体积为 (2.5～5) nm × 40 nm × (20～35) nm。结晶体体积虽小，但密度极大，每克骨盐含 1 016 个结晶体，故其表面积甚大，可达 100 m²。它们位于胶原纤维表面和胶原原纤维之间，沿纤维长轴以 60～70 nm 的间隔规律地排列。在液体中的结晶体被一层水包围形成一层水化壳，离子只有通过这层物质才能达到结晶体表面，有利于细胞外液与结晶体进行离子交换。羟基磷灰石主要由钙、磷酸根和羟基结合而成。结晶体还吸附许多其他矿物质，如镁、钠、钾和一些微量元素，包括锌、铜、锰、氟、铅、锶、铁、铝、镭等。因此，骨是钙、磷和其他离子的储存库。这些离子可能位于羟基磷灰石结晶的表面，或能置换晶体中的主要离子，或者两者同时存在。

骨骼中的矿物质晶体与骨基质的胶原纤维之间存在十分密切的物理-化学和生物化学-高分子化学结构功能关系。正常的羟磷灰石形如长针状，大小较一致，有严格的空间定向，如果羟磷灰石在骨矿化前沿的定点与排列紊乱，骨的矿化即可发生异常，同时也使基质的生成与代谢异常。

二、有机质

有机质包括胶原纤维和无定形基质（蛋白多糖、脂质，特别是磷脂类）。

（一）胶原纤维

胶原纤维是一种结晶纤维蛋白原，被包埋在含有钙盐的基质中。在有机质中胶原纤维占 90%，人体的胶原纤维大约 50% 存在于骨组织。构成骨胶原原纤维的化学成分主要是 I 型胶原，占骨总重量的 30%，还有少量 V 型胶原，占骨总重量的 1.5%。在病理情况下，可出现 M 型胶原。骨的胶原纤维与结缔组织胶原纤维的形态结构基本相同，分子结构为 3 条多肽链，每条含有 1 000 多个氨基酸，交织呈绳状，故又称三联螺旋结构。胶原原纤维的直径为 50～70 nm，具有 64 nm 周期性横纹。I 型胶原由 20 多种氨基酸组成，其中甘氨酸约占 33%，脯氨酸和羟脯氨酸约占 25%。骨的胶原原纤维和其他胶原蛋白的最大不同在于它在稀酸液中不膨胀，也不溶解于可溶解其他胶原的溶剂中，如中性盐和稀酸溶液等。骨的胶原原纤维具有这些特殊的物理性能，是由于骨 I 型胶原蛋白分子之间有较多的分子间交联。骨胶原与羟磷灰石结晶结合，形成了抗挤压和抗拉扭很强的骨组织。随着骨代谢不断进行，胶原蛋白也不断降解和合成。胶原的功能是使各种组织和器官具有强度完整性，1 mm 直径的胶原可承受 10～40 kg 的力。骨质含的胶原细纤维普遍呈平行排列，扫描电镜下胶原细纤维分支，形成连接错综的网状结构。

（二）无定形基质

无定形基质仅占有机质的10%左右，是一种没有固定形态的胶状物，主要成分是蛋白多糖和蛋白多糖复合物，后者由蛋白多糖和糖蛋白组成。

蛋白多糖类占骨有机物的40%~50%，由一条复杂的多肽链组成，还有几个硫酸多糖侧链与其共价连接。多糖部分为氨基葡聚糖，故PAS反应阳性，某些区域呈弱的异染性。尽管骨有机质中存在氨基葡聚糖，但由于含有丰富的胶原蛋白，骨组织切片染色呈嗜酸性。还有很少脂质，占干骨重0.1%，主要为磷脂类、游离脂肪酸和胆固醇等。

无定形基质含有许多非胶原蛋白，占有机物的0.5%，现已被分离出来的主要有以下几种。

1. 骨钙蛋白或称骨钙素

骨钙蛋白是骨基质中含量最多的非胶原蛋白，在成人骨中约占非胶原蛋白总量的20%，占骨基质蛋白质的1%~2%。它一是种依赖维生素K的蛋白质，由47~351个氨基酸残基组成的多肽，其中的2~3个氨基酸残基中含有γ-羧基谷氨酸残基（GIA）链，相对分子质量为5 900。一般认为骨钙蛋白对羟基磷灰石有很高亲和力，在骨组织矿化过程中，能特异地与骨羟基磷灰石结晶结合，主要通过侧链GIA与晶体表面的Ca^{2+}结合，每克分子骨钙蛋白能结合2~3 mol的Ca^{2+}，从而促进骨矿化过程。骨钙蛋白对成骨细胞和破骨细胞前体有趋化作用，并可能在破骨细胞的成熟及活动中起作用。骨钙蛋白还可能控制骨Ca^{2+}的进出，影响肾小管对Ca^{2+}的重吸收，提示它参与调节体内钙的平衡。当成骨细胞受1,25-$(OH)_2d_3$刺激，可产生骨钙蛋白。此外，肾、肺、脾、胰和胎盘的一些细胞也能合成骨钙蛋白。

骨钙素的表达受许多激素、生长因子和细胞因子的调节。上调骨钙素表达的因子主要是1,25-$(OH)_2d_3$，而下调其表达的因子有糖皮质激素、TGF-B、PGE_2、IL-2、TNF-A、IL-10、铅元素和机械应力等。

2. 骨桥蛋白

骨桥蛋白又称骨唾液酸蛋白Ⅰ（BSP Ⅰ），是分泌性磷蛋白，是一种非胶原蛋白，主要由成骨性谱系细胞和活化型T淋巴细胞表达，存在于骨组织、外周血液和某些肿瘤中。OPN分子大约由300个氨基酸残基组成，分子量44~375 ku，其突出的结构特点是含有精氨酸-甘氨酸-天冬氨酸（RGD）基序。骨桥蛋白具有9个天冬氨酸的区域，该处是同羟基磷灰石相互作用的部位，故对羟基磷灰石有很高的亲和力。骨桥蛋白浓集在骨形成的部位、软骨成骨的部位和破骨细胞同骨组织相贴的部位，它是成骨细胞和破骨细胞黏附的重要物质，是连接细胞与基质的桥梁。骨桥蛋白不仅由成骨细胞产生，破骨细胞也表达骨桥蛋白mRNA，表明破骨细胞也能合成骨桥蛋白。此外，成牙质细胞、软骨细胞、肾远曲小管上皮细胞以及胎盘、神经组织及骨髓瘤的细胞也分泌骨桥蛋白。

OPN能与骨组织的其他组分结合，形成骨代谢的调节网络。破骨细胞中的OPN与CD44/αvβ₃受体形成复合物，可促进破骨细胞的移行。

3. 骨唾液酸蛋白

骨唾液酸蛋白又称骨唾液酸蛋白Ⅱ（BSP Ⅱ），是酸性磷蛋白，相对分子质量为7 000，40%~50%由碳水化合物构成，13%~14%为唾液酸，有30%的丝氨酸残基磷酸化。BSP Ⅱ在骨中占非胶原蛋白总量的15%左右。BSP Ⅱ的功能是支持细胞黏附，对羟基磷灰石有很强的亲和力，具有介导基质矿化作用。它由成骨细胞分泌。

4. 骨酸性糖蛋白-75（BAG-75）

它含有30%的强酸残基，8%的磷酸，是酸性磷蛋白，相对分子质量为75 000。它存在于骨骺板中，其功能与骨桥蛋白和BSP Ⅱ一样，对羟基磷灰石有很强的亲和力，甚至比它们还大。

5. 骨粘连蛋白或称骨连接素

它是一种磷酸化糖蛋白，由303个氨基酸残基组成，相对分子质量为32 000，其氨基酸末端具有强酸性，有12个低亲和力的钙结合位点和一个以上高亲和力的钙结合位点。骨粘连蛋白能同钙和磷酸盐结合，促进矿化过程。能使Ⅰ型胶原与羟基磷灰石牢固地结合，它与钙结合后引起本身分子构型变化。如果有钙螯合剂，骨粘连蛋白即丧失其选择性结合羟基磷灰石能力。骨粘连蛋白在骨组织中含量很高，由成骨细胞产生。但一些非骨组织也存在骨粘连蛋白，如软骨细胞、皮肤的成纤维细胞、肌腱的腱细胞、消化道上皮细胞及成牙质细胞也可产生。骨粘连蛋白还与Ⅰ型、Ⅲ型和Ⅴ型胶原以及与血小板反应素-1结合，并增加纤溶酶原活化抑制因子-1的合成。骨粘连蛋白可促进牙周组织MMP-2的表达，同时还通过OPG调节破骨细胞的形成。

6. 钙结合蛋白

钙结合蛋白是一种维生素D依赖蛋白，存在于成骨细胞、骨细胞和软骨细胞胞质的核糖体和线粒体上，成骨细胞和骨细胞突起内以及细胞外基质小泡内也有钙结合蛋白，表明钙结合蛋白沿突起传递，直至细胞外基质小泡。所以，钙结合蛋白是一种钙传递蛋白，基质小泡内的钙结合蛋白在矿化过程中起积极作用。此外，钙结合蛋白还存在于肠、子宫、肾和肺等，体内分布较广。

7. 纤连蛋白

纤连蛋白主要由发育早期的成骨细胞表达，以二聚体形式存在，分子量约400 ku，两个亚基中含有与纤维蛋白、肝素等的结合位点，亦可与明胶、胶原、DNA、细胞表面物质等结合。纤连蛋白主要由成骨细胞合成，主要功能是调节细胞黏附。成骨细胞的发育和功能有赖于细胞外基质的作用，基质中的黏附受体将细胞外基质与成骨细胞的细胞骨架连接起来，二氢睾酮可影响细胞外基质中纤连蛋白及其受体的作用，刺激纤连蛋白及其受体ALP、OPG的表达。

第三节 骨的种类

一、解剖分类

成人有206块骨，可分为颅骨、躯干骨和四肢骨三部分。前两者也称为中轴骨。按形态骨可分为四类：

（一）长骨

呈长管状，分布于四肢。长骨分一体两端，体又称骨干，内有空腔称髓腔，容纳骨髓。体表面有1～2个主要血管出入的孔，称滋养孔。两端膨大称为骺，具有光滑的关节面，活体时被关节软骨覆盖。骨干与骺相邻的部分称为干骺端，幼年时保留一片软骨，称为骺软骨。通过骺软骨的软骨细胞分裂繁殖和骨化，长骨不断加长。成年后，骺软骨骨化，骨干与骺融合为一体，原来骺软骨部位形成骺线。

（二）短骨

形似立方体，往往成群地联结在一起，分布于承受压力较大而运动较复杂的部位，如腕骨。

（三）扁骨

呈板状，主要构成颅腔、胸腔和盆腔的壁，以保护腔内器官，如颅盖骨和肋骨。

（四）不规则骨

形状不规则，如椎骨。有些不规则骨内具有含气的腔，称含气骨。

二、组织学类型

骨组织根据其发生的早晚、骨细胞和细胞间质的特征及其组合形式，可分为未成熟的骨组织和成熟的骨组织。前者为非板层骨，后者为板层骨。胚胎时期最初形成的骨组织和骨折修复形成的骨痂，都属于非板层骨，除少数几处外，它们或早或迟被以后形成的板层骨所取代。

（一）非板层骨

非板层骨又称为初级骨组织，可分两种，一种是编织骨，另一种是束状骨。编织骨比较常见，其胶原纤维束呈编织状排列，因而得名。胶原纤维束的直径差异很大，但粗大者居多，最粗直径达13 μm，因此又有编织骨之称。编织骨中的骨细胞分布和排列方向均无规律，体积较大，形状不规则，按骨的单位容积计算，其细胞数量约为板层骨的4倍。编织骨中的骨细胞代谢比板层骨的细胞活跃，但前者的溶骨活动往往是区域性的。在出现骨细胞溶骨的一些区域内，相邻的骨陷窝同时扩大，然后合并，形成较大的无血管性吸收腔，使骨组织出现较大的不规则囊状间隙，这种吸收过程是清除编织骨以被板层骨取代的正常生理过程。编织骨中的蛋白多糖等非胶原蛋白含量较多，故基质染色呈嗜碱性。若骨盐含量较少，则X线更易透过。编织骨是未成熟骨或原始骨，一般出现在胚胎、新生儿、骨痂和生长期的干骺区，以后逐渐被板层骨取代，但到青春期才取代完全。在牙床、近颅缝处、骨迷路、腱或韧带附着处，仍终身保存少量编织骨，这些编织骨往往与板层骨掺杂存在。某些骨骼疾病，如畸形性骨炎（Paget's disease）、氟中毒、原发性甲状旁腺功能亢进引起的囊状纤维性骨炎、肾病性骨营养不良和骨肿瘤等，都会出现编织骨，并且最终可能在患者骨中占绝对优势。束状骨比较少见，也属编织骨。它与编织骨的最大差异是胶原纤维束平行排列，骨细胞分布于相互平行的纤维束之间。

（二）板层骨

板层骨又称次级骨组织，它以胶原纤维束高度有规律地成层排列为特征。胶原纤维束一般较细，因此又有细纤维骨之称。细纤维束直径通常为 2~4 μm，它们排列成层，与骨盐和有机质结合紧密，共同构成骨板。同一层骨板内的纤维大多是相互平行的，相邻两层骨板的纤维层则呈交叉方向。骨板的厚薄不一，一般为 3~7 μm。骨板之间的矿化基质中很少存在胶原纤维束，仅有少量散在的胶原纤维。骨细胞一般比编织骨中的细胞小，胞体大多位于相邻骨板之间的矿化基质中，但也有少数散在于骨板的胶原纤维层内。骨细胞的长轴基本与胶原纤维的长轴平行，显示了有规律的排列方向。

在板层骨中，相邻骨陷窝的骨小管彼此通连，构成骨陷窝-骨小管-骨陷窝通道网。由于骨浅部骨陷窝的部分骨小管开口于骨的表面，而骨细胞的胞体和突起又未充满骨陷窝和骨小管，因此该通道内有来自骨表面的组织液。通过骨陷窝-骨小管-骨陷窝通道内的组织液循环，既保证了骨细胞的营养，又保证了骨组织与体液之间的物质交换。若骨板层数过多，骨细胞所在位置与血管的距离超过 300 μm，则不利于组织液循环，其结果往往导致深层骨细胞死亡。一般认为，板层骨中任何一个骨细胞所在的位置与血管的距离均在 300 μm 以内。

板层骨中的蛋白多糖复合物含量比编织骨少，骨基质染色呈嗜酸性，与编织骨的染色形成明显的对照。板层骨中的骨盐与有机质的关系十分密切，这也是与编织骨的差别之一。板层骨的组成成分和结构的特点，赋予板层骨抗张力强度高、硬度强的特点；而编织骨的韧性较大，弹性较好。编织骨和板层骨都参与松质骨和密质骨的构成。

第四节　骨的组织结构

人体的 206 块骨，分为多种类型，其中以长骨的结构最为复杂。长骨由骨干和骨骺两部分构成，表面覆有骨膜和关节软骨。典型的长骨，如股骨和肱骨，其骨干为一厚壁而中空的圆柱体，中央是充满骨髓的大骨髓腔。长骨由密质骨、松质骨和骨膜等构成。密质骨为松质骨质量的 4 倍，但松质骨代谢却为密质骨的 8 倍，这是因为松质骨具有大量表面积，为细胞活动提供了条件。松质骨一般存在于骨干端、骨骺和如椎骨的立方形骨中，松质骨内部的板层或杆状结构形成了沿着机械压力方向排列的三维网状构架。松质骨承受着压力和应变张力的合作用，但压力负荷仍是松质骨承受的主要负载形式。密质骨组成长骨的骨干，承受弯曲、扭转和压力载荷。长骨骨干除骨髓腔面有少量松质骨，其余均为密质骨。骨干中部的密质骨最厚，越向两端越薄。

一、密质骨

骨干主要由密质骨构成，内侧有少量松质骨形成的骨小梁。密质骨在骨干的内外表层形成环骨板，在中层形成哈弗斯系统和间骨板。骨干中有与骨干长轴几乎垂直走行的穿通管，内含血管、神经和少量疏松结缔组织，结缔组织中有较多骨祖细胞；穿通管在骨外表面的开口即为滋养孔。

（一）环骨板

环骨板是指环绕骨干外、内表面排列的骨板，分别称为外环骨板和内环骨板。

1. 外环骨板

外环骨板厚，居骨干的浅部，由数层到十多层骨板组成，比较整齐地环绕骨干平行排列，其表面覆盖骨外膜。骨外膜中的小血管横穿外环骨板深入骨质中。贯穿外环骨板的血管通道称穿通管或福尔克曼管（Volkmann canal），其长轴几乎与骨干的长轴垂直。通过穿通管，营养血管进入骨内，和纵向走行的中央管内的血管相通。

2. 内环骨板

内环骨板居骨干的骨髓腔面，仅由少数几层骨板组成，不如外环骨板平整。内环骨板表面衬以骨内膜，后者与被覆于松质骨表面的骨内膜相连续。内环骨板中也有穿通管穿行，管中的小血管与骨髓血管通连。从内、外环骨板最表层骨陷窝发出的骨小管，一部分伸向深层，与深层骨陷窝的骨小管通连；一部分伸向表面，终止于骨和骨膜交界处，其末端是开放的。

（二）哈弗斯骨板（Haversian lamella）

哈弗斯骨板介于内、外环骨板之间，是骨干密质骨的主要部分，它们以哈弗斯管（Haversian canal）为中心呈同心圆排列，并与哈弗斯管共同组成哈弗斯系统。哈弗斯管也称中央管，内有血管、神经及少量结缔组织。长骨骨干主要由大量哈弗斯系统组成，所有哈弗斯系统的结构基本相同，故哈弗斯系统又有骨单位之称。

骨单位为厚壁的圆筒状结构，其长轴基本上与骨干的长轴平行，中央有一条细管称中央管，围绕中央管有 5~20 层骨板呈同心圆排列，宛如层层套入的管鞘。改建的骨单位不总是呈单纯的圆柱形，可有许多分支互相吻合，具有复杂的立体构型。因此，可以见到由同心圆排列的骨板围绕斜行的中央管。中央管之间还有斜行或横行的穿通管互相连接，但穿通管周围没有同心圆排列的骨板环绕，据此特征可区别穿通管与中央管。哈弗斯骨板一般为 5~20 层，故不同骨单位的横断面积大小不一。每层骨板的平均厚度为 3 μm。

骨板中的胶原纤维绕中央管呈螺旋形行走，相邻骨板中胶原纤维互成直角关系。有人认为，骨板中的胶原纤维的排列是多样性的，并根据胶原纤维的螺旋方向，将骨单位分为三种类型：Ⅰ型，所有骨板中的胶原纤维均以螺旋方向为主；Ⅱ型，相邻骨板的胶原纤维分别呈纵行和环行；Ⅲ型，所有骨板的胶原纤维以纵行为主，其中掺以极少量散在的环行纤维。不同类型骨单位的机械性能有所不同，其压强和弹性系数以横行纤维束为主的骨单位最大，以纵行纤维束为主的骨单位最小。每个骨单位最内层骨板表面均覆以骨内膜。

中央管长度为 3~5 mm，中央管的直径因各骨单位而异，差异很大，平均 300 μm，内壁衬附一层结缔组织，其中的细胞成分随着每一骨单位的活动状态而各有不同。在新生的骨质内多为骨祖细胞，被破坏的骨单位则有破骨细胞。骨沉积在骨外膜或骨内膜沟表面形成的骨单位，或在松质骨骨骼内形成的骨单位，称为初级骨单位。中央管被同心圆骨板柱围绕，仅有几层骨板，初级骨单位常见于未成熟骨，如幼骨，特别是胚胎骨和婴儿骨，随着年龄增长，初级骨单位也相应减少。次级骨单位与初级骨单位相似，是初级骨单位经改建后形成的。次级骨单位或称继发性哈弗斯系统，有一黏合线，容易辨认，并使其与邻近的矿化组织分开来。

中央管中通行的血管不一致。有的中央管中只有一条毛细血管，其内皮有孔，胞质中可见吞饮小泡，包绕内皮的基膜内有周细胞。有的中央管中有两条血管，一条是小动脉，或称毛细血管前微动脉，另一条是小静脉。骨单位的血管彼此通连，并与穿通管中的血管交通。在中央管内还可见到细的神经纤维，与血管伴行，大多为无髓神经纤维，偶可见有髓神经纤维，这些神经主要由分布在骨外膜的神经纤维构成。

（三）间骨板

间骨板位于骨单位之间或骨单位与环骨板之间，大小不等，呈三角形或不规则形，也由平行排列骨板构成，大都缺乏中央管。间骨板与骨单位之间有明显的黏合线分界。间骨板是骨生长和改建过程中哈弗斯骨板被溶解吸收后的残留部分。

在以上三种结构之间，以及所有骨单位表面都有一层黏合质，呈强嗜碱性，为骨盐较多而胶原纤维较少的骨质，在长骨横断面上呈折光较强的轮廓线，称黏合线。伸向骨单位表面的骨小管，都在黏合线处折返，不与相邻骨单位的骨小管连通。因此，同一骨单位内的骨细胞都接受来自其中央管的营养供应。

二、松质骨

长骨两端的骨骺主要由松质骨构成，仅表面覆以薄层密质骨。松质骨的骨小梁粗细不一，相互连接而成拱桥样结构，骨小梁的排列配布方向完全符合机械力学规律。骨小梁也由骨板构成，但层次较薄，一般不显骨单位，在较厚的骨小梁中，也能看到小而不完整的骨单位。例如，股骨上端、股骨头和股骨颈处的骨小梁排列方向，与其承受的压力和张力曲线大体一致；而股骨下端和胫骨上、下端，由于压力方向与它们的长轴一致，故骨小梁以垂直排列为主。骨所承受的压力均等传递，变成分力，从而减轻骨的负荷，但骨骺的抗压抗张强度小于骨干的抗压抗张强度。松质骨骨小梁之间的间隙相互连通，并与骨干的骨髓腔直接相通。

三、骨膜

骨膜是由致密结缔组织组成的纤维膜。包在骨表面的较厚层结缔组织称骨外膜，被衬于骨髓腔面的薄层结缔组织称骨内膜。除骨的关节面、股骨颈、距骨的囊下区和某些籽骨表面外，骨的表面都有骨外膜。肌腱和韧带的骨附着处均与骨外膜连续。

（一）骨外膜

成人长骨的骨外膜一般可分为内、外两层，但两者并无截然分界。纤维层是最外的一层薄的、致密的、排列不规则的结缔组织，其中含有一些成纤维细胞。结缔组织中含有粗大的胶原纤维束，彼此交织成网状，有血管和神经在纤维束中穿行，沿途有些分支经深层穿入穿通管（Volkmann canal）。有些粗大的胶原纤维束向内穿进骨质的外环层骨板，亦称穿通纤维（Sharpey fiber），起固定骨膜和韧带的作用。骨外膜内层直接与骨相贴，为薄层疏松结缔组织，其纤维成分少，排列疏松，血管及细胞丰富，细胞贴骨分布，排列成层，一般认为它们是骨祖细胞。

骨外膜内层组织成分随年龄和功能活动而变化，在胚胎期和出生后的生长期，骨骼迅速生成，内层的细胞数量较多，骨祖细胞层较厚，其中许多已转变为成骨细胞。成年后骨处于改建缓慢的相对静止阶段，骨祖细胞相对较少，不再排列成层，而是分散附着于骨的表面，变为梭形，与结缔组织中的成纤维细胞很难区别。当骨受损后，这些细胞又恢复造骨的能力，变为典型的成骨细胞，参与新的骨质形成。由于骨外膜内层有成骨能力，故又称生发层或成骨层。

（二）骨内膜

骨内膜是一薄层含细胞的结缔组织，衬附于骨干和骨骺的骨髓腔面以及所有骨单位中央管的内表面，并且相互连续。骨内膜非常薄，不分层，由一层扁平的骨祖细胞和少量的结缔组织构成，并和穿通管内的结缔组织相连续。非改建期骨的骨内膜表面覆有一层细胞称为骨衬细胞，细胞表型不同于成骨细胞。一般认为它是静止的成骨细胞，在适当刺激下，骨衬细胞可再激活成为有活力的成骨细胞。

骨膜的主要功能是营养骨组织，为骨的修复或生长不断提供新的成骨细胞。骨膜具有成骨和成软骨的双重潜能，临床上利用骨膜移植，已成功地治疗骨折延迟愈合或不愈合、骨和软骨缺损、先天性腭裂和股骨头缺血性坏死等疾病。骨膜内有丰富的游离神经末梢，能感受痛觉。

四、骨髓

骨松质的腔隙彼此通连，其中充满小血管和造血组织，称为骨髓。在胎儿和幼儿期，全部骨髓呈红色，称红骨髓。红骨髓有造血功能，内含发育阶段不同的红骨髓和某些白细胞。约在5岁以后，长骨骨髓腔内的红骨髓逐渐被脂肪组织代替，呈黄色，称黄骨髓，失去造血活力，但在慢性失血过多或重度贫血时，黄骨髓可逐渐转化为红骨髓，恢复造血功能。在椎骨、髂骨、肋骨、胸骨及肱骨和股骨等长骨的骺内终生都是红骨髓，因此临床常选髂前上棘或髂后上棘等处进行骨髓穿刺，检查骨髓象。

第五节　骨的血管、淋巴管和神经

1. 血管

长骨的血供来自三个方面：骨端、骨骺和干骺端的血管，进入骨干的滋养动脉，骨膜动脉。

滋养动脉是长骨的主要动脉，一般有 1~2 支，经骨干的滋养孔进入骨髓腔后，分为升支和降支，每一支都有许多细小的分支，大部分直接进入皮质骨，另一些分支进入髓内血窦。升支和降支的终末血管供给长骨两端的血液，在成年人可与干骺端动脉及骺动脉的分支吻合。干骺端动脉和骺动脉均发自邻近动脉，分别从骺软骨的近侧和远侧穿入骨质。上述各动脉均有静脉伴行，汇入该骨附近的静脉。不规则骨、扁骨和短骨的动脉来自骨膜动脉或滋养动脉。

2. 淋巴管

骨膜的淋巴管很丰富，但骨的淋巴管是否存在尚有争议。

3. 神经

骨的神经伴滋养血管进入骨内，分布到哈弗管的血管周隙中，以内脏传出纤维较多，分布到血管壁；躯体传入纤维则分布于骨膜、骨内膜、骨小梁及关节软骨深面。骨膜的神经最丰富，并对张力或撕扯的刺激较为敏感，故骨脓肿和骨折常引起剧痛。

第二章　骨科常用手术器械及使用方法

骨科手术器械比较复杂，种类繁多，骨科医师必须对每种器械都熟悉，这样在手术时才会充分发挥其作用。在本节中，由于篇幅有限，只介绍骨科中较常用的器械。过去，我国对骨科器械的称谓不统一，因此在本节中我们标注了该器械的英文，以利于骨科器械名称的标准化。

第一节　止血带

在四肢手术时，使用止血带（tourniquets）可以给手术带来诸多便利。但是，止血带是一种存在潜在危险的器械，因此每个骨科医生和手术室护士必须了解如何正确使用止血带。

一、止血带的种类

止血带用于肢体的手术（如矫形、截肢、烧伤的切痂等手术）和外伤。其作用是暂时阻断血流，创造"无血"的手术野，可减少手术中失血量并有利于精细的解剖，有时作为外伤患者的紧急止血。目前广泛使用的止血带有充气式气压止血带和橡皮管止血带两大类，充气式气压止血带较 Esmarch 止血带或 Martin 橡胶片绷带安全。

（一）充气式气压止血带

充气式气压止血带由一个气囊、压力表和打气泵组成（图 2-1）。几种充气式气压止血带用于上肢和下肢。充气式气压止血带止血法所需的器械包括：①气压止血带：气压止血带类似血压计袖袋，可分成人气压止血带及儿童气压止血带、上肢气压止血带及下肢气压止血带。气压止血带还可分成手动充气与电动充气式气压止血带。②驱血带：驱血带由乳胶制成，厚 1 mm、宽 10～12 cm、长 150 cm。具体操作步骤如下。

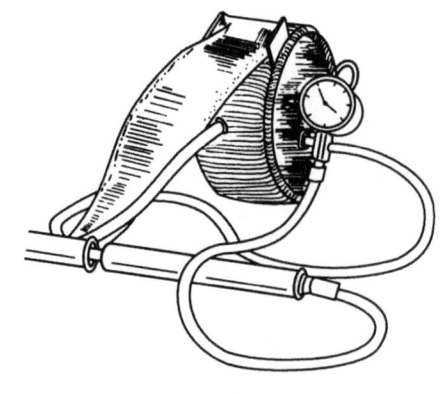

图 2-1　气囊止血带

（1）先用棉衬垫缠绕于上臂和大腿，绑扎气压止血带，为防止松动，可外加绷带绑紧一周固定；

（2）气压止血带绑扎妥当后抬高肢体；

（3）用驱血带由远端向近端拉紧、加压缠绕；

（4）缠绕驱血带后，向气压止血带充气并保持所需压力；

（5）松开驱血带。

Krackow介绍了如何对肥胖患者上止血带，方法如下：助手用手抓住止血带水平的软组织，并持续牵向肢体远端，然后缠绕衬垫和止血带，这样可以维持止血带的位置。在上止血带前，排净气囊中的残余气体。缠绕止血带后，用纱布绷带在其表面缠绕固定，防止其在充气过程中松脱。在止血带充气前，应将肢体抬高2 min，或者用无菌橡皮片绷带或弹力绷带驱血。驱血须从指尖或趾尖开始，至止血带近侧2.5～5 cm为止。如果橡皮片绷带或弹力绷带超过止血带平面，那么止血带在充气时会向下滑移。止血带充气时应迅速，防止在动脉血流阻断前静脉血灌注。

目前，关于止血带充气压力的确切数字尚存在争议，但是多年来，临床上采用的压力通常高于实际需要的压力。充气通常所需压力如表2-1所示。

表2-1 气压止血法所需充气压力

	上肢	下肢
成人	300 mmHg	500～600 mmHg
儿童	200～250 mmHg	300 mmHg

在某种程度上，止血带压力取决于患者的年龄、血压和肢体的粗细。Reid、Camp和Jacob应用Doppler听诊器测量能够消除周围动脉搏动的压力，然后在此基础上增加50～75 mmHg，维持上肢止血的压力为135～255 mmHg，维持下肢止血的压力为175～305 mmHg。Estersohn和Sourifman推荐下肢的止血带压力为高于术前患者收缩压90～100 mmHg，平均压力为210 mmHg。有学者推荐上肢止血带压力高于收缩压50～75 mmHg，下肢止血带压力高于术前患者收缩压100～150 mmHg。

根据Crens haw等的研究，宽止血带所需要的止血压力低于窄止血带。Pedowitz等证实弧形止血带适于锥形肢体（图2-2），应避免在锥形肢体上使用等宽的止血带，尤其是肌肉发达或肥胖的患者。

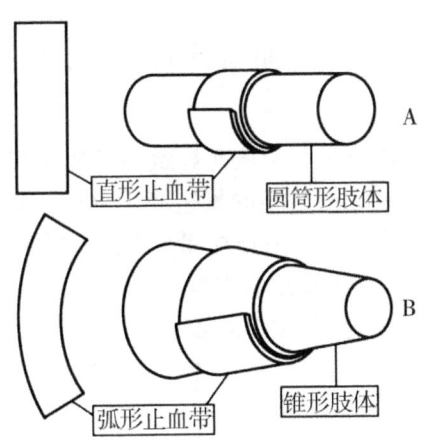

图2-2 弧形止血带适于锥形肢体

（二）Esmarch止血带

Esmarch止血带目前各地仍在应用，是最安全、最实用的弹性止血带，它仅用于大腿的中段和上1/3，虽然在应用上受限，但是其止血平面高于气囊止血带。

Esmarch止血带不能在麻醉前使用，否则会导致内收肌持续痉挛，麻醉后肌肉松弛使止血带变松。以手巾折成4层，平整地缠绕大腿上段，将止血带置于其上。方法如下：一手将链端置于大腿外侧，另一只手从患者大腿下面将靠近链端的橡皮带抓住并拉紧，当止血带环绕大腿后重叠止血带，保证止血带之间无皮肤和手巾，持续拉紧皮带，最后扣紧皮带钩。

（三）Martin 橡胶片绷带

Martin 橡胶片绷带可以在足部小手术中作止血带。抬高小腿，通过缠绕橡胶片绷带驱血，直至踝关节上方，用夹子固定，松开绷带远端，暴露手术区。

二、止血带的适应证和禁忌证

（1）止血带仅用于四肢手术。

（2）使用止血带时必须有充分的麻醉。

（3）患肢有血栓闭塞性脉管炎、静脉栓塞、严重动脉硬化及其他血管疾病者禁用。

（4）橡皮管止血带仅用于成年患者的大腿上部，儿童患者或上肢不宜使用。

三、使用止血带的注意事项

（1）上止血带的部位要准确，缠在伤口的近端：上肢在上臂上 1/3，下肢在大腿中上段，手指在指根部。与皮肤之间应加衬垫，在绑扎止血带的部位必须先用数层小单或其他衬垫缠绕肢体，然后将止血带缠绕其上。衬垫必须平整、无皱褶。

（2）止血带的松紧要合适，以远端出血停止、不能摸到动脉搏动为宜。过松动脉供血未压住，静脉回流受阻，反使出血加重；过紧容易发生组织坏死。

（3）为了尽量减少止血带的时间，充气式气压止血带必须在手术前开始充气。灭菌的橡皮管止血带也应在手术开始前绑扎。

（4）在消毒时不要将消毒液流入止血带下，以免引起皮肤化学烧伤。

（5）使用止血带前通常需要驱血，但在恶性肿瘤或炎症性疾病时禁止驱血。

（6）止血带的时间达到 1 h 后，应通知手术医生，一般连续使用止血带的时间不宜超过 1.5 h；否则应于 1～1.5 h 放松一次，使血液流通 5～10 min。充气式气压止血带应予以妥善保存，所有的气阀及压力表应常规定期检查。非液压压力表应定期校准，如果校准时止血带压力表与测试压力表的差值大于 20 mmHg，该止血带应予以检修。止血带压力不准确，通常是造成止血带损伤的重要原因。压力表上应悬挂说明卡片。

四、止血带瘫痪的原因

（1）止血带压力过高。

（2）压力不足导致止血带的部位被动充血，从而导致神经周围出血压迫。

（3）止血带应用时间过长，止血带应用时间的长短尚无准确规定，随患者年龄和肢体血液供应情况而定，原则上，对于 50 岁以下的健康成年人用止血带的最长时间不应超过 2 h。如果下肢手术时间超过 2 h，那么应尽可能快地结束手术，这样要比术中放气 10 min 后再充气的手术效果好。研究表明，延长止血带使用时间后，组织需要 40 min 才能恢复正常，以往认为止血带放气 10 min 后组织恢复正常的看法是错误的。

（4）未考虑局部解剖。

第二节　骨科基本手术器械

一、牵开器

牵开器的作用是更好地显露手术视野，使手术易于进行，并保护组织，避免意外伤害。常用的有自动牵开器（self retaining retractor）、Hohmann 牵开器（Hohmann retractor）、Voikman 牵开器（Voikman's retractor）、Legenback 牵开器（Legenback retractor）、Bristow 牵开器（Bristow retractor）、直角牵开

器（right angle retractor）、皮肤拉钩（skin hook）、尖拉钩（sharphook）等（图2-3）。

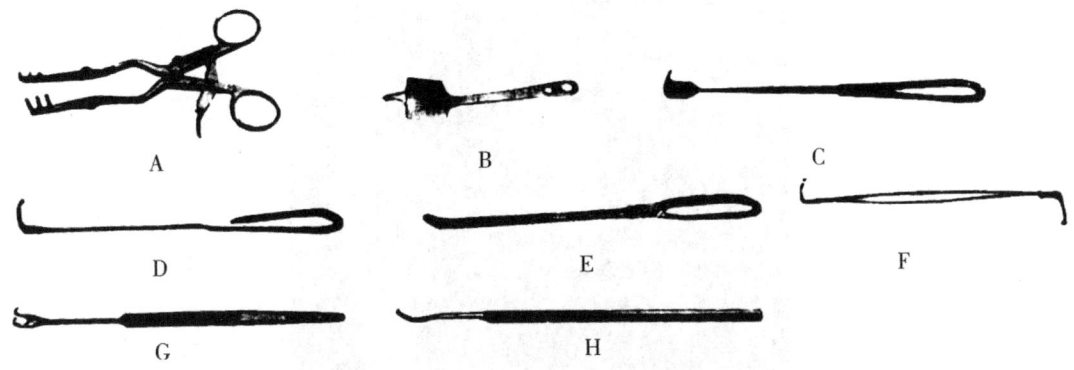

图2-3 各种牵开器

A. 自动撑开器；B. Hohmann牵开器；C. Voikman牵开器；D. Legenback牵开器；E. Bristow牵开器；F. 直角牵开器；G. 皮肤拉钩；H 尖拉钩

二、持骨钳

持骨钳用以夹住骨折端，使之复位并保持复位后的位置，以便于进行内固定。其种类较多，有速度锁定型锯齿状复位钳（reduction forceps serrated jaw speed lock）、复位钳（reduction forceps）、速度锁定型点式复位钳（reduction forceps pointe dspeed lock）、Lowman骨夹（Lowman bone clamp）等（图2-4）。

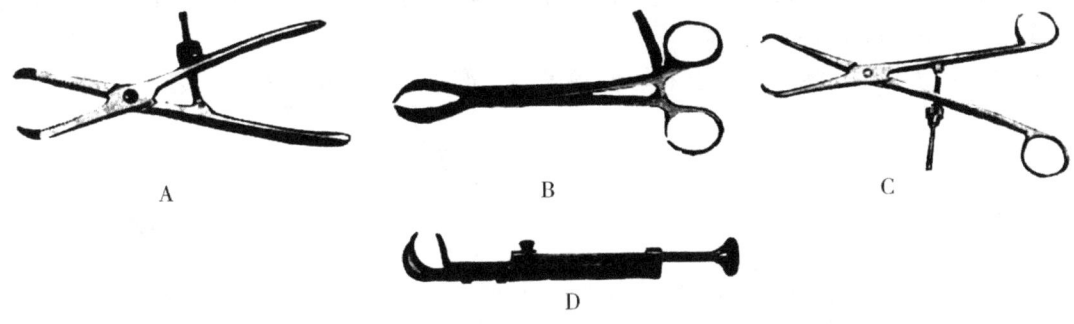

图2-4 各种持骨钳

A. 速度锁定型锯齿状复位钳；B. 复位钳；C. 速度锁定型点式复位钳；D. Lowman骨夹

三、骨钻与钻头

骨钻分手动钻、电动钻和气动钻三种（图2-5）。手动钻只能用于在骨上钻孔。电动钻和气动钻除可用于钻孔外，还可以连接锯片等附件，成为电动锯或气动锯，可用于采取植骨片和截骨等。

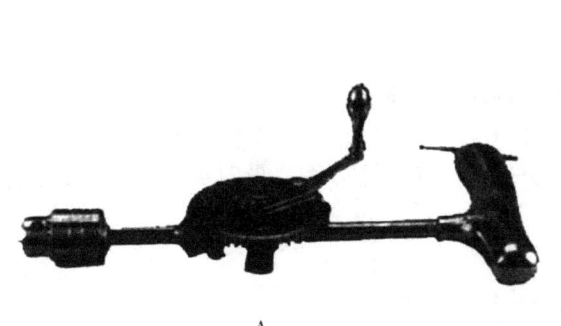

A

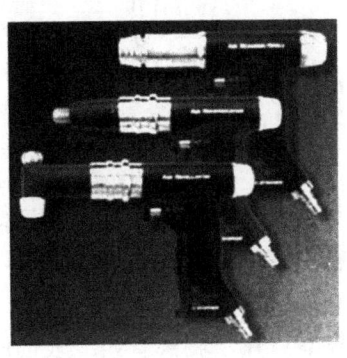

B

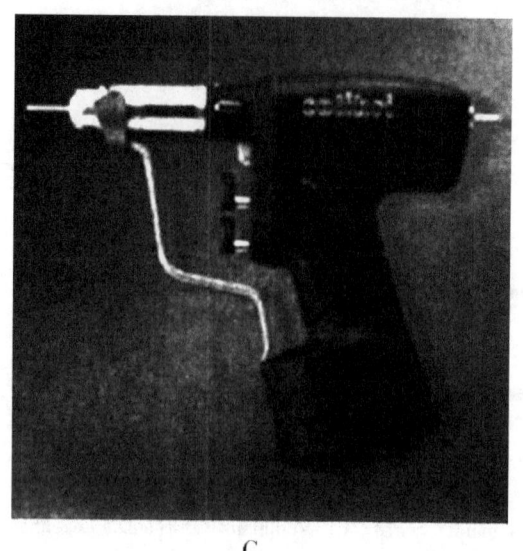

图 2-5 骨钻

A. 手动钻；B. 电动钻；C. 气动钻

四、骨切割工具

骨切割工具包括咬骨钳（rongeur forceps）、骨剪（bone cutting forceps）、骨凿（chisel）、骨刀（osteotome）、刮匙（bone curettes）、骨锤（bone hammer）、骨锉（bone file）、骨膜剥离器（periosteal elevator）、截肢锯（amputation saw）等。

咬骨钳和骨剪用于修剪骨端，除有各种不同角度的宽度外，亦有单、双关节之分（图2-6）。

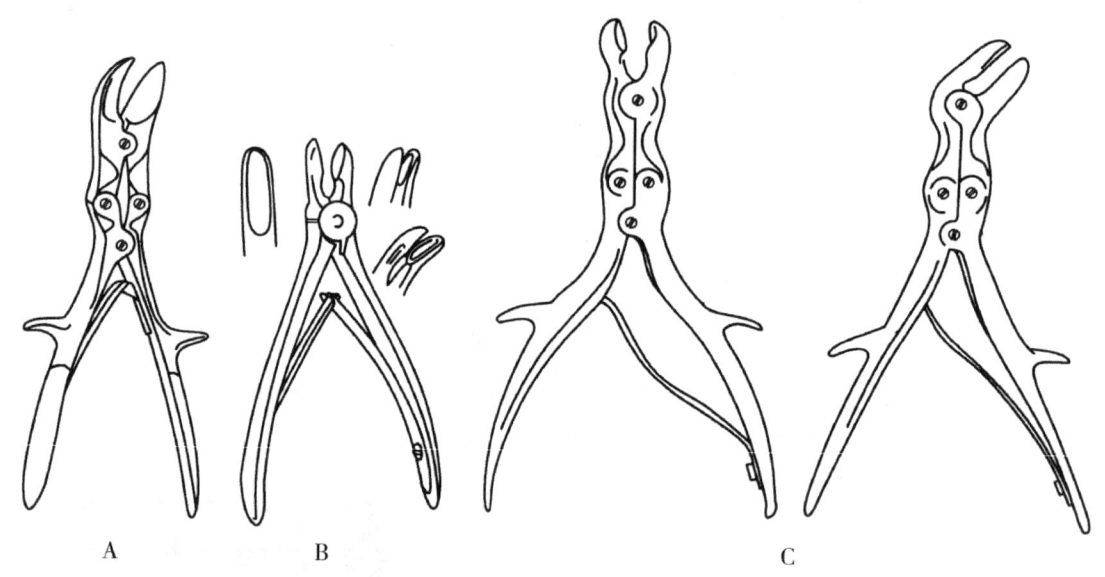

图 2-6 骨剪和咬骨钳

A. 双关节骨剪；B. 单关节咬骨钳；C. 不同角度和宽度的双关节咬骨钳

骨凿与骨刀用于截骨与切割骨。骨凿头部仅为一个斜坡形的刃面，骨刀头部为两个坡度相等的刃面。有各种形状和宽度的骨凿与骨刀（图2-7）。

刮匙用于刮除骨组织、肉芽组织等。

骨膜剥离器可用于剥离骨组织表面的骨膜或软组织等（图2-8）。

截肢锯可用于切断骨。

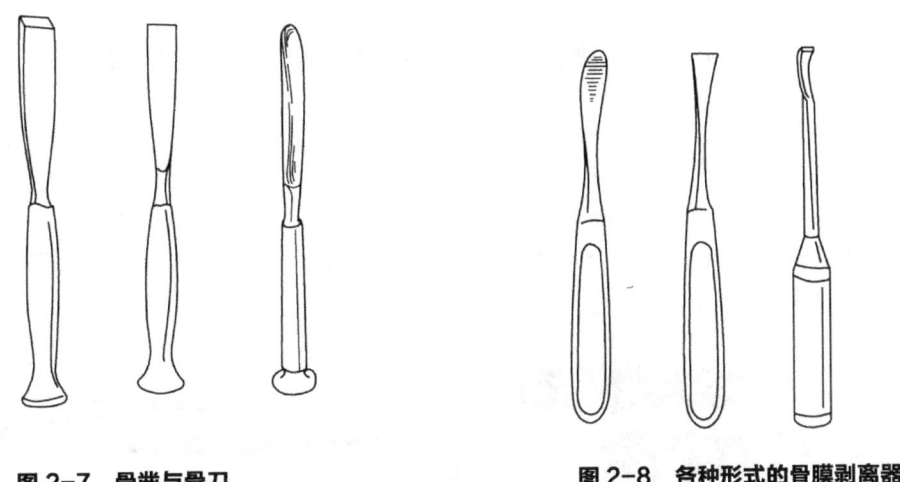

图 2-7　骨凿与骨刀

图 2-8　各种形式的骨膜剥离器

第三节　创伤骨科手术器械

创伤骨科的常用手术器械（图 2-9）：钻头（drill）、骨丝攻（bone tapes）、螺丝改锥（screwdriver）、钢板折弯器（plate bender）、深度测量器（depth gauge）、钻孔套管（drill sleeve）、钻孔与丝攻联合套管（drill&tap sleeve combined）、空心钻（hollow mill）、钢丝引导器（wire passer）等。

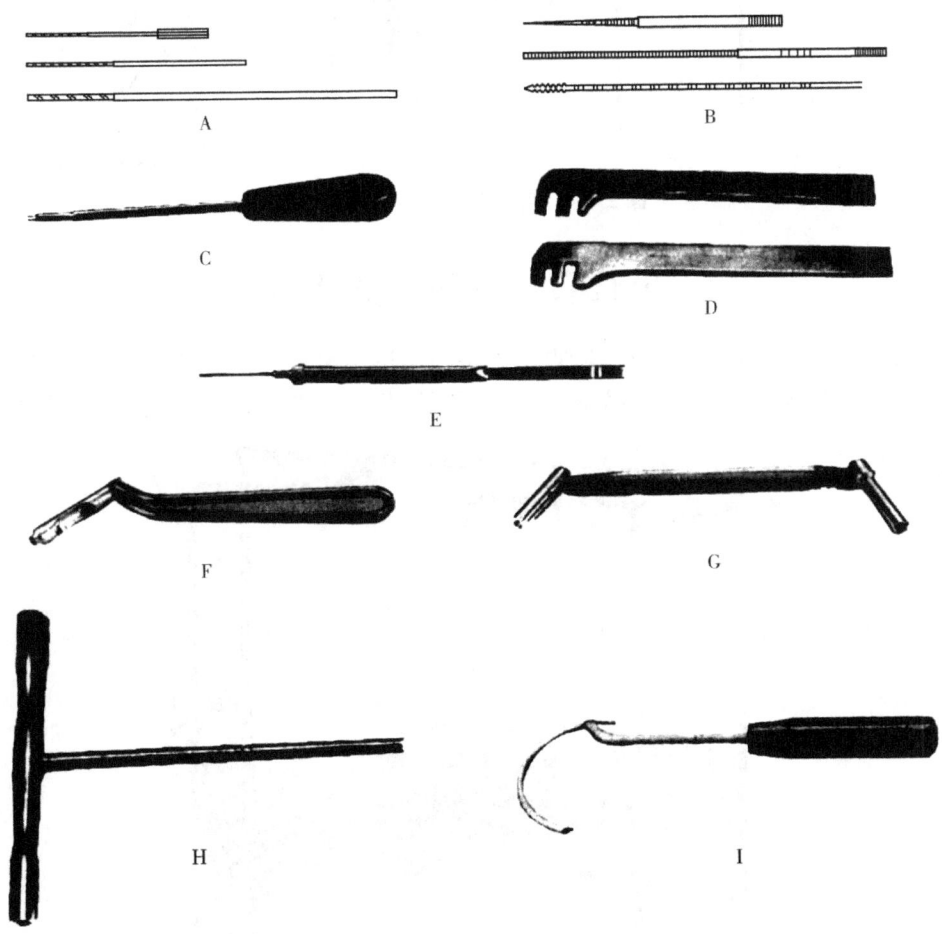

图 2-9　创伤骨科的常用手术器械

A. 钻头；B. 骨丝攻；C. 螺丝改锥；D. 钢板折弯器；E. 深度测量器；F、G. 钻孔保护套管；H. 空心钻；I. 钢丝引导器

第四节 脊柱内固定的基本手术器械

脊柱内固定手术分为前路手术及后路手术，按部位又可分为颈段、胸段、胸腰段、腰段及腰骶段等，因此脊柱内固定涉及的手术相对复杂繁多，在此我们只介绍其中比较常用的手术器械，如加压钳（compression Forceps）、撑开钳（spreader Forceps）、持棒钳（holding Forceps for rods）、断棒器（rod cutting device）、弯棒钳（bending pliers for rods）、椎弓根开路器（pedicle probe）、椎弓根开路锥（pedicle awl）以及球形头探针（probe with ball tip）等（图2-10）。

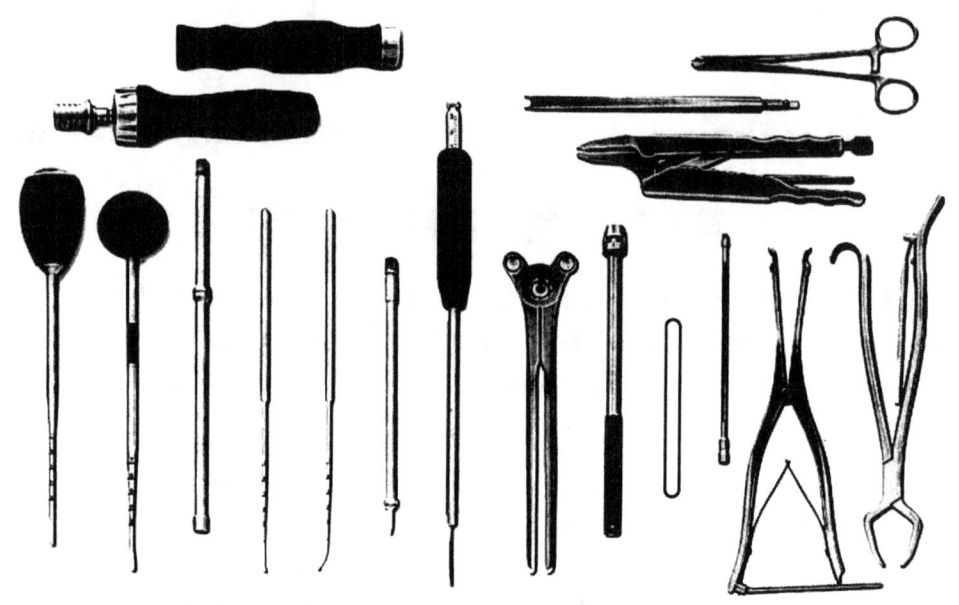

图 2-10 常见脊柱内固定手术器械

第五节 骨科一般用具

目前骨科牵引床（图2-11）具有以下特点：床头与床尾防滑；可调节床头与床尾高度；附带牵引架、引流袋固定架、静脉输液固定架、秋千吊架等，以便于施行各种牵引，同时便于护理等。

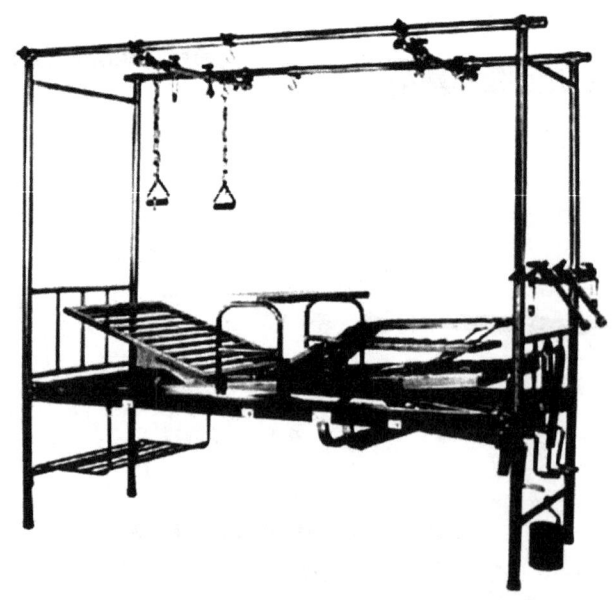

图 2-11 骨科牵引床

第六节　牵引用具

牵引用具主要包括牵引架、牵引绳、滑车、牵引重量、牵引弓、牵引针、进针器具、床脚垫和靠背架等。

一、牵引架

临床应用的牵引架有很多种类型，尽管它们的形状各一，但目的都是使患肢的关节置于功能位和在肌肉松弛状态下进行牵引，如勃朗架（Braun Frame）、托马斯架（Thomas Frame）等，可根据患者的病情选择应用。

1. 勃朗架

勃朗架可用铁制，可附加多个滑车，可使下肢患侧各关节处于功能位，并可防止患者向牵引侧下滑。其缺点是滑车不能多方向调节（图2-12A）。

2. 托马斯架

托马斯架可使患肢下面悬空，便于下面创面换药及伤口愈合；使患肢各关节置于功能位，利用腹股沟处的对抗牵引圈可防止患者向牵引侧下滑（图2-12B）。

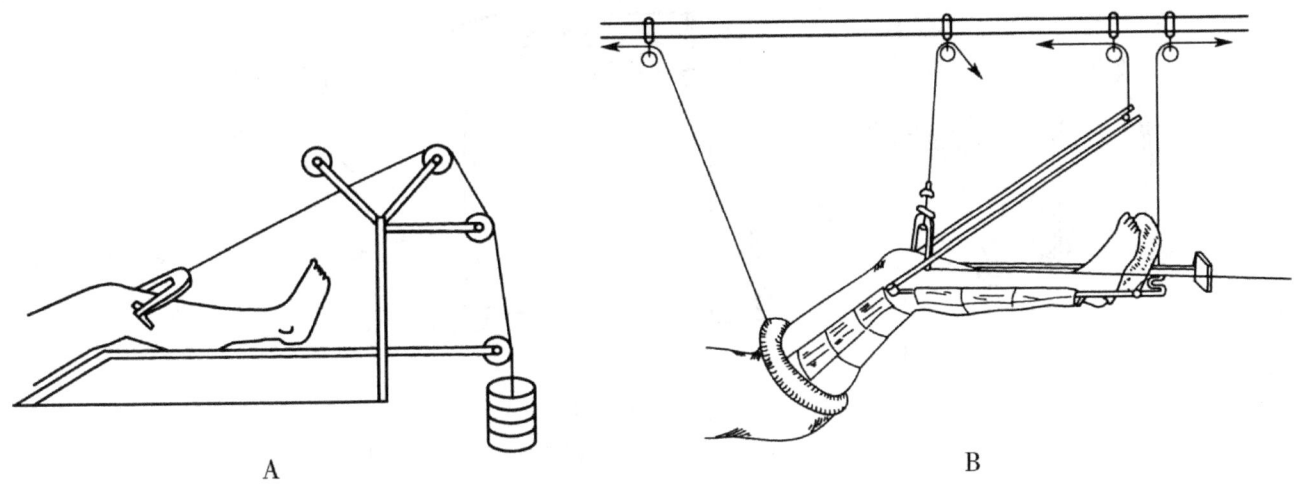

图2-12　牵引架
A. 勃朗架；B. 托马斯架

二、牵引绳

牵引绳以光滑、结实的尼龙绳和塑料绳为宜。长短应合适，过短使牵引锤悬吊过高，容易脱落砸伤人，过长易造成牵引锤触及地面，影响牵引效果。

三、滑车

滑车要求转动灵活，有深沟槽，牵引绳可在槽内滑动而不脱出沟槽，便于牵引。

四、牵引重量

牵引重量可选用0.5 kg、1.0 kg、2.0 kg和5.0 kg重的牵引锤或沙袋，根据患者的病情变化进行牵引重量的增减。牵引锤必须有重量标记，以利于计算牵引总重量（图2-13）。

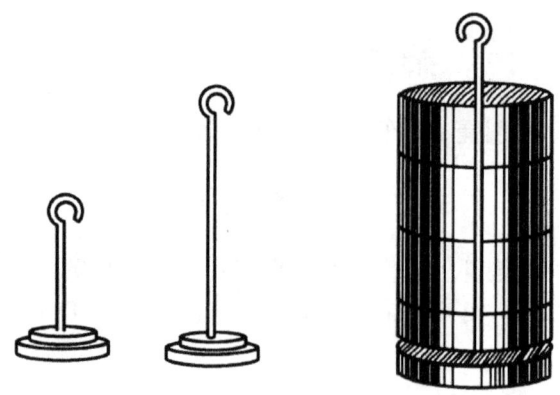

图 2-13　作牵引力用的铁质重锤及三种长度的吊钩

五、牵引弓

牵引弓有斯氏针牵引弓、克氏针张力牵引弓、冰钳式牵引弓和颅骨牵引弓，可根据病情的需要进行选择。一般马蹄铁式张力牵引弓用于克氏针骨牵引，普通牵引弓多用于斯氏针骨牵引（图 2-14）。

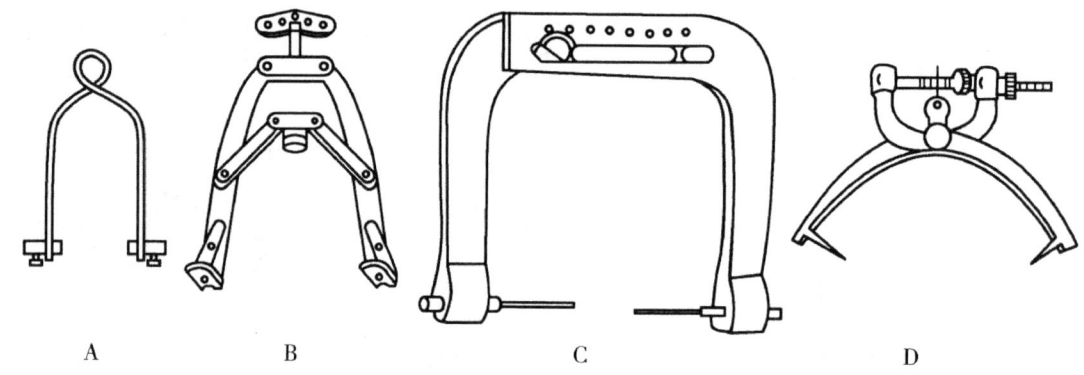

图 2-14　牵引弓

A. 斯氏针牵引弓；B. 张力牵引弓；C. 冰钳式牵引弓；D. 颅骨牵引弓

六、牵引针

牵引针有斯氏针（或称骨圆针）和克氏针两种。

1. 斯氏针

斯氏针为较粗的不锈钢针，直径 3～6 mm，不易折弯，不易滑动，可承受较重的牵引重量，适用于成人和较粗大骨骼的牵引。

2. 克氏针

克氏针为较细的不锈钢针，直径 3 mm 以下，易折弯，长时间牵引易拉伤骨骼，产生滑动，适用于儿童和较细小骨骼的牵引。

七、进针器具

有手摇钻、电钻和骨锤等。一般锤子仅用于斯氏针在松质骨部位的进针，皮质骨部位严禁用锤击进针。克氏针较细，一般只能用手摇钻或电钻钻入。

八、床脚垫和靠背架

如无特制的骨科牵引床，可将普通病床床脚垫高，利用身体重量作为对抗牵引。床脚垫的高度可有 10 cm、15 cm、20 cm 和 30 cm 等多种。其顶部有圆形窝槽，垫高时将床脚放入窝槽内，以免床脚滑脱。

为了便于患者变换卧位和半卧位，可在头侧褥垫下放置靠背架。根据患者的需要调节靠背架的支撑角度，直到患者感到舒适为宜。还可使髋关节肌肉松弛，有利于骨折复位。

第七节 石膏

医用石膏 $[(CaSO_4)_2H_2O]$ 是由天然石膏（$CaSO_4 \cdot 2H_2O$）加热锻至 100℃以上，使之脱去结晶水而成为不透明的白色粉末，即熟石膏。当其遇到水分时可重新结晶而硬化，其反应如下：$(CaSO_4) \cdot 2H_2O + 3H_2O$——$2(CaSO_4 + 2H_2O)$ + 热量。热量产生的多少与石膏用量和水温有关。石膏分子之间的交锁形成决定了石膏固定的强度和硬度，在石膏聚合过程中如果活动将影响交锁的过程，可使石膏固定力量减少 77%。石膏聚合过程发生在石膏乳脂状期，开始变得有点弹性，逐渐变干、变亮。石膏干化的过程和环境的温度、湿度及通风程度有关。厚的石膏干化过程更长些，随着干化过程的进行，石膏逐渐变得强硬起来。利用石膏的上述特性可制作各种石膏模型，从而达到骨折固定和制动肢体的目的。

石膏绷带是常用的外固定材料，含脱水硫酸钙粉末，吸水后具有很强的塑形性，能在短时间内逐渐结晶、变硬，维持住原塑型形状，起到固定作用。

第八节 石膏切割工具

拆开管型石膏需要切割石膏的工具（plaster cutting instruments），主要有以下几种：摆动电动石膏切割锯（oscillating electric plaster cutting saw）、Engel 石膏锯（plaster saw Engel）、Bergman 石膏锯（plaster saw Bergman）、Bohler 石膏剪（plaster shear-Bohler's）、石膏撑开器（plaster spreader）、绷带剪（bandage cuttin gscissor）等（图 2-15）。

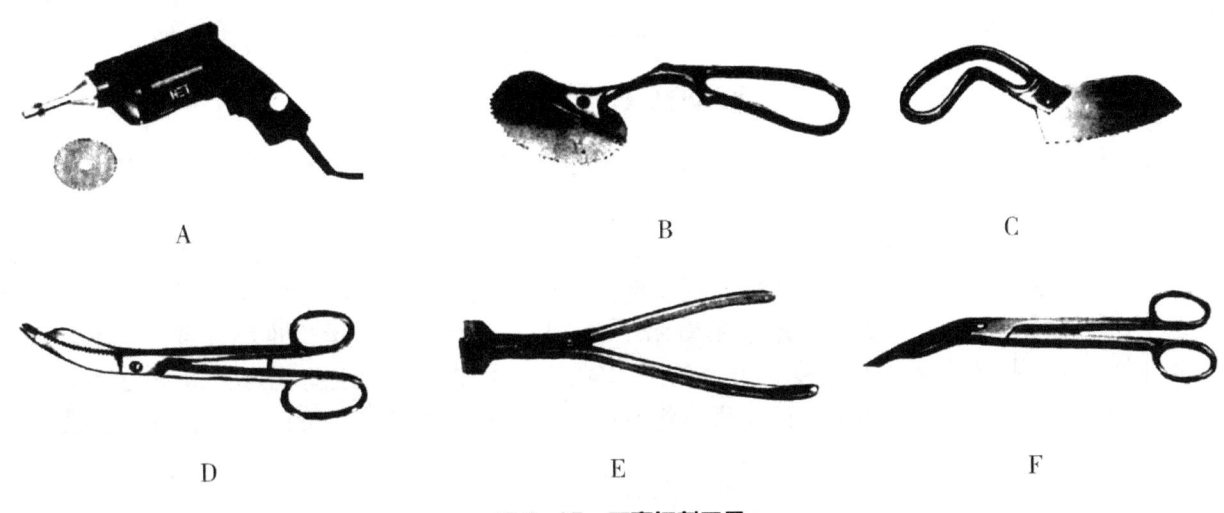

图 2-15 石膏切割工具

A. 摆动电动石膏切割锯；B. Engel 石膏锯；C. Bergman 石膏锯；D. Bohler 石膏剪；E. 石膏撑开器；F. 绷带剪

第九节 骨科影像设备

一、移动式 C 形臂 X 线机

移动式 C 形臂 X 线机（以下各章均简称 C 形臂）（图 2-16）是供手术中透视和拍片的 X 线机，常用于骨科手术。医生可以通过控制台上的监视器看到 X 线透视部位的图像，可以将感兴趣的图像冻结在荧光屏上，也可以拍 X 线片，帮助医生在手术中定位。移动 C 形臂 X 线机外设多种接口，可以连接图像打印机、光盘机等。由于是可移动性的，方便手术室之间共用。

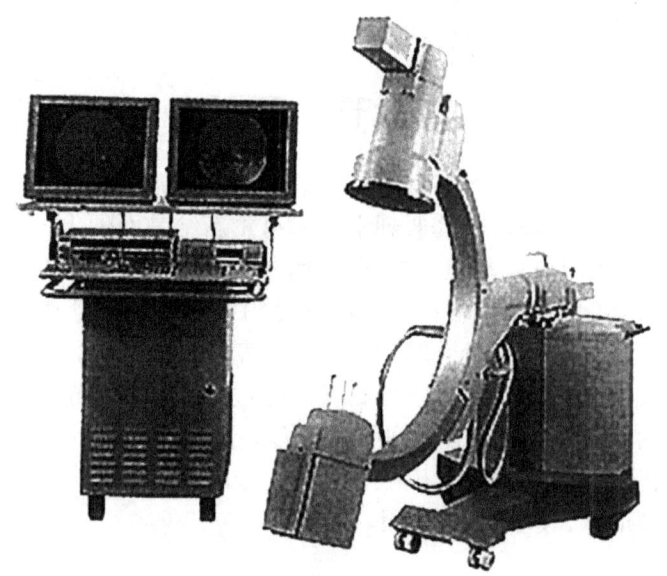

图 2-16　移动 C 形臂 X 线机

骨科适用范围包括骨折复位与固定；椎间盘造影与治疗；脊柱手术术中定位，椎体定位，观察椎弓根的螺钉位置，等等。

X 射线扫描系统虽有广泛用途，然而其本身固有的缺点却不容忽视，最显著的缺点是职业性辐射，特别是骨科医生双手的 X 射线暴露量。此外，术中应用 X 线透视系统辅助定位还存在其他限制。例如，只能同时观察到单平面视图，当需要在多平面视图上观察手术器械的位置时，手术过程中需不断重复调节 C 形臂的位置进行扫描定位，造成手术中断，且费时费力。

二、移动式 G 形臂 X 线机

微创手术是 21 世纪手术的发展方向，移动式 G 形臂 X 线机是完成骨科微创手术必不可少的设备。双向透视可大大缩短手术时间。

双向定位数字化荧光影像电视系统，将创伤骨科、脊柱外科的实时手术定位与监控变为现实。通过"G 形臂"，整个系统可在不同区域随时提供两平面的图像信息，使得骨科定位更加准确，并为螺钉提供一个绝佳的方位。在手术中使用 G 形臂术中透视机，不仅降低了操作难度，省去了不时旋转 C 形臂的问题，而且提高了手术精确度，可节约手术时间 30% 以上。其主要优点：最小的手术风险；缩短手术时间，减少手术麻醉风险；减少患者恢复时间；手术一次到位；使医生和患者接受最小的放射线量。

三、计算机辅助骨科手术系统

计算机技术、虚拟现实技术（virtual reality，VR）、医学成像技术、图像处理技术及机器人技术与外科手术相结合，产生了计算机辅助外科手术（computer assisted surgery，CAS）。CAS 是基于计算机对大量数据信息的高速处理及控制能力，通过虚拟手术环境为外科医生从技术上提供支援，使手术更安全、更准确的一门新技术。CAS 在骨科手术中的具体应用称为计算机辅助骨科手术（computer assisted orthopedic surgery，CAOS），它综合了当今医学领域的先进设备：计算机断层扫描（CT）、磁共振成像（MRI）、正电子发射断层扫描（positron emission tomography，PET）、数字血管减影（DSA）、超声成像（US）以及医用机器人（medical robot，MR）。它旨在利用 CT、MRI、PET、DSA 等的图像信息，并结合立体定位系统对人体肌肉骨骼解剖结构进行显示和定位，在骨科手术中利用计算机和医用机器人进行手术干预。CAOS 为骨科医生提供了强有力的工具和方法，在提高手术定位精度、减少手术损伤、实施复杂骨科手术、提高手术成功率方面有卓越的表现，虽应用时间较短，但应用日益广泛。CAOS 具有如下优点：简化手术操作，缩短手术和麻醉时间，极大地减轻患者肉体上的痛苦；缩短患者的住院时间，使患者早日回归社会（避免了高龄患者长期卧床，缩短了术后康复时间，降低医疗费用等）；比传统骨科手术更安全、准确、方便；使以往不能治疗或治疗困难的患者得以治愈，减少术后并发症；扩大了无须输血手术的应用对象，减少了输血感染事故；减轻了医护人员身体、精神以及时间上的负担，最大幅度地减少了患者和医护人员的 X 射线辐射；防止肝炎、艾滋病等对医护人员的感染。

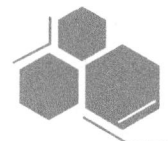

第三章 骨科基本手术技术

第一节 骨膜剥离技术

骨膜属结缔组织，包绕着骨干，来源于中胚层，大多数管状骨包括肋骨都有骨膜，肌肉通过骨膜附着于骨干上。骨科手术基本上都在骨面上进行，只有剥离骨面上附着的骨膜才能显露出需要实施手术的部位，因而骨膜剥离是骨科手术中常用的操作方法，但针对不同的手术目的，对术中骨膜剥离方法的要求不尽相同。

一、游离骨膜移植时骨膜的剥离和切取

骨膜生发层的间充质细胞（骨原细胞）既可分化为软骨细胞形成软骨，也可分化为骨细胞成骨，并具有终生分化的潜能。早在1930年，Ham就从理论上提出，胚胎时期骨膜的生发层细胞具有依据存在环境变化分化为软骨细胞和骨细胞的可能，而成年组织中这种细胞也具有未分化间叶细胞的潜能，但无实验证实。Fell的实验表明，在鸡胚胎发育过程中，从软骨膜衍化而来的骨膜能够生成软骨，研究亦表明骨膜生发层的骨原细胞在低氧环境下可分化为软骨细胞。骨膜被移植到关节腔后，在低氧环境和滑液的营养及局部应力的作用下，原处于静止状态的细胞可迅速增生分化为软骨母细胞，后者分泌细胞间质并被包埋而变为软骨细胞，最终成为软骨组织。骨膜生发层细胞是骨膜再生软骨的主要成分，单位面积上骨膜生发层细胞的数量及其活性是决定新生软骨厚度的基础，在同一环境下，单位面积上的骨膜生发层细胞多、活性高，则新生软骨厚；反之，则较薄。骨膜成软骨与否，除理化因素和骨膜固定技术外，首先取决于骨膜剥离技术，仔细的锐性剥离，可使骨膜生发层细胞残留在骨面上的数量减少，骨膜上的生发层细胞数增多，有利于骨膜的成软骨。

二、骨折患者的骨膜剥离

影响骨折愈合最主要的因素是局部血运和骨膜的完整性，骨膜完整可以限制骨折端血肿向周围软组织内扩散，促进血肿的机化和软骨内成骨，有利于膜内成骨的进行。骨膜剥离损伤了骨膜动脉，骨膜动脉在长骨中的供血量小，损伤后骨的其他动脉可很快扩张代偿，短期内通常即可恢复正常的血流量；同时骨膜组织很快增生，有大量血管从周围组织长入，也增加了骨的血流量。虽然骨膜对长骨的血供影响不大，随着时间的推移，长骨的血供可恢复至正常状态，但血供恢复时间越长，对骨组织修复越不利，因而在手术操作中我们应尽量减少操作带来的损伤。在骨折的治疗中，应注意根据受力方向和X线片尽

量在骨膜破坏侧剥离及放置钢板,保证对侧骨膜的完整性,这样将有利于骨折的愈合,促进患者的恢复。

三、常用的骨膜剥离方法

在具体的手术操作过程中,剥离骨膜时应使骨膜剥离器向骨间膜或肌纤维与其附着的骨干成锐角方向剥离、推进,否则易于进入肌纤维或骨间膜纤维中,造成出血和对组织的损伤(图3-1)。在剥离肋骨骨膜时,应根据肋间肌的附着特点,先在肋骨上剥离骨膜,由后向前剥离肋骨上缘,由前向后剥离肋骨下缘,即采用上顺下逆的方法(图3-2),否则可能损伤胸膜而导致气胸。剥离脊柱的肌肉时应自下往上,顺着肌肉的附着点紧贴骨面进行剥离,如此可减少术中的出血(图3-3)。骨干部位应顺骨干纵行切开骨膜,在骨端或近关节处,为防止骨膜进入关节和骨骺板,可将其作I形或Z形切开,如此既可缩短纵行切开的长度,又可保证术中有足够的显露宽度。

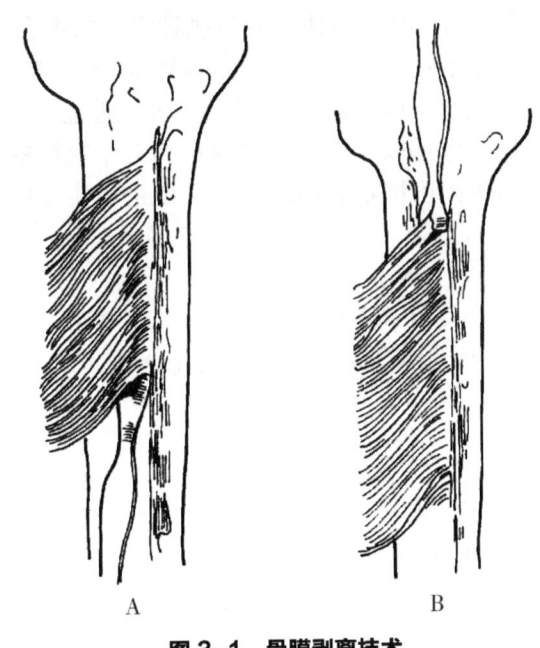

图3-1 骨膜剥离技术

A. 骨膜剥离器向骨间膜或肌纤维与附着的骨干成锐角方向剥离;B. 如向钝角方向剥离,则剥离器易于离开骨干而进入肌纤维或骨间膜纤维之中

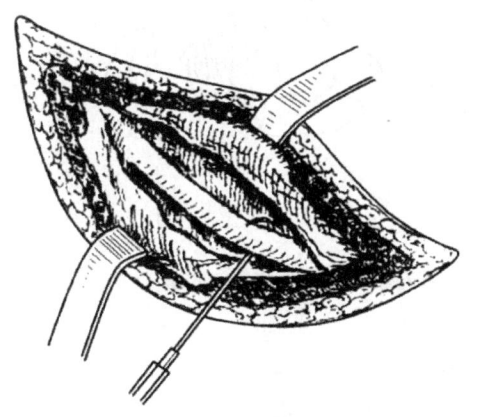

图3-2 肋骨骨膜的剥离方法

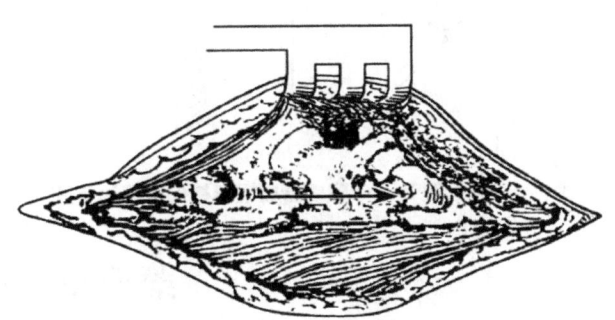

图3-3 竖脊肌的剥离显露方法(箭头)

第二节 肌腱固定技术

肌腱外科中有许多手术涉及肌腱的固定,肌腱牢固固定后患者可早期活动,有利于患者的功能恢复,肌腱的确切固定是取得满意疗效的关键。下面简要介绍一下几种常用的肌腱固定于骨面的方法。

1. 基本固定法

为使肌腱与骨面有效地愈合，肌腱固定于骨面时，首先应将与肌腱接触的骨面凿成粗糙面，再于固定骨上钻孔，将缝线穿过骨孔并抽紧，将肌腱有效地固定于骨的表面。对于细长的肌腱或筋膜条，可将肌腱、筋膜条穿过骨隧道，肌腱和筋膜条穿出骨隧道后，拉紧使肌腱断端对接、重叠缝合。

2. 不锈钢丝拉出缝合法

不锈钢丝拉出缝合法适用于跟腱、跗骨、指骨的肌腱固定，在骨面上开一骨槽，将穿好钢丝的肌腱近端置入骨槽，再将钢丝经骨钻孔从足底或手指掌侧皮肤穿出，固定于纽扣或橡皮管上；对于张力较大者，应将钢丝穿出石膏外，固定于石膏外的纽扣上，以免压迫皮肤，造成皮肤坏死（图3-4）。

3. 肌腱-骨瓣固定法

肌腱的早期主动活动可以防止粘连形成，但肌腱早期活动所增加的肌腱止点牵张力，易造成肌腱止点的撕脱或愈合延缓。而骨与骨之间的愈合明显快于骨与肌腱之间的愈合，且利于移植肌腱的早期活动。理论上骨-肌腱移植可早期进行主动活动，而不发生止点撕脱断裂。带有肌腱的骨瓣血管供血丰富、血运好，如带有骨片的股四头肌或髋关节外展肌群的转移等，均可通过此法达到良好的固定，但在固定时应将骨面凿成粗糙面，将带有肌腱的骨片以克氏针或螺丝钉固定于粗糙的骨面上，也可通过钢丝通过骨孔环扎固定；对于一些力量较小的肌肉可以细丝线固定，可促进固定肌腱的愈合，有利于患者的早期康复（图3-5）。

4. 肌腱骨栓固定法

如腘绳肌腱结与骨栓嵌入固定法关节镜下重建后交叉韧带（PCL）损伤，肌腱结和骨栓嵌入瓶颈样股骨隧道内，与隧道挤压紧密，术中可将自体松质骨同时植入隧道，可有效地防止骨道渗血和关节液浸入，有利于移植物与骨壁愈合。

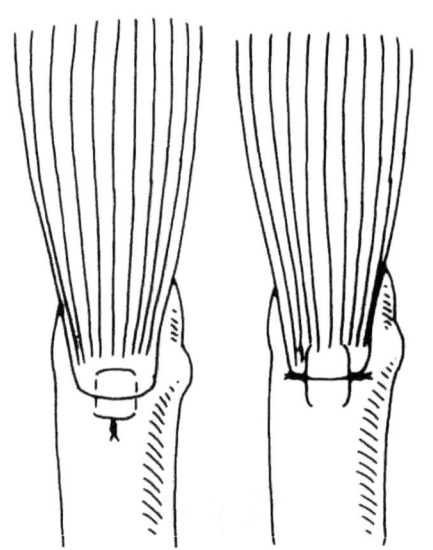 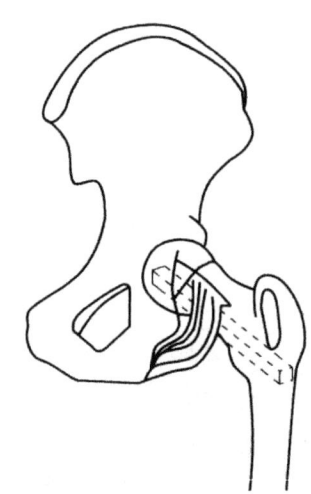

图3-4　跟腱断裂钢丝抽出骨面固定法　　　图3-5　股方肌骨瓣转位植骨、固定

第三节　骨牵引术

一、概述

牵引术是矫形外科的常用技术，熟练掌握并正确应用是取得满意治疗效果的关键。牵引治疗的原理是应用持续的作用力与反作用力，来缓解软组织的紧张与回缩，使骨折、脱位得以整复，预防和矫正软组织的挛缩畸形或为某些疾病的手术治疗做术前准备和术后制动。此外，牵引术还有利于患肢的功能锻炼，可以促进患肢的血液循环，有效地防止关节僵硬和肌肉萎缩，促进骨折愈合，并可避免肢体的局部

血栓形成；对感染关节或骨骼的牵引制动，可以防止感染扩散、减轻疼痛，避免病理骨折或脱位，在创伤救治过程中的牵引制动还便于伤员的急救与搬运。

牵引术可分为皮牵引及骨牵引两种，在此只讨论骨牵引技术，骨牵引是将钢针穿入骨骼，牵引力直接作用于骨骼上，具有阻力小、收效大的特点。通常是用骨圆针穿过骨骼进行牵引，能承受较大的牵引重量，可使移位的骨折迅速得到复位，恢复肢体的力线。骨牵引常用的器械有锤子、手摇钻、骨圆针和各种牵引弓，肢体骨折通常使用的牵引弓有普通牵引弓和张力牵引弓两种（图3-6、图3-7），使用较细的克氏针牵引时应使用张力牵引弓。

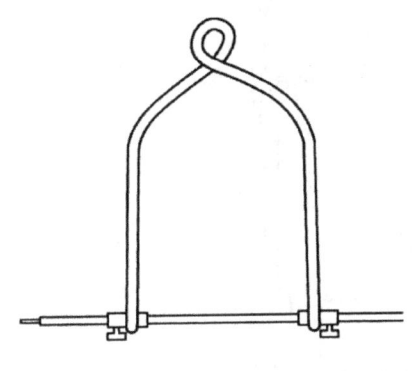

图 3-6　普通牵引弓

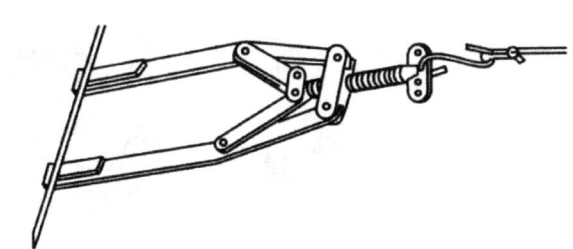

图 3-7　张力牵引弓、骨牵引的适应证

骨牵引适用于以下疾病。

（1）成人长骨不稳定性骨折（如斜形、螺旋形及粉碎性骨折）及肌肉强大容易移位的骨折（如股骨、胫骨、骨盆、颈椎）。

（2）骨折部位的皮肤损伤、擦伤、烧伤，部分软组织缺损或有伤口时。

（3）骨折感染或战伤骨折。

（4）伤员并发胸、腹或骨盆部损伤者，需密切观察而肢体不宜做其他固定者。

（5）肢体骨折并发血循环障碍（如儿童肱骨髁上骨折）不宜行其他固定者。

（6）新鲜与陈旧性颈椎骨折脱位，以及颈椎减压或融合手术的术后固定。

二、常用的骨牵引方法

（一）颅骨牵引

双侧外耳道经顶部的连线与两眉弓外缘向枕部画线的交点，或经鼻梁正中至枕骨粗隆画一正中线，再绕过颅顶连接两侧乳突的横线，与正中线垂直交叉。颅骨牵引弓的钩尖与横线在头皮接触处即为颅骨钻孔部位，距正中线 5 cm 左右。局部麻醉后，在颅骨钻孔的两点各作长 1 cm 的横切口直达颅骨。用手摇钻将带有安全隔的颅骨钻头与颅骨面呈垂直方向钻透颅骨外板，然后将牵引器的钩尖分别插入颅骨钻孔内。旋紧牵引器螺丝钮，使钩尖紧紧扣住颅骨（图3-8）。

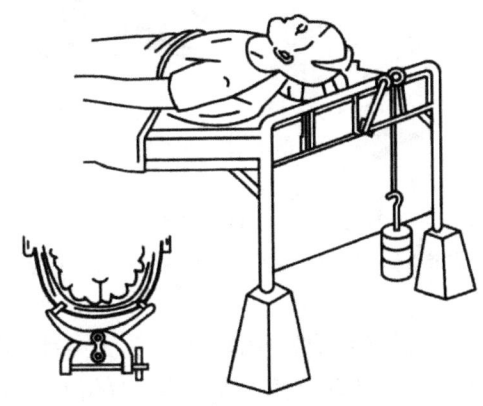

图 3-8　颅骨牵引

(二)尺骨鹰嘴骨牵引

从尺骨鹰嘴顶端向其远侧画一与尺骨皮缘下相距 1 cm 的平行线,再从距尺骨鹰嘴顶端 2 cm 的尺骨皮缘处,向已画好的线作一垂线,两线的交点即为穿针部位。局部麻醉后,上肢外展 60°,肘关节屈曲 90°,术者将钢针由内向外与手术台平行并垂直于尺骨,刺入软组织直达骨质,使钢针穿通尺骨直至穿出对侧皮肤、钢针两侧皮外部分等长为止。小儿亦可用大号消毒巾钳夹住尺骨上端的相应部位,以代替钢针及牵引弓(图 3-9)。

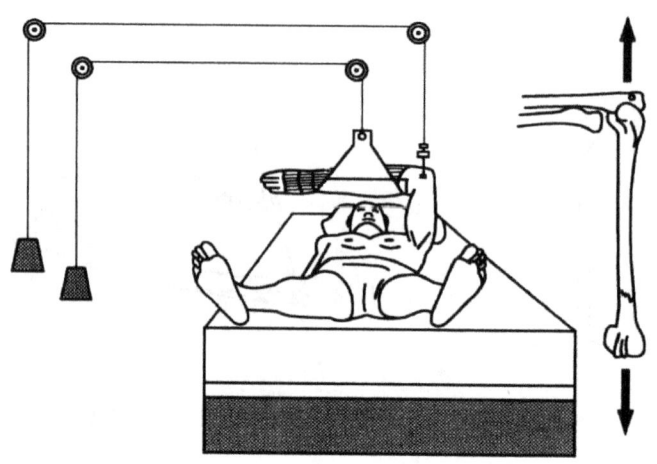

图 3-9　尺骨鹰嘴骨牵引

(三)胫骨结节骨牵引

穿针部位位于胫骨结节到腓骨头连线的中点,由外向内进针。穿针前将膝部皮肤稍向上牵拉,在预定的穿入和穿出部位注射局部麻醉剂直达骨膜。将钢针由上述穿针部位与胫骨纵轴呈垂直方向,且与手术台平行,由外侧刺入软组织直达骨皮质。旋动手摇钻使钢针穿过骨质并由对侧皮肤穿出,直至钢针两侧皮外部分等长为止(图 3-10)。

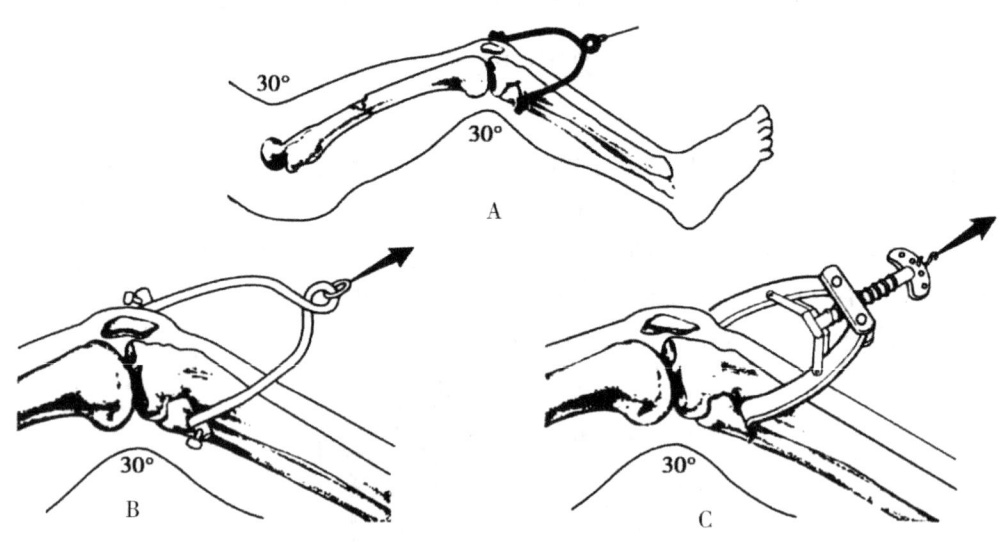

图 3-10　胫骨结节骨牵引

A. 胫骨结节牵引体位;B. 普通牵引弓牵引;C. 张力牵引弓牵弓

(四)股骨髁上骨牵引

股骨下端内收肌结节上方 2 cm 处为穿针部位,由内侧向外侧穿针;或通过髌骨上缘向外面画一横线,另自腓骨小头前缘向上述横线引一垂线,两线交点为钢针穿出部位。助手先将大腿下端皮肤向上牵拉,以免日后因钢针牵引而划伤或压迫皮肤(图 3-11)。

（五）跟骨牵引

穿针部位是从内踝尖端至足跟后下缘连线的中点，由内向外穿刺。伤肢用枕垫起，局部麻醉后将钢针与手术台平行，由内向外刺入软组织直达跟骨。然后用骨锤或手摇钻使其穿通跟骨，穿出对侧皮肤，并使钢针两侧皮外部分等长（图3-12）。

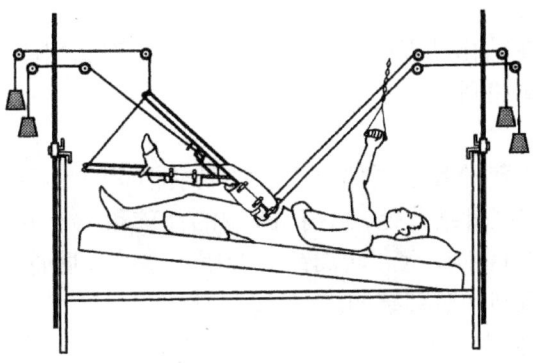

图 3-11　股骨髁上骨牵引

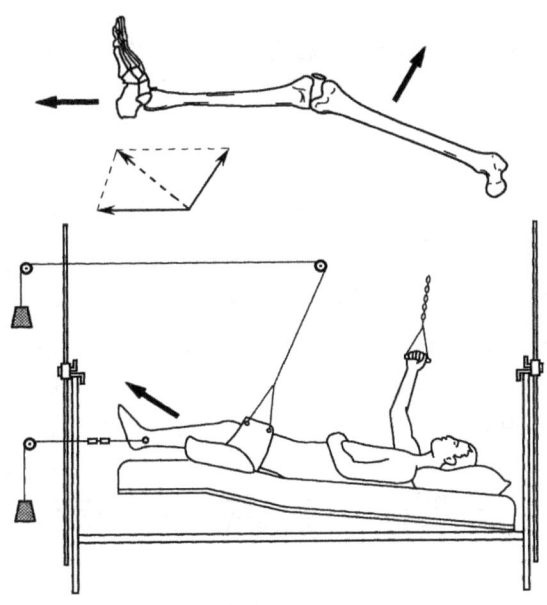

图 3-12　跟骨牵引

三、注意事项

1. 术前

征得患者同意，签手术知情同意书。

2. 熟悉穿针部位的神经血管走行

从有重要结构穿行的一侧穿针，这样可以较好地控制穿针，避免损伤这些重要结构，如尺骨鹰嘴骨牵引时，为防止尺神经损伤总是从内侧进针。

3. 皮肤准备

严格遵循无菌操作原则，注意防止感染，通常使用碘酒、乙醇消毒皮肤。

4. 麻醉

骨牵引通常都是在局部麻醉下完成，但完全将骨膜阻滞是困难的，操作时以1%利多卡因或2%普鲁卡因局部浸润皮肤、皮下，接着穿入骨膜下，注入足量局部麻醉药，如果在穿刺过程中感到疼痛，可适量加用一些局部麻醉药。穿入骨干约一半后，在对侧出针部位行局部麻醉。穿刺针要穿过骨干，但局部麻醉时不能得到皮质间的骨髓麻醉，事先应告知患者穿针过程中可能会有疼痛，但随着穿刺的完成，疼痛也就会停止。

5. 皮肤切口

穿针前，可以 11# 刀片在皮肤上先作一小切口。如果让针直接穿过皮肤，皮肤紧贴在穿刺针上容易感染。

6. 操作时最好使用手摇钻，不要使用动力钻

虽然动力钻的速度快，但在钻孔过程中会产热，容易造成穿针周围的骨坏死。在钻孔时手臂一定不能晃动，否则会造成患者的疼痛加剧。

7. 穿刺针

最好位于干骺端，根据患者年龄和不同部位，选择粗细相同的骨圆针，但要避免损伤儿童的骨骺，否则会造成骨骼生长停滞。如在胫骨结节处，小于 14 岁的女孩和小于 16 岁的男孩，骨骺板呈开放状态，如在此穿针，容易损伤骺板，应特别注意。斯氏针一般用于厚的皮质骨和粗的骨干。理想的穿针是只穿过皮肤、皮下和骨骼，而避开肌肉和肌腱结构。

8. 尽量不要将穿刺针穿过骨折血肿

破坏骨折血肿后就等于人为地将闭合性骨折转成开放性骨折。

9. 避免穿刺针操作失误

避免将牵引针穿入关节内，否则容易造成化脓性关节炎的发生；股骨远端骨牵引时，应避免将牵引针穿入髌上囊。

10. 其他

根据骨折的部位和特点选择合适的牵引弓；穿刺过程中针不要弯曲；穿刺完成后夹紧牵引针以防产生划痕和旋转，造成金属腐蚀和骨切割；牵引完成后应于牵引针的两侧套上橡皮塞或小药瓶，以便于术后的管理和避免外露的牵引针刺破被子。牵引的力线应与骨折近端的轴线一致；牵引重量一般在上肢为体重的 1/12，下肢为体重的 1/9 ~ 1/7。牵引的头 1 ~ 2 周内经常测量肢体的长度或 X 线检查，一般应在牵引后 1 ~ 2 周内达到骨折脱位的复位，骨折复位后应及时改为维持重量牵引。一旦发现伤肢长于健侧肢体，应减轻牵引重量，并拍摄床头 X 线片复查。牵引针通过的皮肤针孔处要每日点 75% 乙醇 2 ~ 3 次，以预防感染。牵引过程中如果针眼处有脓肿形成，应及时扩创引流。

第四节　支具与石膏固定

一、支具治疗

支具又称矫形器，是一种以减轻四肢、脊柱骨骼肌肉系统功能障碍为目的的体外支撑装置。随着康复医学的普及，低温、高温热塑性板材和树脂材料的不断问世，应用生物力学以及支具设计理论的完善，现代康复支具完全可以满足手术前后制动、功能康复及恢复肢体本体感觉等康复治疗的需要。

（一）支具的作用

（1）稳定与支撑。

（2）固定功能。

（3）保护功能。

（4）助动（行）功能。

（5）预防矫正畸形。

（6）承重功能。

（7）有利于功能锻炼。

（二）常用支具

支具根据使用的部位不同，可分为脊柱、肩、肘、腕、髋、膝、踝七大类，其中以膝、肩、肘、踝支具的应用最为广泛。常用的肩关节支具包括万向轴肩外展支具和肩关节护具；肘关节支具分为动态肘

关节支具、静态肘关节支具和肘关节护具；踝关节支具根据其作用分为固定、康复行走位和踝关节护具，对术后早期制动、关节功能恢复以及控制关节的有害运动，具有良好的治疗和康复作用。

1. 上肢常用支具

上肢常用支具主要用于保持不稳定的肢体于功能位，提供牵引力以防止关节挛缩，预防或矫正肢体畸形以及补偿损伤失去的肌力，帮助无力的肢体运动等。上肢矫形器按其功能分为固定性（static，静止性）和功能性（dynamic，动力性）两大类。前者没有运动装置，用于固定、支持、制动；后者有运动装置，可允许机体活动或能控制、帮助肢体运动，促进运动功能的恢复。

（1）腕托：稳定腕关节。在腕托基础上附加弹性装置，使手指或腕关节被动伸直，可用于神经、肌腱损伤患者的功能锻炼（图3-13）。

（2）上肢外展架：多用于肩部瘫痪引起上肢不能外展和肩部骨折患者手术前后的固定（图3-14）。

（3）肘关节支具：保护肘关节以及肘关节在保护控制下的活动。

图3-13 腕托

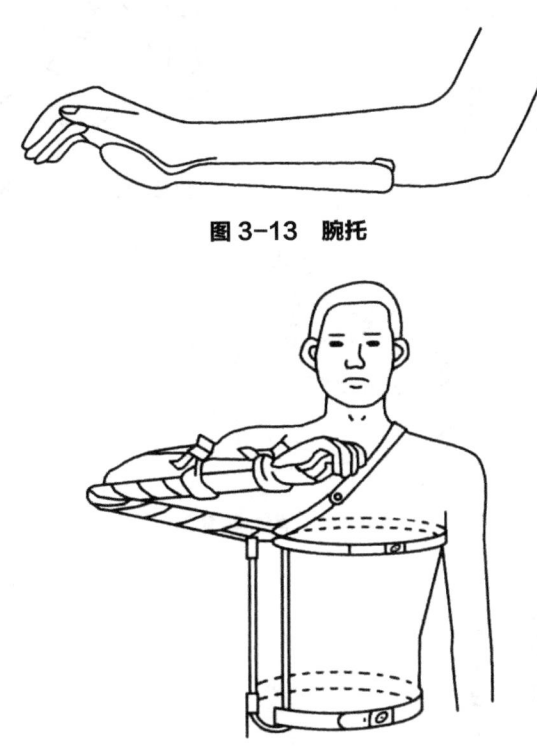

图3-14 上肢外展架

2. 下肢常用支具

下肢矫形器的主要作用是支撑体重、辅助或替代肢体的功能、预防和矫正畸形。近年来，由于新材料和新工艺的应用，下肢矫形器增加了许多新品种。根据其结构和适用范围，下肢矫形器可分为用于神经肌肉疾病和用于骨关节功能障碍两大类。用于神经肌肉疾病的矫形器包括踝足矫形器、膝踝足矫形器、髋膝踝足矫形器、膝关节矫形器、截瘫支具、髋关节矫形器等。

（1）长腿支具或护膝装置：稳定膝关节，防止畸形（图3-15）。

（2）踝足支具：稳定踝关节，防止畸形（图3-16）。

（3）矫形鞋：矫正足部畸形，稳定踝关节，补偿下肢短缩（图3-17）。

3. 脊柱常用支具

脊柱常用支具分为颈椎矫形器、固定式脊柱矫形器和矫正式脊柱矫形器三大类，主要作用是限制脊柱的前屈、后伸、侧屈、旋转运动和减少脊柱的载荷。

（1）颈椎支具：常用塑料围领或头颅环装置，用于颈椎骨折脱位、颈椎不稳或颈椎术后固定（图3-18）。

（2）胸腰椎支具（Boston支具）：常用硬塑料制作，用于脊柱侧凸矫形、维持脊柱的稳定性以及脊柱矫形的维持，适用于胸、腰椎损伤及肿瘤术后的固定，轻中型脊柱侧凸的矫正等（图 3-19）。

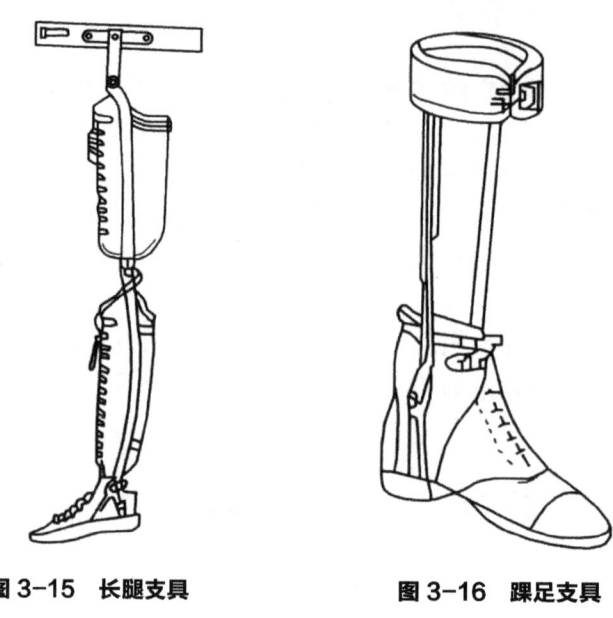

图 3-15　长腿支具　　　　　图 3-16　踝足支具

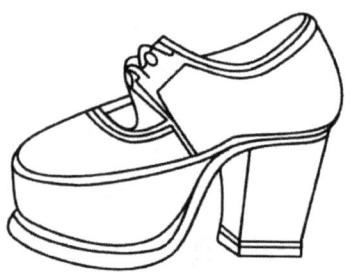

图 3-17　内外补高鞋

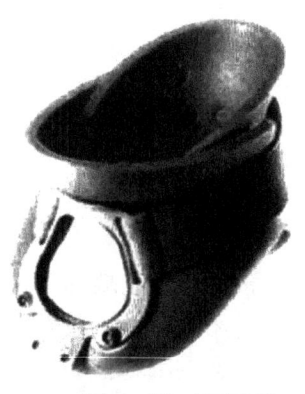　　　　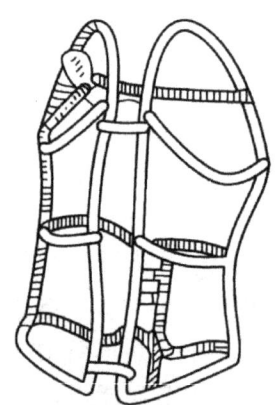

图 3-18　颈部围领　　　　　图 3-19　胸腰椎支具

支具对骨骼肌肉系统疾病的治疗具有积极作用，但长期佩戴会使肌力减退，产生心理依赖，佩戴方法不正确可能会导致皮肤压伤、破溃和神经受损，因而应注意合理适时地应用支具并加以适当的护理。

二、石膏固定

（一）石膏的功能及应用

（1）骨折整复及关节脱位复位后的固定。

（2）肢体严重软组织损伤的固定。

（3）周围神经、血管、肌腱断裂或损伤手术后的固定。

（4）预防、矫正畸形以及骨科矫形手术后的固定。

（5）骨、关节急慢性感染及肢体软组织急性炎症的局部制动。
（6）通过石膏的重力行局部牵引治疗。
（7）制造各种石膏模型。

（二）石膏固定的适应证

（1）用于骨折、脱位、韧带损伤和关节感染性疾病，用来缓解疼痛，促进愈合。
（2）用于稳定脊柱和下肢骨折，早期活动。
（3）用来稳定固定关节，改善功能，比如桡神经损伤引起的腕下垂等。
（4）矫正畸形，比如用于畸形足和关节挛缩的治疗。
（5）预防畸形，用于神经肌肉不平衡和脊柱侧凸的患者。
（6）保护患病部位，减轻或消除患肢负重，有助于炎症的治疗。

（三）石膏固定的禁忌证

（1）全身情况差，心、肺、肾功能不全或患有进行性腹腔积液等。
（2）局部伤口疑有厌氧菌感染。
（3）孕妇忌做腹部石膏固定。
（4）年龄过大体力虚弱者，忌用巨型石膏。
（5）年龄过小。

（四）石膏固定原则

尽管石膏作为广泛应用的一种治疗方法已经有100多年的历史了，但不能把它看作是万能的。石膏固定的原则有二。

1. 三点固定原则

术者在肢体的两端用力塑形，第三个点则位于石膏固定点的对侧，如图3-20所示。骨膜和其他软组织一般要求位于石膏夹板的凸侧，以增加石膏的稳定性。

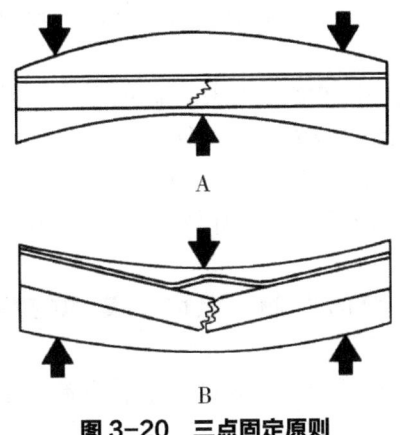

图3-20　三点固定原则

A. 正确应用三点固定原则；B. 错误应用三点固定原则

2. 水压原则

如果一桶水放在一个坚硬的容器内，容器可克服水自身的重力而保持水的高度不变。在胫骨骨折时，如果石膏强度足够的话，那么在复位固定后，利用水压原则长度就不会丢失了。

（五）注意事项

（1）内置薄层内衬，保护骨突起部位。
（2）水温适宜，以25~30℃最佳。
（3）待气泡完全停止排逸再排水，手握石膏绷带两端向中间挤，减少石膏丢失。
（4）石膏绷带贴着肢体向前推缠，边缠边抹，松紧适宜；在关节部位石膏固定时，应对石膏进行适当的修整，使之适合肢体形状而不致在肢体上形成皱褶（图3-21）。
（5）石膏厚度根据石膏绷带的质量和性能而定，应掌握厚薄适宜。

（6）石膏固定应包括邻近的上、下关节，避免过长或过短。

（7）留出肢体末端观察血液循环。

（8）一般固定关节于功能位，个别骨折为了防止复位后再移位，需要将关节固定于非功能位。根据具体的疾病或骨折类型，一般应于 2～4 周后将石膏更换为功能位固定，以免关节挛缩畸形的出现。

（9）石膏固定完毕，需在石膏上注明骨折的类型和固定日期；并向患者交代有关注意事项，抬高患肢，尽早锻炼未固定的关节及肌肉功能，以促进患肢的血液循环及患者的功能恢复。一旦出现肢体严重肿胀、剧烈疼痛、麻木或感觉异常，应及时随诊。

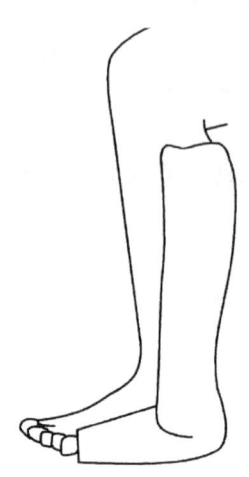

图 3-21　关节部位预防石膏皱褶的方法

（六）常用的石膏固定技术

石膏固定时应根据患者的病情及固定部位和目的，决定肢体或关节是固定在功能位或特殊的体位。在石膏的包扎过程中不要随意改变姿势，以免影响石膏包扎的质量及固定的效果。

1. 石膏托

石膏托常用于四肢长管状骨折及四肢软组织损伤的临时固定，或四肢的不全骨折和裂缝骨折。

操作方法：首先将患者置于需要固定的体位或功能位，骨突部位垫棉垫。取宽 7～10 m 的石膏绷带，根据肢体的长度不同制成 8～10 层厚的石膏条，从两端卷起，浸泡后挤出多余的水，在操作台上展平石膏条，上面敷以棉花，将做好的石膏托置于伤肢所需的部位，再用绷带固定，使之达到固定肢体的目的。无特殊要求时，应将关节置于功能位。

前臂石膏托一般置于前臂和腕的背侧。上肢石膏固定的功能位为肘屈曲 90°、腕背屈 10°～15°，拇指位于对掌位。

下肢石膏托一般放于大腿、小腿的背侧和足底部。下肢石膏固定的功能位为患肢屈膝 15°、踝关节背屈 90°、足趾向上。

2. 管型石膏

管型石膏常用于四肢骨折或四肢骨折内固定术后（图 3-22）。

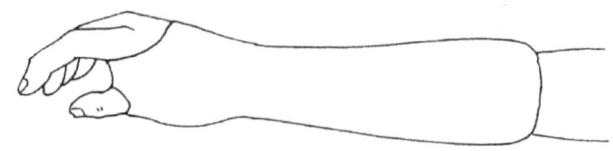

图 3-22　前臂的石膏管型固定

操作方法：首先将患者置于需要固定的体位或功能位，患肢套上棉织套，骨突部位垫棉垫，长腿管型石膏固定时，应注意在腓骨小头处多放置衬垫物。可先用石膏前后托或上下托固定，再用浸湿的石膏卷自上而下将石膏带包缠在肢体上，缠绕过程中以手蘸少量的水将石膏绷带抹平整，缠绕 3～4 层后塑型；也可先以石膏卷缠绕一石膏条加固一缠绕石膏卷的方法。

注意将指（趾）末端露出，以便于末梢血运和活动的观察，注意对非矫形位的固定，应将患肢置于功能位。

3. 肩人字石膏

肩人字石膏常用于肩部、肘部及上臂部骨折或矫形手术后（图3-23）。

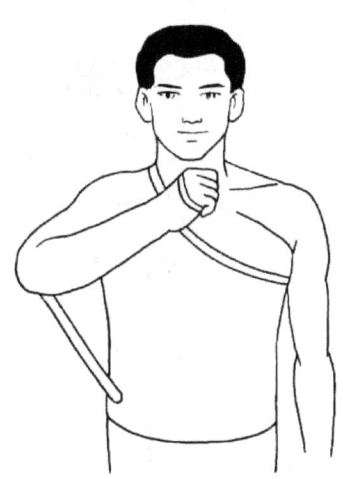

图3-23 肩人字石膏

操作方法：患者多采用坐位，躯干及上肢穿好适宜的棉织套，在骨突部垫棉垫，特别在腋下、肘、腕部位多加衬垫，女性患者应防止乳房受压。肩关节外展60°～70°，前屈30°～45°，外旋15°，肘关节屈曲90°，腕背伸30°，前臂呈中立位，手掌与口部相对。缠绕石膏绷带时应在患者腹部垫上棉垫，待石膏完成后取出，增加腹部与石膏之间的空间，避免影响腹部的活动。

操作步骤：首先放置上肢上、下托，然后在肩的两侧 "8" 字交叉加固，再从腋窝向下至髂嵴，最后用宽的石膏带缠绕躯干和患肢。在肘部与髋部之间用一木棍支撑，修整石膏边缘。

4. 石膏背心

石膏背心常用于第6胸椎至第3腰椎之间的脊柱损伤、结核或脊柱融合术后（图3-24）。

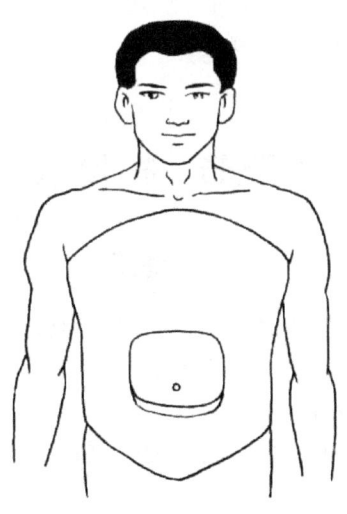

图3-24 石膏背心

操作方法：患者取站立、坐位或俯卧位（俯卧位多用于脊柱骨折复位或融合术后）。在站立时应直立，两上肢平伸并向两侧外展。给患者穿棉织套，前方上端于胸骨上凹至下端于耻骨联合，后方上端于肩胛下缘至下端于臀中线上，两侧上端于腋窝下至下端于大粗隆。在骨凸部垫棉垫。

操作步骤：首先用1个石膏条包绕躯干；然后用2个石膏条分别从胸骨柄起向两侧腋下横过第6、

7 胸椎棘突，两端在后背中线重叠；再用 2 个石膏条分别从双侧腋下至大粗隆部位；再用 1 个石膏条由胸骨柄中线至耻骨，1 个石膏条由第 6 胸椎中线至臀中线上；最后用石膏绷带缠绕 2～3 层并将边缘修平整。

5. 髋人字石膏

髋人字石膏常用于髋部和股骨上端骨折的患者及矫形术、股骨截骨术、髋关节融合术、髋关节病灶清除术等术后固定（图 3-25）。

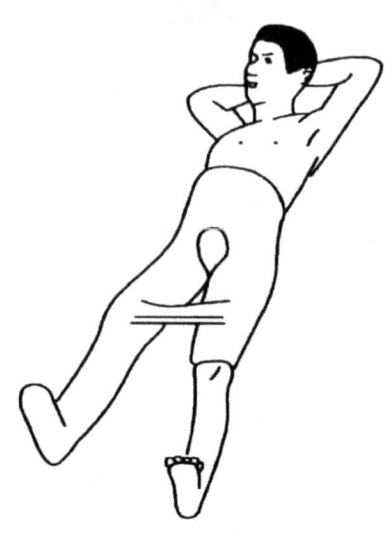

图 3-25　髋人字石膏

操作方法：患者仰卧在专用的石膏床上，躯干部及患肢穿好棉织套，骨突部位垫棉垫，在衬里与腹壁之间放一薄枕，待石膏硬固后将枕取出，使腹部与石膏有较大的空隙，以利患者的饮食和呼吸。将两脚固定于固定腿架上，髋关节置于功能位，外展 20°，稍外旋，膝关节屈曲 15°～20°，踝关节背屈 90°，足趾向上。

操作步骤：首先取 3 条石膏条由剑突下至耻骨绕腹部 1 周，两端在后背中线重叠；然后用长腿石膏前、后托固定患肢；后用 1 条石膏条由健侧髂前上棘开始，经下腹绕过患侧大转子和大腿，到达大腿下 1/3 内侧。再用 1 条石膏条由健侧髂前上棘经腰骶部绕过患侧大转子和大腿前侧，到达大腿下 1/3 内侧，以此交叉加固髋部的石膏硬度。最后用石膏卷缠绕达一定的厚度。臀部留一洞口，以便患者排便，并将石膏边缘修平整。

第五节　植骨术

一、概述

临床上，植骨术是将骨组织移植到患者体内骨骼缺损处或骨关节需要加强固定部位融合的一种手术方法。根据患者的具体病情可采用皮质骨或松质骨移植。移植骨可取自患者本人或其他健康人，也可取自异种的动物骨骼。骨移植的种类有传统骨移植、带肌蒂骨（瓣）移植及带血管的骨移植。近年来，对人工骨（羟基磷灰石、磷酸三钙等）及生物材料的研究进展迅速，在临床上的应用也日益广泛。

（一）骨组织生理

骨组织由骨细胞及骨基质构成。骨基质由有机物质胶原纤维及无机物质钙盐（磷酸钙、碳酸钙）结合而成，赋予骨骼一定的韧性及坚固性。星状的骨细胞散布于骨基质中间。松质骨像海绵一样，含有许多小空隙，储以骨髓；而皮质骨则坚实质密，其骨基质中有许多骨小管与骨外膜内层的毛细血管相通，皮质骨可借此得到部分血液供应。人体的皮质骨主要分布于长骨（股骨、肱骨、胫骨等）的骨干部分，松质骨主要分布于短骨及扁平骨（肋骨、盆骨、椎骨及手腕骨、足跗骨等），长骨两端膨大处也属于松质骨。

（二）移植骨的转归

被移植的骨骼，并不像金属或其他固定物那样仅起一种连接、支撑作用。而是经过一定时间后，与受区的骨骼坚固地融为一体、牢不可分。传统的观点认为，游离骨移植后骨块内的骨细胞失去活性，产生许多空隙，构成骨架。周围血肿首先机化，继而成骨细胞在血肿周围形成许多骨样组织，并呈条状小梁向内生长，占据全部血肿组织，使之钙化、骨化，与骨块接触并逐渐占据骨块的全部表面。与此同时，破骨细胞沿移植骨块的骨基质挺进并将其吞噬，而成骨细胞则紧跟其后，一部分停留来建立新的骨基质，一部分则跟随前进，为了输送营养物质、排出代谢废物，许多新生毛细血管、破骨细胞、成骨细胞的突起伸展到骨块中，并经哈佛管向纵深发展，边吞噬已死亡的骨细胞，边建立新的骨组织。最终，植骨块完全被吸收，代之以新的、有生命的骨组织，并与受体骨组织融为一体，即爬行替代作用。但近来的研究证明，移植骨能诱导宿主的间充质细胞转化为具有成骨能力的细胞，即移植骨有诱导成骨的作用。

人体的骨骼可分为两类：一类为皮质骨，如股骨、胫腓骨、肱骨、桡尺骨的骨干部分；另一类为松质骨，如髂骨、脊椎骨、足跖骨、腕骨及长管状骨的两端。这两类骨在显微镜下的组织结构大致相同，都是在一片均匀的骨基质中间散布着许多星状的骨细胞。所不同的是皮质骨较致密，其活力依靠哈佛管中的血管系统维持，移植以后往往需要相当长的时间才能完全再生，而且必须在有了活的骨细胞产生后移植骨才坚实。松质骨非常疏松，像海绵一样有许多小空隙，所以又有海绵骨之称。松质骨的结构有利于营养物质的弥散及受区血管肉芽组织的长入，因而爬行替代作用易于完成，所以松质骨是植骨时最常选用的材料，但支持作用较差。相反，由于皮质骨的结构比较致密，上述两种作用受到一定的影响，因而爬行替代作用进行缓慢，但一旦完成，则可起到较坚强的支持固定作用。因而，皮质骨及松质骨的移植各具优缺点，临床应根据病情加以选用或二者并用。但无论是皮质骨还是松质骨，其爬行替代作用的进行均是逐渐的、缓慢的、持续不断的，其完成时间须以月计。

（三）植骨适应证

（1）骨折断端硬化或骨质缺损引起的骨折不愈合、假关节形成。
（2）填充良性骨肿瘤或骨囊肿等肿瘤样疾病刮除后所遗留的空腔。
（3）修复骨肿瘤切除后形成的骨质缺损。
（4）脊椎的植骨融合术及促进关节的融合。
（5）重建大块骨缺损间的连续性。
（6）提供骨性阻挡以限制关节活动（关节限制术）。
（7）填充骨结核病灶清除术后遗留的空腔。
（8）促进延迟愈合、畸形愈合、新鲜骨折或截骨术的骨愈合，或填充术中的缺损。

（四）植骨禁忌证

（1）取骨部位或手术部位有炎症时，须待炎症消退后方能植骨，以防感染。
（2）有开放伤口存在时，须待伤口完全愈合半年至一年后，才能进行植骨手术。但对经久不愈、伴有窦道的慢性骨髓炎或骨结核病灶清除术遗留的空洞，在彻底清创的基础上辅以有效的抗生素治疗，可进行Ⅰ期松质骨移植术。
（3）植骨处广泛瘢痕形成、血运不佳，须先行整形手术改善血运，方考虑植骨。

（五）植骨的术前准备

（1）仔细检查患者，确定无感染病灶。
（2）自体取骨时应于取骨部位做好皮肤准备：术前3日开始，每日用肥皂水清洗取骨部位及其周围皮肤，清洗后以75%乙醇涂布1次，然后用无菌巾严密包扎。术前1日清洗后剃毛，并重复上述步骤。手术当日晨起再以75%乙醇消毒1次，更换无菌巾，包扎后送进手术室。这种方法与术前仅做1日皮肤消毒的备皮方法相比较，更为安全可靠。
（3）于髂骨或胫骨取骨时，因出血较多，应备好骨蜡，必要时做好输血准备。

（4）为预防感染，术前麻醉开始后予以适当的抗生素，对骨关节结核患者术前两周加用抗结核治疗。若为大块的同种骨或骨库骨移植，术前3～4日即应予以抗过敏药物，如苯海拉明、氟美松等。

（5）很多需要植骨的患者都已经过多次手术或长期外固定，以致伤肢肌肉萎缩，骨质脱钙疏松，有不同程度的关节活动限制，血液循环不好，抗感染力低，组织生长能力也差。植骨术后必不可少的一段时间的外固定，将会造成肌萎缩与关节僵硬加重。因此，术前应进行一段时间的功能锻炼与理疗，对无移位的下肢骨折不愈合或骨缺损的患者，可在支架或外固定的保护下进行功能锻炼。

（6）术前摄X线片，了解病骨情况，根据病情设计手术（包括植骨部位、植骨片的大小和植骨方式）。如拟作吻合血管的骨移植，术前应对移植骨的全长摄正、侧位X线片，以便选择植骨的部位和长度。

（7）吻合血管的骨移植术前，应当用超声血流仪探测供区和受区肢体的主要动脉是否存在及血流情况，以便设计手术。一般受区动脉多选用肢体主要动脉的分支作吻合，如股动脉的股深动脉、旋股内、外侧动脉等。如受区有两条主要动脉，如尺、桡动脉、胫前、后动脉，亦可选用其中一条主要动脉作吻合，其先决条件必须是另一条主要动脉经超声血流仪或临床检查证实血供良好。受区的静脉一般多选用浅静脉作吻合，如头静脉、贵要静脉、大隐、小隐静脉及其分支。因此，术前应检查受区的浅静脉有无损伤或炎症，近期用作穿刺，输液的浅静脉不能用作接受静脉。

（六）植骨术后的处理

植骨术后必须加用范围足够、固定确实的外固定，待移植骨的爬行替代作用全部完成、骨质愈合后方可拆除，因而应根据接受植骨的部位、内固定的强度以及采用的植骨方法选用石膏托、管型石膏或硬质支具外固定，以促进植骨的愈合。尽管植骨融合判定的金标准是手术中探查，但临床上对植骨过程完成的判定通常以X线片检查为依据，因而术后必须定期复查X线片。

二、植骨术的取骨操作步骤

进行自体骨移植时，为了缩短手术时间，可将手术人员分为两组，手术同时进行。一组暴露受骨区，为植骨做好准备；另一组切取移植骨块，为植骨准备好材料。取整块骨条或骨块时，首先应选择胫骨，其次为髂嵴及腓骨，再次为肋骨。髋关节手术时，若仅需少量植骨时，可就近于股骨大转子或股骨上端取骨，这样可省去取骨切口。

取骨看来简单，实为一精细工作。所取骨块的大小、形状应与受骨部位的需要相符，过大则浪费，并给患者造成不必要的损伤；过小则不能应用。于肢体取骨时应尽量使用止血带，以减少出血。取骨后若切骨面渗血严重，可用骨蜡涂抹止血或用明胶海绵贴敷。

自体骨是最理想的植骨材料。当新鲜自体骨的来源受限时，如儿童的自体骨量有限，可结合应用新鲜或冷冻的同种异体骨移植，或单纯使用新鲜或冷冻的同种异体骨及其他生物植骨材料。但临床实践和动物实验证实，同种异体骨的成骨特性远不及新鲜自体骨优越，在骨移植治疗长骨干骨折不愈合的病例，自体骨移植的成功率比同种异体骨移植约高18%。因而在尽可能的情况下，应多选用自体骨移植。

临床上需要植骨时，可自下列部位取骨：①胫骨；②髂骨；③腓骨；④肋骨。此外，有时也可从受区附近的骨端挖取少量松质骨移植，以填充较小的骨腔。

（一）胫骨骨条的切取

切取胫骨骨条时，为避免术中出血过多，宜在大腿中部使用气囊止血带。

1. 切口

在小腿前内侧面作一略带弧形并避开胫骨嵴的纵切口，以免在胫骨嵴处形成疼痛性瘢痕。

2. 取骨

不要翻开皮瓣，沿皮肤切口切开骨膜直到骨骼，将骨膜向内、外侧剥离，显露胫骨嵴与胫骨内缘之间的整个胫骨面。为了更好地显露切口两端的骨骼，可在骨膜切口两端各作一短的横切口，使骨膜切口呈I形。在切骨之前，先在预定取骨区的四角各钻一小孔（图3-26）。用单片电锯稍斜向移植骨片中央方向锯开皮质骨，如此则可保留胫骨的前缘和内侧缘。若无电锯，则可在胫骨前内侧面的纵轴上凿刻出所需取骨的长度和宽度，再以骨钻在凿刻线上钻出一排小洞，然后用骨刀将这些小洞之间的皮质骨凿开。

要求沿取骨线的全长逐渐深入，不可一次在一处凿进髓腔，以免移植骨片碎裂或胫骨骨折。儿童取骨时应注意勿损伤骨骺。

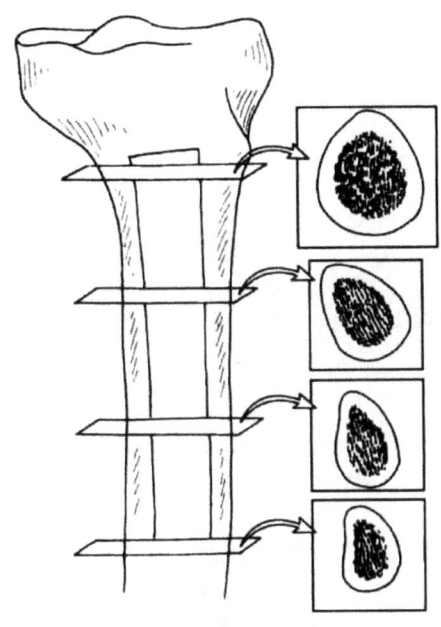

图 3-26　胫骨骨条的切取方法

3. 缝合

取出移植骨条后，即将伤口缝合。儿童骨膜厚，可单独缝合。成人骨膜薄，则与皮下组织深层一起缝合，以覆盖取骨的缺损处。然后再缝合皮肤。

4. 术后处理

如取骨条较大，必须用石膏托固定该肢 2～3 个月。

（二）髂骨块的切取

髂骨有丰富的松质骨，在髂嵴的前 1/3 分段纵行取骨块，可获取髂嵴的一小段坚硬的皮质骨和其下的一大段松质骨（图 3-27）。如欲获得较坚硬的骨片，则横向取髂嵴前部或后部的长条骨块。在患者仰卧时，可取髂嵴的前 1/3 段；患者俯卧时，则取髂嵴的后 1/3 段。如希望保留髂嵴，则可仅取髂骨的外层皮质骨（图 3-28）。

在切取髂骨时，应注意约有 10% 的股外侧皮神经，距髂前上棘后方越过髂嵴至股外侧皮肤。故在髂嵴前取骨时，切口应距髂前上棘后上方 2 cm 开始向后伸延至需要长度为止。但向后伸延不要逾越距髂后上棘前上方 8 cm 的髂嵴，因臀上皮神经穿腰背筋膜，在距髂后上棘前 8 cm 越髂嵴至臀部。无论前方或后方取髂骨时，均要注意避开该部位走行的皮神经，以免对其造成损伤（图 3-29）。

儿童应将髂骨的骨骺及其附着的肌肉一并翻开，在其下的髂骨上取骨块，取完后将骨骺复回原处。

1. 切口

髂骨的显露较为容易，但可引起相当多的出血。从髂前上棘沿髂嵴的皮下缘向后做皮肤切口，沿髂嵴中线切开软组织，此切口正好在躯干肌和臀肌附着于髂嵴骨膜处。

2. 取骨

切开皮肤及皮下组织后即可径直切达骨骼，在骨膜下剥离以显露髂骨外板。若只需要包含一侧皮质骨的松质骨作移植，则根据受骨区所需要的大小凿取髂骨外侧皮质骨；若需要包含两侧皮质的髂骨全厚骨块，需将髂肌自髂骨内面做骨膜下剥离，然后用骨刀凿取相应大小的全厚髂骨块（图 3-30）。骨块取下后，可用刮匙插入两层皮质骨之间，挖取多量的松质骨。

3. 缝合

完成取骨后，将翻下的臀肌缝回髂嵴原位。

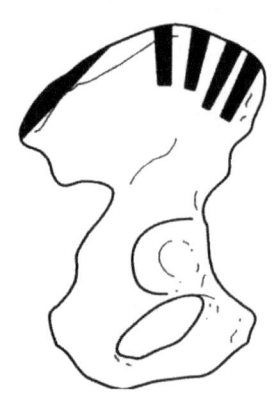

图 3-27 髂骨的分段切取

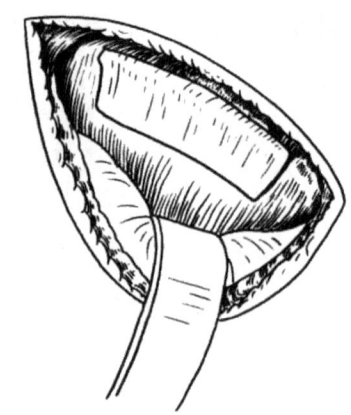

图 3-28 外层骨板的切取

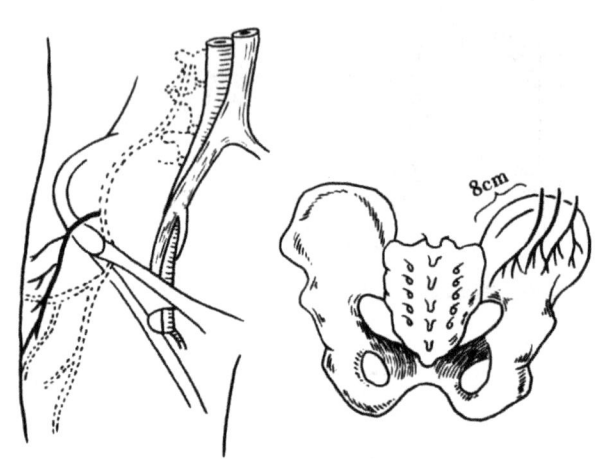

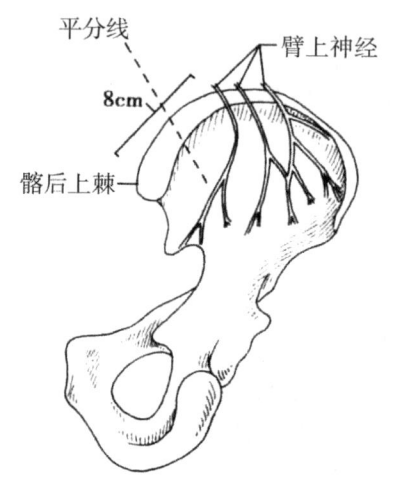

图 3-29 股外侧皮神经和臀上皮神经的走行

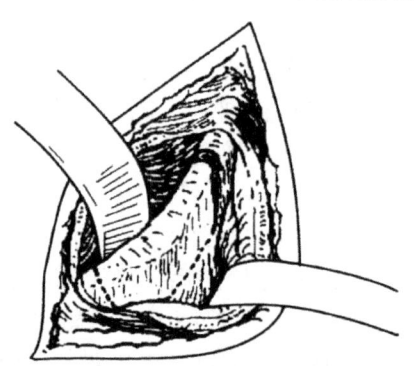

图 3-30 全厚髂骨的切取

（三）腓骨的切取

1. 注意事项

取腓骨时，应注意不要损伤腓总神经；为保持踝关节的稳定和儿童踝关节的正常发育，应保留腓骨的远侧 1/4；避免切断腓骨长、短肌，以免影响踝部的动力性稳定。

2. 切口

通常切取腓骨干的中 1/3 或上 1/2 段作移植。采用 Henry 入路，从腓骨长肌和比目鱼肌之间进入。切口从腓骨小头上 2 cm 开始，沿腓骨外侧缘直行向下，至所需切取的长度。

3. 取骨

将腓骨长、短肌牵向前侧，比目鱼肌牵向后侧，显露腓骨，切开骨膜行骨膜下剥离，将腓骨长、短肌翻向前方。骨膜剥离应从远侧开始，逐渐剥向近侧，以使从腓骨斜向起始的肌纤维连同骨膜一并剥开。然后，在显露的腓骨干上判明准备截取的腓骨段，在其近端及远端各钻一排小孔，用骨刀将这些小孔间分别一一凿断，最后连成一线而将腓骨凿断。避免不先钻孔而直接一次性将腓骨凿断，因为这样会使腓骨劈裂，也可用线锯或摆动锯锯断腓骨。有时，需要将从腓骨中段后侧面进入腓骨的滋养动脉予以结扎。若须切取腓骨上段以替代桡骨远端或腓骨远端时，在切口的近端要避免损伤腓总神经。首先在股二头肌腱远端的后内侧显露腓总神经，向远侧追踪到腓总神经围绕腓骨颈之处。在此处，腓总神经被腓骨长肌的起点所覆盖。用刀背对向此神经，以刀刃将架越神经的薄层腓骨长肌条索切断。然后将腓总神经牵向前方。继续做骨膜下分离时，注意勿损伤在腓骨和胫骨之间经过的胫前血管（图3-31）。

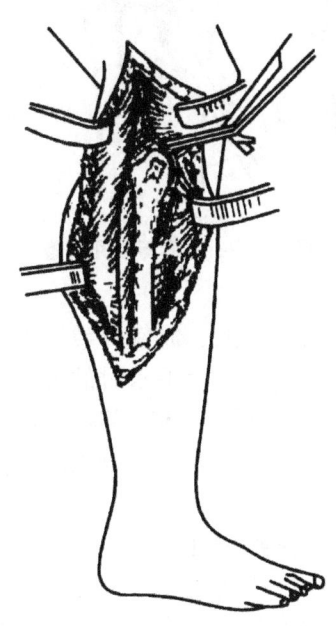

图 3-31 腓骨上段的显露和切取

4. 缝合

先缝合深筋膜，再缝合皮下组织及皮肤。切取腓骨上段时，宜将股二头肌腱缝到邻近的软组织上。

（四）肋骨的切取

1. 切口

沿拟切取的肋骨作一长切口。

2. 取骨

切开筋膜及肌肉直至肋骨。切开肋骨骨膜，用肋骨骨膜剥离器进行骨膜下剥离。用骨剪剪断肋骨，将其取出。

3. 缝合

分层缝合切口。当需一段肋骨植骨时，可切取游离的第十二肋骨。

三、骨移植的方法

（一）松质骨移植术

松质骨移植的优点是刺激成骨作用大，爬行代替过程快，抗感染力较强，且可制成碎骨片，填充于骨端间的任何裂隙，消除植骨空腔的形成。因此，其应用范围较广，缺点是松质骨质地较软，内固定作用弱。故临床上常需与皮质骨移植或金属内固定合用，一般松质骨移植多用于骨肿瘤或炎症刮除后形成的骨腔填充、关节融合、骨折不愈合、骨缺损等。此外，在血供不良的骨折行切开复位（如胫骨下1/3骨折）时也可用松质骨碎片移植于骨折断端间，以促进骨折愈合。

髂骨有较多优质的松质骨，需用大量松质骨时可从髂骨采取；亦可取自肋骨。需用少量松质骨时，则可在病骨邻近的骨端采取，但含脂肪较多，质量较差。

松质骨移植常与其他手术合用，用以填充骨腔缺损和促进骨的愈合，病灶显露后在其周围钻孔，只钻通一侧皮质骨，各个钻孔排成矩形，再用骨刀切开各孔间的骨质，即可取下一块皮质骨，将病变组织搔刮干净后，将松质骨填入。如病变位于负重区，应加用适量皮质骨移植，轻轻打压后，按层缝合（图3-32）。

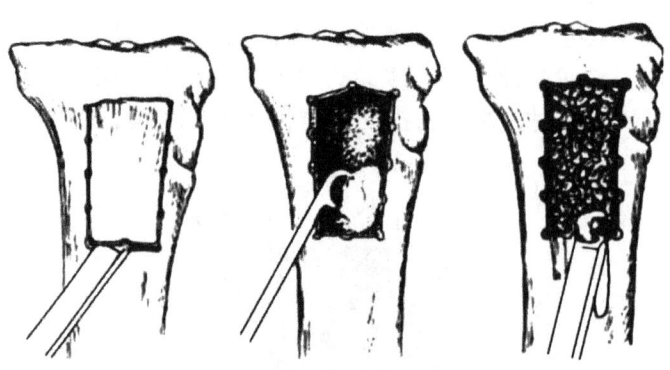

图3-32 松质骨填充植骨术

（二）皮质骨植骨术

上盖骨移植是取皮质骨板固定于两段病骨上、促使骨愈合的手术。皮质骨板坚硬，临床多用以治疗长管骨骨干的骨折不愈合、骨干缺损以及关节融合手术时的关节外植骨。这种植骨术除有刺激成骨作用外，主要利用其内固定作用。实际应用时常并用松质骨移植，以填充空隙及加强刺激成骨作用。上盖骨移植术的缺点是骨移植后受骨区的直径要增粗，伤口缝合困难，同时皮质骨的抗感染能力弱，有潜在感染的患者最好不用。

依病骨的部位选用合适的显露途径，显露病骨的两端，切除骨端的硬化骨质和瘢痕组织，凿通或钻通骨髓腔，使两骨端形成新的创面。然后将移植的皮质骨板置于承受骨的表面，植骨面应选在承受骨无弯曲或弯曲较小的一面，并将该面的皮质骨凿去一薄层，其面积应稍大于移植的皮质骨板，这样可使移植骨与承受骨密切接触，有利于固定和加速愈合。在骨端复位并放好移植的皮质骨后，用螺钉固定。然后，在骨缺损区和移植骨的周围，用松质骨碎块填充所有的缝隙和缺损，根据具体的操作方法可分为单片骨上盖骨移植术、双重骨上盖骨移植术及带松质骨上盖骨移植术（图3-33～图3-35）。

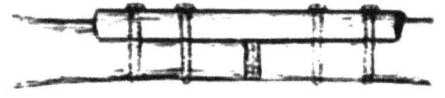 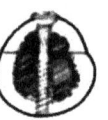 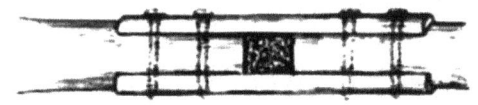 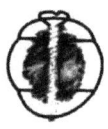

图3-33 单片骨上盖骨移植术　　　　　图3-34 双重骨上盖骨移植术

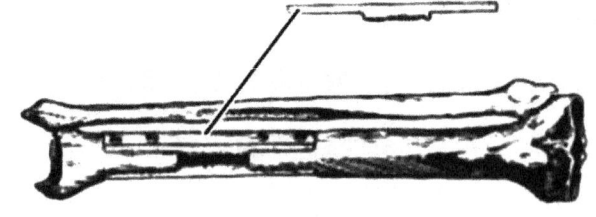

图3-35 带松质骨上盖骨移植术

（三）嵌入骨移植术

融合关节时常在关节内融合的同时并用嵌入骨移植作关节外融合，以促进骨愈合和加强固定。关节内融合后将关节置于功能位，先在组成关节的短骨上凿一骨槽或骨隧道，再在组成关节的另一长骨上取一条等宽的、长度为短骨骨槽或隧道一倍的长条骨片，跨过关节嵌入骨槽或插入隧道。如在关节组成骨上不能采取骨片，也可单纯凿槽，另取自体或异体骨片嵌入，然后用螺钉作内固定（图3-36）。这一方法的优点是植骨后病骨的直径不增粗；其缺点是需要有一定的设备（如双锯片电锯），内固定作用不如上盖骨移植术可靠，有骨缺损者应用此手术则更不牢靠，因此多用于无骨质缺损的骨折不愈合及各种关节融合术。

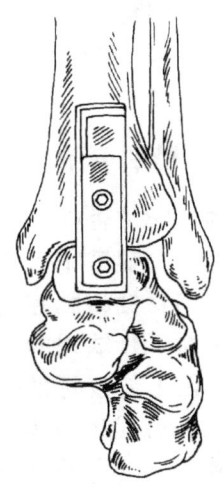

图 3-36　踝关节融合术的嵌入

（四）支撑植骨术

以诱导骨生成的松质骨和起支撑作用的皮质骨充填病损区，促进血管再生和支撑软骨下骨，这种植骨术适应于锥体骨折、关节面塌陷骨折以及股骨头坏死后钻孔减压的支撑植骨。

（五）吻合血管的骨移植

吻合血管的骨移植解决了传统方法难以治愈的大段骨缺损，同时可修复并发软组织广泛损伤的疑难病症。缩短了移植骨的愈合时间，成功率高，比传统的骨移植有较大的优越性。即使带肌蒂骨块移植，也受骨块不能很大及不能远距离移植的限制。吻合血管的骨移植则不受这些条件所限，起到了过去传统骨移植方法不能起到的作用。在此基础上，目前还有应用吻合血管的骨膜移植术（图 3-37），治疗骨不愈合或骨缺损的疗效满意，吻合血管的骨移植保存了移植骨的血供，骨细胞和骨母细胞是成活的，使骨移植的愈合过程转化为一般的骨折愈合过程，不经过传统骨移植后死而复生的爬行替代过程，而且可同时带有皮瓣，用于并发软组织缺损的Ⅰ期修复。不足之处是，术者必须熟悉显微外科技术，手术操作较复杂，手术时间长，有失败的可能，而且对供区的损害较大，甚至影响患者的外观。因而，不能完全取代传统的骨移植术，可应用于传统方法治疗有困难或治疗效果不满意的病例。例如，先天性胫骨假关节经传统骨移植方法治疗失败者、创伤所致的大段骨缺损伴有软组织缺损者，特别是低度恶性肿瘤需连同部分正常骨和软组织一并切除者，较为适合吻合血管的骨或骨皮瓣移植。如受区有经久不愈的伤口，原则上应待伤口完全愈合后 3～6 个月时再施行吻合血管的骨移植。对受区因局部放射治疗、感染和严重创伤所致的血管条件差者，则应该慎重选用。

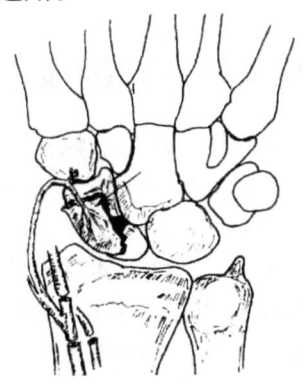

图 3-37　游离骨膜移植修复舟状骨骨不连

腓骨、髂骨和肋骨是常用的吻合血管的骨移植供区。根据其形状和结构的不同，在应用上又有所不同。例如，腓骨是直的皮质骨，对于修复四肢长骨的缺损优于肋骨。对股骨可用双根带血运的腓骨移植。

（六）组织工程修复

利用自身骨髓，经过体外培养及定向成骨诱导分化后，再种植到高孔隙率的可吸收支架材料上，形成生物活性"人造骨组织"，然后再移植到体内修复大节段的骨缺损。经组织学切片、微循环造影等多项检测证明：置入的"人造骨组织"与正常骨组织无异，形成了正常的哈佛系统，其微血管丰富，骨髓腔完全再通。

四、植骨床的处理

仔细准备植骨床是保证植骨融合成功的关键，否则可能导致植骨融合的失败、假关节形成导致内固定的断裂及畸形的再发和加重。在术中除充分显露植骨床外，如骨干的骨折不连，需切除骨折断端及周围的瘢痕组织，咬除骨断端的硬化骨，用骨钻将髓腔钻通，植骨融合时，最好掀开植骨骨床或除去表层骨皮质，避免软组织混杂在植骨中，对于骨缺损的修复，应注意植骨条、块应排列紧密，避免空腔形成。而在脊柱植骨融合时则应注意：①不能仅行椎板外、椎板间植骨，应同时行关节突间及横突间植骨；②需有足够的植骨量；③彻底清除植骨部位的软组织；④椎体间植骨时应彻底刮除软骨板；⑤仔细准备植骨床。术中切除椎板背侧和棘突上所有的软组织，并以骨凿将椎板凿成鳞状的小骨瓣，以增加植骨床的面积，尽可能清除小关节的软骨面，使术后小关节可发生自发性融合。同时，应避免融合骨的生长过程受到异常的应力干扰，方能提高植骨的融合率（图3-38、图3-39）。

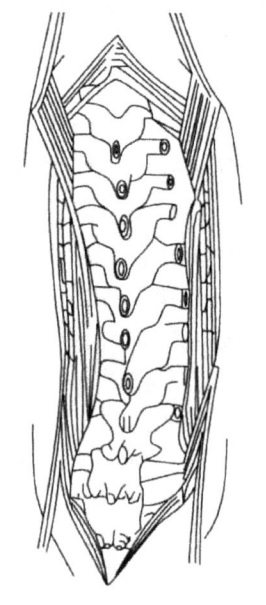

图3-38 脊柱植骨床的显露

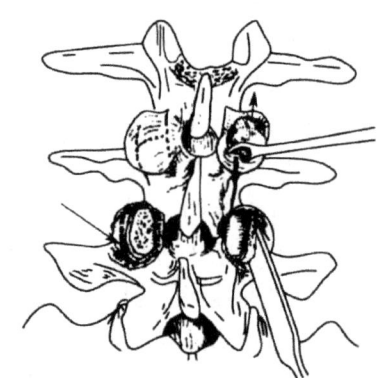

图3-39 脊柱关节突关节软骨面的去除

第六节 微创技术

传统手术要求充分显露手术部位，以彻底切除病灶、恢复解剖结构和生理功能。但在充分显露的同时，也给患者带来了必然的创伤，包括皮肤的美容学损失、病灶邻近组织的破坏、出血、疼痛、受累组织结构功能丢失和需要康复期，以及一系列缘于手术打击所造成的身体反应。从事传统手术的外科医生，一直期望着通过提高手术技术，减少手术损伤，降低手术并发症的发生率，骨科微创技术就是应其要求而应运而生。骨科微创技术如经皮穿刺椎间盘切除术早在1970年代就已经应用于临床，但微创外科技术（minimally invasive surgery，MIS）作为一种新的手术概念，最早源自1990年代初期的微创冠脉搭桥（minimally invasive direct coronary artery bypass，MIDCAB），它不仅仅强调手术的小切口，而且强调在保证获得常规外科手术疗效的前提下，通过精确的定位技术，减少手术对周围组织造成的创伤和对患者生理功能的干扰，降低围手术期并发症，促使患者早日康复。近年来，随着内镜技术、各种影像与导航技术及骨科器械的不断发展与更新，微创技术日益成熟，骨科微创技术在临床上得到了越来越广泛的应用，其涉及的领域和手术种类也不断得到拓展，一些微创手术已经比较成熟，并成为骨科的定型手术。虽然通过微创技术治疗的患者可直接体会到快速的康复与良好的美容效果，但各种微创技术的开展必须具备相应的条件，并需经过专门的培训与考核后才可应用于临床，微创技术的适应证、长期疗效、经济性及临床应用价值还存在相当大的争议。但随着骨科器械的不断改进、新型固定材料与融合替代物的出现，还有内镜成像、计算机影像导航与立体定向以及电脑控制机械手臂等技术的不断完善，将会显著提高微创技术的准确性、成功率与临床疗效，微创技术将会是外科手术发展的一个方向，在后面的相关章节中将会有对相应微创技术的详细介绍，下面仅简要对骨科常用的微创技术作一介绍。

一、关节疾病的微创手术治疗

关节镜在骨科的应用已有80年历史，是外科内镜手术中起步较早的一种。由于受到技术和条件等限制，在相当长的一段时间内主要作为一种诊断手段，未得到重视和发展。直到1970年代彩色闭路电视监视系统开始应用后，关节镜下手术才得以发展。特别是近20年来，随着各种关节镜下切割、缝合、固定等专用器械的开发，以及微型电动刨削系统、钛激光器、低温组织气化仪等高科技配套仪器的应用，使得关节镜手术的应用范围迅速扩大，其微创手术带来的优越性进一步得到体现和重视，成为骨科中发展最快的三大领域之一。关节镜技术显著深化了人们对关节局部解剖结构、生理及病理的认识，拓展了关节疾患的诊疗范围，极大地提高了关节疾病的诊治水平。

目前关节镜手术应用最多的是膝关节、肩关节和踝关节，其他如髋关节、肘关节、腕关节、掌指关节、指间关节、颞颌关节及椎间关节等也均可应用。常见的镜下手术有各种关节炎的滑膜切除，滑膜瘤、软骨瘤的切除，关节内骨赘和游离体的摘除，老年性、创伤性关节炎的关节清理，各种半月板损伤的修补、部分切除或成形，交叉韧带损伤、肩袖或盂唇损伤的修补及重建，关节内骨折的复位固定，髌骨半脱位和肩关节脱位的松解或修补，腕关节三角纤维软骨损伤的修整，肩峰下撞击综合征、腕管综合征的减压和松解。近年来还开展了关节镜下关节软骨面的修复，包括软骨面的刨削、骨膜移植，软骨或骨软骨移植，细胞移植以及细胞因子和人造基质植入，异体半月板移植，目前除人工关节置换外几乎各种关节手术均可在关节镜下完成。

由于关节镜手术的创伤小，对骨关节正常结构的破坏干扰少，手术操作更为精细准确，可以最大限度地保留和修复关节内组织，大大减轻患者的痛苦，明显缩短康复周期，使关节功能得到更快、更好的恢复。由于关节镜技术的不断发展，使得各种关节病的诊断、治疗和疗效都发生了根本变化，关节镜外科已逐渐发展成为一门相对独立的分支学科，微创手术目前已成为运动性关节损伤的主要治疗手段，对提高运动员的竞技水平、延长国家优秀运动员最佳竞技状态的时间等都具有极为重要的意义。近年来，四肢小关节诸如腕、指、趾、足距下等关节微创手术的开展，有效地提高了运动性小关节损伤的诊断和治疗水平，解决了运动损伤后长期踝、腕、趾、足距下关节疼痛的治疗问题。

随着关节外科的发展及医疗器械的技术革新，近年来出现了微创全髋和全膝关节置换新技术，微创全髋关节置换目前有两种方法："单切口"技术与"两切口"技术。"单切口"技术采用常规的改良外侧入路或后入路，常规手术切口通常需要做15～20 cm的手术切口，而微创技术仅需8～10 cm的手术切口，通过特殊设计的拉钩与器械，减少对髋关节周围正常组织的解剖；"两切口"技术通过其中一个切口植入股骨假体，另外一个切口植入髋臼假体，手术过程中需用C形臂或导航技术监视。两种手术技术都需要借助一些特殊的拉钩、手术工具来完成。微创全髋关节置换手术具有以下优点：周围组织创伤小、出血少、患者康复快、住院时间短，"两切口"手术24 h后患者即能出院。

自1974年第一例全膝置换手术以来，全膝置换技术如截骨与软组织平衡技术日益成熟，远期临床疗效非常满意。微创全膝置换技术始于单髁置换技术，1990年代后期，Repicci和Eberle等倡导通过有限的外科显露进行单髁置换。随着技术与器械的不断改进，微创单髁置换对于单间隙病变取得了满意的疗效，也为微创全膝置换奠定了基础。Tria等首先将微创全膝置换技术应用于临床，该技术不仅仅切口小（常规手术的1/3）、美观，而且强调不干扰伸膝装置与髌上囊，患者手术后疼痛少、功能康复快，显著降低了常规全膝手术后的关节康复锻炼时间，明显缩短了患者的住院时间，初步临床疗效满意。微创关节置换技术还处于起步阶段，有一定的适应证、禁忌证，如髋关节存在明显畸形、过于肥胖者不适宜该项技术，膝关节置换仅用于10°以内的内翻、15°以内的外翻及10°以内的屈曲挛缩畸形，但随着影像导航定位系统的不断改进与推广其将会得到广泛的应用和认同。

二、微创技术在脊柱外科的应用

脊柱微创技术是指应用于脊柱外科领域，并需借助医学影像、显微内镜等特殊仪器和手术器械对脊柱疾患进行诊治的方法和技术。应用于脊柱外科领域的微创技术主要分为两类：一类是指经皮穿刺脊柱微创技术，1934年Ball经脊柱后外侧入路行椎体穿刺活检术，开创了脊柱外科经皮穿刺脊柱微创技术的先河。随后的30年，经皮穿刺脊柱微创技术只限于用作脊柱疾患的诊断手段。直到1964年Smith首先报道了在X线透视下经皮穿刺进入病变的椎间盘，将木瓜凝乳蛋白酶注入，使髓核溶解而间接减压治疗椎间盘突出症，这是经皮穿刺微创技术用于脊柱外科疾患治疗的开端。随后Hijikata于1975年首创了经皮穿刺髓核摘除术，其后有1985年Onik设计的经皮髓核切吸术以及Choy于1987年报道的经皮穿刺激光气化的治疗方法等。上述方法均由于适应证相应较窄，自1999年后国外文献报道已较少见。1987年法国Galibert等首先报道经皮椎体成形术治疗椎体血管瘤，继之Deramond等将此技术用于椎体肿瘤及骨质疏松性锥体压缩性骨折的治疗。Theodorou等用经皮穿刺气囊椎体成形矫正疼痛性椎体压缩性骨折畸形，对缓解疼痛、矫正畸形取得了满意疗效。Varge则利用计算机辅助经皮骶骨穿刺成功地切除12例骶骨多节段肿瘤。随着技术的日益成熟，其在脊柱肿瘤和椎体骨质疏松性压缩性骨折的治疗中具有良好的应用前景。一类是指需借助内镜系统进行操作的脊柱微创技术，即通过窥镜在镜下进行病变切除和椎管减压，从而达到直接切除病变并解除神经根压迫的目的。内镜系统辅助下的脊柱微创技术，主要是应用胸腔镜、腹腔镜、椎间盘镜及关节镜对颈、胸、腰、骶椎疾患进行治疗。颈椎微创技术已广泛应用于经颈前方、侧前方和后方椎板间隙及椎间孔入路的颈椎间盘切除、神经根管减压、颈髓内肿瘤切除、椎管内骨赘切除等。胸椎微创技术主要是在胸腔镜辅助下经胸腔及胸膜腔外行胸椎间盘切除、胸椎穿刺活检、胸椎及椎旁肿瘤切除、结核病灶清除、胸椎核心减压融合修复重建术，以及僵硬型脊柱侧凸前路松解、融合、胸廓内成形术和轻中型脊柱前路固定。内镜辅助下开展的腰椎微创技术主要有在腹腔镜辅助下开展的经腹腔及腹膜后入路腰椎间盘切除术、全腰椎间盘置换术、腰椎骨折前路减压融合术、显微内镜辅助下的腰椎板切除减压术、经椎间盘镜腰椎间盘切除术、腰椎骨折前路减压融合术、经关节镜腰椎间盘切除术，以及计算机辅助下腰椎前路融合经椎板螺钉内固定术等。与开放性手术相比，脊柱微创技术的优点主要是术中出血少、麻醉耐受性好、术后镇痛药用量少、椎管手术入口周缘瘢痕形成小、康复快、住院时间短、脊柱稳定性好等。脊柱微创技术用于椎间盘疾病的治疗是较为成熟的技术，但目前对于椎间盘的最佳切除量、选择椎间融合、人工椎间盘置换还是人工髓核植入等，还没有一致的意见。

从脊柱微创技术应用之日起，该技术引起的并发症问题就引起骨科界的高度重视，尽管文献报告此类手术与开放性手术相比并发症的发生率显著降低，但相关并发症的报告仍见于微创技术的各个领域。如经皮椎体成形术治疗椎体骨质疏松性压缩性骨折注射骨水泥时，注射区域可出现骨水泥的热损伤，一旦骨水泥渗漏入椎旁肌肉，可引起局部疼痛和异物反应而导致活动受限；渗漏入椎间孔可引起神经根受压，症状严重者需手术减压；渗漏入静脉可引起全身毒性和（或）过敏反应；渗漏入下腔静脉可导致肺、脑栓塞等致命性的并发症出现。而内镜辅助下的颈椎微创手术可能发生椎动脉、胸导管损伤、硬脊膜撕裂等并发症；经胸腔镜辅助下经前路胸椎微创手术出现的并发症包括术后肋间神经痛、肺不张、肺大泡、气胸、皮下气肿、乳糜胸、椎体螺钉错位等；经腹腔镜腰椎微创术可能导致血管损伤出血、椎间盘炎、马尾神经损伤及输尿管损伤、逆向射精等。

三、微创技术在骨折治疗中的应用

传统的骨折治疗强调解剖复位、坚强内固定的生物力学观点，客观上使内固定承受更大的应力。导致内固定失效的危险性加大，由于过分强调机械固定的效用，实践中应力遮挡、局部血运破坏影响骨折愈合、钢板下骨质疏松、骨萎缩、骨愈合延迟、再骨折等问题屡屡发生。而人们在非直接复位内固定术中观察到：牵拉主要的骨折块，充分利用骨折块与软组织之间的联系可达到良好的轴线复位，由于不剥离软组织与骨膜从而减少了手术创伤，保护骨组织的生机。微创钢板接骨术（minimally invasive plate osteosynthesis，MIPO）是近年骨折生物学内固定术的一个新进展，通过一小切口建立皮下隧道，用间接复位技术使骨折复位并作钢板内固定。由于不做广泛的切口及广泛的软组织剥离，同时对髓腔内的血液循环产生较小的干扰，其最大限度地保持了骨折处的生物学完整性，生物学完整性即组织结构的维持与血液循环的保护，并据此提稳定有效的力学结构——机械固定。临床应用显示其创伤小、操作简单并具有优良的效果。近年来，也有学者在关节镜下行关节骨折的治疗（图3-40），通过镜下的操作减少了手术对关节的创伤，有利于患者术后的功能恢复，临床应用疗效满意。

尽管目前新型仪器设备性能的改善和手术技艺的提高已经大大促进了微创技术的发展，但整个骨科领域仍有很多疾病的治疗不能达到理想的微创要求，即使在先进的影像设备引导下，利用先进的关节镜或腔镜进行手术，虽然切口变小，但在患者体内操作的范围和显示仍不完全满意，同时其智能化程度较低，其所带来的创伤不能忽视。需要不断改进、发展相应的器械和技术，来推动微创技术的发展。微创技术的主要目标是最大限度地减小手术的侵袭性，但不能不加选择地盲目使用，若在并发症和术中改行开放手术比率均较高的情况下应用，则无疑会增加患者的痛苦，而且丧失了微创手术的优越性。因此严格掌握微创手术的适应证，在具备相应技术和经验的前提下进行各种微创手术，是保证和提高微创手术疗效的关键。

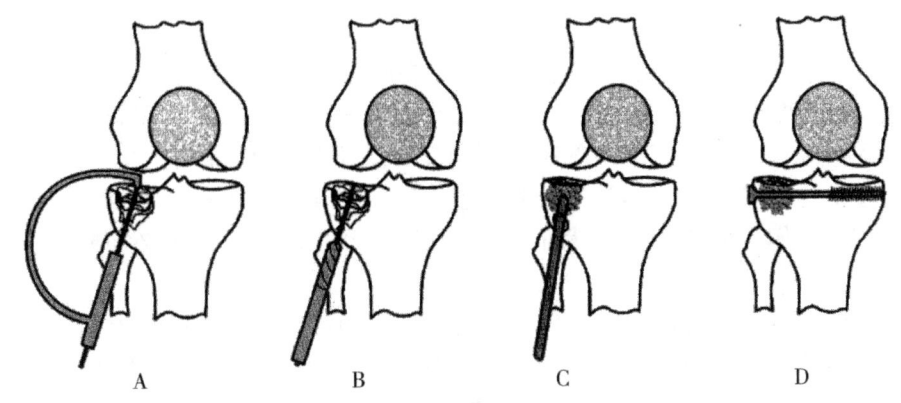

图3-40　关节镜下胫骨平台骨折的复位、内固定
A. 放置定位器，打入导针；B. 经导针放置钻孔；C. 置入套管撬拨并植骨；D. 拧入拉力螺钉

第四章　手部损伤

第一节　掌骨骨折

掌骨骨折占手部骨折的 1/3。这些骨折可以分为两类：第一掌骨和第二至第五掌骨。二者之间的区别在于第一掌骨的功能有别于其他掌骨。

解剖要点：第二至第五掌骨可以分成四个部分——头部（最远端的部分）、颈部、干部和基底部。

掌骨间韧带紧密连接掌骨的头部，而在基底部则有很大的活动性。第四和五指的掌骨在前后位上有 15°～20° 的前后活动度。第二和三掌骨的基底部则没有活动性，是手部的"固定中心"，其余的手指可以悬吊在上面。在复位掌骨骨折时，首先要考虑正常的活动度。第四和五掌骨的骨折成角移位，不需要很精确的复位，因为它们正常的活动度就可以代偿。第二和三掌骨的骨折必须要准确的复位，因为成角会影响正常的功能。

除此之外，骨折越靠近远端可接受的成角范围越大。换句话说，骨折越靠近近端，造成的掌骨远端的畸形越大。比如，第五掌骨颈部的骨折可以接受的掌侧畸形为 30°。但是在骨干水平的 30° 掌侧畸形就是不能接受的，因为它会导致掌指关节异常过伸。

一、掌骨头骨折

即使是最适宜的治疗，这些骨折仍有可能会出现致残性的并发症。这些骨折位于侧副韧带附着点以远（图 4-1）。

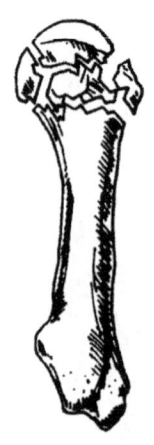

图 4-1　掌骨骨折——头部（第二至五指）

（一）损伤机制

最常见的机制是直接的暴力打击或者是碾压伤导致的粉碎性骨折。

（二）查体

受伤的掌指关节出现肿胀和压痛。沿手指轴向施压可使疼痛加重且疼痛局限在掌指关节。

（三）影像学检查

在前后位、侧位片上即可以发现骨折。有些时候需要斜位片明确骨折情况。旋前10°的斜位片有助于诊断第二和第三掌骨的骨折。旋后10°的斜位片有助于诊断第四和第五掌骨的骨折。侧副韧带的撕脱骨折可以通过Brewerton位观察，即掌指关节屈曲65°，掌侧面靠近感光板，以15°投照。

（四）合并损伤

掌骨骨折的合并损伤包括：①伸肌腱损伤；②因骨间肌的挤压伤而形成的纤维化；③侧副韧带撕脱伤。

（五）治疗

急诊处理包括抬高、冷敷、镇痛药，以及用大量的软敷料包扎手部。

所有的掌骨头的骨折需要会诊。掌骨头的骨折伴有关节内缺损的多数要术中固定并恢复接近正常的关节位置。小的关节内骨折，多数专家建议将手部固定很短的一段时间后就开始功能锻炼。这些骨折大多需要后续的关节成形术。

骨折伴有邻近的撕裂伤应归为开放性的，需要请矫形外科急诊会诊，进行手术探查，冲洗，并进行修复。

（六）并发症

（1）旋转移位产生的力线不良，必须早期诊断和纠正。

（2）因挤压伤产生的骨间肌的纤维化是一种延迟的并发症。

（3）这种骨折可能伴有伸肌腱的损伤和纤维化。其症状和体征可能早期就出现，也可能晚期出现。

（4）掌关节僵硬。

二、掌骨颈骨折

掌骨颈骨折也被称为"拳击手骨折"，常累及第五掌骨。颈部的骨折多数是不稳定的，并有不同程度的掌侧成角（图4-2）。即使在复位后，通常在掌侧方的排列也与正常不同。掌骨成功复位是指解剖学活动性的恢复。在第五掌骨，允许有15°~25°，最高可以到30°的成角而没有正常功能的受限。在第四掌骨接近20°的成角都是可以接受的。这就是与第二和第三掌骨骨折的不同之处，它们需要解剖复位，以恢复正常的功能。

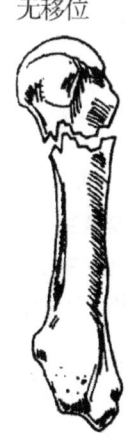

图4-2 掌骨骨折——颈部（第二至五掌骨）

（一）损伤机制

直接的挤压力，如握紧拳头击拳时常导致颈部的骨折。

（二）查体

受损的掌指关节出现压痛及肿胀。这些骨折常伴有旋转畸形，必须早期诊断和纠正。

（三）影像学检查

前后位、侧位和斜位片常用于诊断骨折和确定成角的度数和移位程度。旋前10°的斜位片有助于第二和第三掌骨骨折的诊断。旋后10°的斜位片有助于第四和第五掌骨骨折的诊断。

（四）合并损伤

这些骨折很少合并有其他的损伤，偶尔会伴随有指神经的损伤。

（五）治疗

掌骨颈骨折的治疗可以分为两组：第四、五指一组，另一组是第二和第三掌骨。

在治疗所有的掌骨颈骨折时，有三点必须要注意：①旋转畸形必须早期诊断和治疗；②掌侧成角可以接受程度取决于受损的掌骨的正常活动度，不良的骨折复位可能导致掌指关节过伸和指间关节屈曲；③骨折伴有邻近的撕裂伤应归为开放性损伤，需要请矫形外科急诊会诊，进行手术探查，冲洗，并进行修复。

1. 掌骨颈骨折——第四、五指的治疗

（1）无移位、无成角骨折：第四或第五掌骨颈无移位、无成角的骨折治疗方法包括冷敷、抬高，以及覆盖至掌横纹的掌侧夹板和背侧不包括指间关节的夹板固定。要将腕背伸15°~30°，掌指关节屈曲90°。通常建议早期开始近端指间关节和远端指间运动。保护性的掌指关节运动开始于第3~4周。

有证据支持第2~5指单个掌骨颈骨折时在带有功能性石膏（允许腕和手指的活动）后立即开始运动。这种方法可在矫形外科会诊后实施。

（2）成角骨折：第五掌骨颈骨折成角>30°，第四掌骨颈骨折成角>20°需要复位。这些骨折在复位时应遵循以下步骤。

①腕部阻滞麻醉即可达到满意效果。

②牵引受伤的手指10~15 min，纠正嵌塞。

③纠正嵌塞后，掌指关节和指间关节屈曲90°（图4-3）。

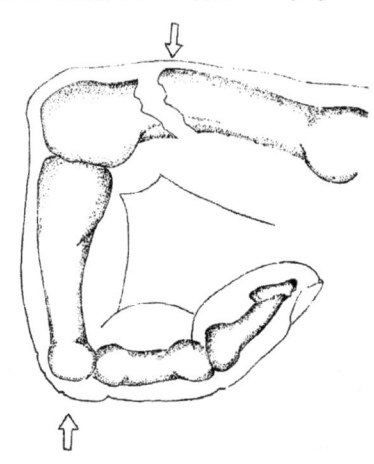

图4-3 掌骨骨折90-90复位法

用近节指骨推挤掌骨骨折维持良好复位

④在掌骨干的掌侧施加直接的压力，同时在屈曲的近端指间关节直接施加背侧的压力。使用这种方法可以完全的复位。

⑤覆盖至掌横纹的掌侧和背侧夹板不包括近端指间关节的夹板固定。要将腕背伸30°，掌指关节屈曲90°。也可以用尺侧的沟形夹板替代。

⑥复位后一定要拍X线片，以确保位置良好。1周后要重拍X线片，以确保复位后的稳定性。

这些骨折需要密切的随访，因为尽管有固定，但是仍有向掌侧成角的趋势。如果复位后不稳定，就需要用钢针固定，并且早期的转科治疗。

2. 掌骨颈骨折——第二和第三指的治疗

（1）无移位和成角：第二或第三掌骨颈无移位和成角的骨折，推荐的治疗方法为冷敷、抬高，桡侧的从肘关节到近端指间关节的沟形夹板固定。腕关节背伸20°，掌指关节屈曲50°～60°。必须密切随访，确定有无成角和旋转移位。注意：超过1周后才发现的移位会很难纠正。这些骨折在损伤后4～5 d要随访X线片，以排除延迟的移位。

（2）移位的或者成角＞10°的骨折：第二或第三掌骨颈有移位和成角＞10°的骨折，推荐的治疗方法为冷敷、抬高，掌侧或者桡侧沟形夹板固定。这些骨折必须精确的复位，并且都需要用钢针固定。

（六）并发症

掌骨颈骨折伴有几种致残性的并发症：

（1）侧副韧带损伤和偏移常常继发于骨折块的移位。

（2）伸肌腱损伤。

（3）旋转移位必须早期诊断和治疗。

（4）背侧骨突常损伤伸肌结构。正确的固定可以避免这种并发症，复位后密切随访确保正确的位置，抬高手部减轻水肿。

（5）如果复位不完全或不稳定，会产生手指的移位或爪形手。

（6）握拳时疼痛。

三、掌骨干骨折

掌骨干骨折可分为四形：简单的横形骨折（无移位）、移位或成角的横形骨折、斜形或螺旋形骨折、粉碎性骨折（图4-4）。临床医生应该意识到和颈部相比，干部的骨折有小范围的成角是可以接受的。每一种骨折在治疗方法上将单独论述。

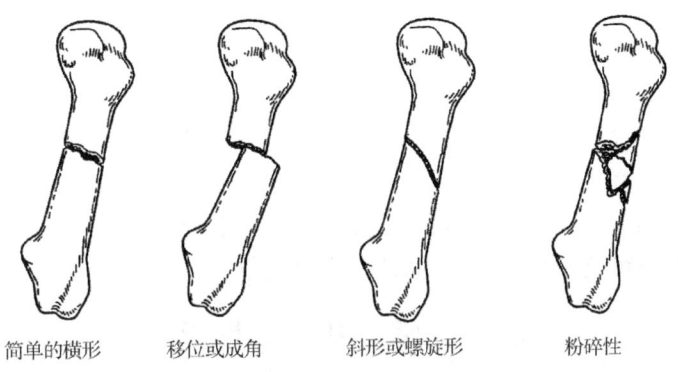

简单的横形　　移位或成角　　斜形或螺旋形　　粉碎性

图4-4　掌骨干骨折（第2～5指）

（一）损伤机制

掌骨干部的骨折有两种受伤机制。手部遭到直接的暴力打击能产生粉碎性、横形骨折，或者由于骨间肌的牵拉形成的向背侧成角的短斜形骨折。

间接暴力下产生的旋转分力常引起掌骨干部的螺旋形骨折。螺旋形骨折很少有成角，因为掌骨间的深横韧带有使骨折短缩和旋转的趋势。

（二）查体

手背出现压痛和肿胀。活动时疼痛加重，多数情况下患者不能握拳。在处理这些骨折时，必须早期排除旋转畸形。例如，掌骨干仅仅5°的旋转就会使手指产生1.5 cm交叠。

（三）影像学检查

前后位，侧位和斜位片就可以准确地显示骨折情况。10°的旋前侧位有助于显示第二和第三掌骨的骨折。10°的旋后侧位有助于显示第四和第五掌骨的骨折。越靠近骨干近端的骨折，越容易产生向背侧的成角。当骨干部的直径有差异或者掌骨短缩时要考虑是否有旋转移位。

（四）合并损伤

这些骨折偶尔会有神经的损伤。

（五）治疗

掌骨干骨折常伴有旋转移位。旋转畸形在临床可以通过以下试验中的一个或多个检测出：①辐辏试验；②甲板平行试验；③X线片上骨折片的直径。

第二和第三掌骨干的成角畸形是不可接受的，但是第四掌骨超过10°的成角、第五掌骨20°的成角都是可以接受的。

1. 无移位的横形骨折的治疗

无移位的横形骨折可以用从前臂到手指末端的沟形夹板固定。腕关节背伸30°，掌指关节屈曲90°，近端指间关节和远端指间关节伸直。建议早期转科和重复X线检查。

2. 移位的或者成角的横形骨折

移位的或者成角的横形骨折需要抬高、冷敷、固定、切开复位以及随访。如果无法转诊，可以按照以下的方法行急诊闭合复位。

（1）腕部的阻滞麻醉就可以达到满意的麻醉效果。

（2）持续牵引的同时在掌侧向远端成角的骨折片施力。这时也要把旋转畸形矫正。

（3）塑形良好的掌侧和背侧夹板覆盖整个掌骨干，但是不包括掌指关节。腕关节背伸30°。

（4）患者需要密切的随访，复位后拍摄X线片，以后经常复查以保证正确的位置。

3. 斜形或螺旋形骨折

斜形或螺旋形的骨折需要冷敷、抬高、大块加压敷料包扎固定，转科行切开复位或者用针固定。

4. 粉碎性骨折

掌骨干的粉碎性骨折处理方法有冷敷、抬高、大块加压敷料包扎固定和早期的转科治疗。在处理这些骨折时矫形外科医生更喜欢掌侧夹板固定。

（六）并发症

这些骨折的并发症常常是致残性的。

（1）旋转不良必须早期诊断和矫正。

（2）背侧的骨性突起常损伤伸肌结构。

（3）损伤后继发骨间肌纤维化。

（4）复位不良、不当的固定或者骨折处的骨髓炎常会产生骨不连。

（5）握拳时的慢性疼痛可能是由于骨折远端的掌侧成角。

四、掌骨基底部骨折

掌骨基底部骨折通常是稳定的骨折（图4-5）。旋转性力线不良在手指末端会表现得更明显。

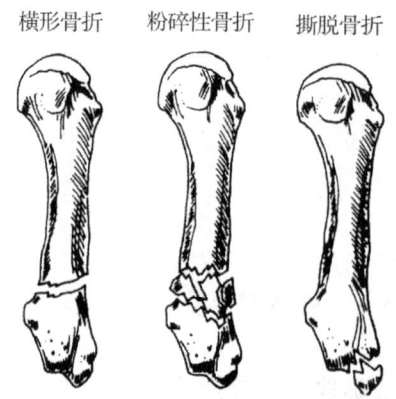

图4-5　掌骨骨折——基底部（第二至五指）

（一）损伤机制

两种机制可以产生掌骨基底部的骨折：一种是基底部遭受直接暴力打击；一种是手指扭伤间接造成的骨折，不很常见。

（二）查体

掌骨基底部有肿胀和压痛。腕关节屈伸活动或纵向受压时会使疼痛加重。

（三）影像学检查

前后位和侧位 X 线片可以确诊这些骨折。为了准确地评价腕掌骨的关系，关节内基底部骨折通常要进行 CT 检查。CT 同样也可以鉴别掌骨基底部的骨折和腕骨骨折。

（四）合并损伤

第四和第五掌骨基底部的骨折常会引起尺神经运动支的损伤，导致除小鱼际肌以外的手部内在肌的麻痹。这种神经损伤多是由于挤压伤造成的，早期可能没有表现，常继发于肿胀和疼痛。

这些骨折的急诊处理包括冷敷、抬高、大块敷料包扎固定然后转科。在处理这些骨折时矫形外科医生更喜欢掌侧夹板固定。如果关节内骨折移位明显时常需要关节成形术。

（五）并发症

掌骨基底部骨折常伴有几种严重的并发症：

（1）伸肌腱或屈肌腱损伤。

（2）旋转不良必须早期诊断和矫正。

（3）慢性腕掌关节僵硬。

第二节　中节和近节指骨骨折

一、概述

中节和近节指骨的骨折在解剖、损伤机制以及治疗上有很多相似性，因此把它们放在一起讨论。

近节和中节指骨骨折可以分为两类：关节外的骨干骨折和关节内骨折。关节外的骨干骨折可以分为三个亚型：①无移位的；②移位的（成角的）；③螺旋形的。无移位的，稳定的骨折急诊科医生可以处理。有移位的骨折在复位后可能稳定也可能不稳定，需要矫形外科医生的进一步处理。螺旋形骨折属于不稳定骨折，常并发有旋转畸形，需要复位和固定。

（一）解剖要点

近节指骨没有肌腱的附着，但是肌腱紧贴于近节指骨，使骨折的处理变得复杂化。近节指骨的骨折常会因骨间肌和伸肌腱的牵拉而出现掌侧的成角。

中节指骨的骨折比近节要少见。因为绝大部分的轴向应力被近节指骨吸收，因而近节指骨的骨折和近端指间关节的脱位的发病率要高于中节指骨骨折。中节指骨的骨折多发生于狭窄的骨干处。

指伸肌腱在近节指骨的附着仅仅局限在背侧面的近端。指浅屈肌肌腱分裂成两部分，分别附着于几乎整个中节指骨掌侧面的两侧缘，是中节指骨的骨折发生形变的主要力学因素。因此，中节指骨基底部的骨折会出现典型的骨折远端部分向掌侧移位，而远端骨干的骨折会出现骨折近端向掌侧移位。

还有一个要注意的解剖结构是中节指骨基底部的软骨样掌板。掌板的损伤可能并发有关节内的骨折。

（二）查体

每一位患者都要彻底地检查，并且要记录骨折点远侧的神经功能。必须及早发现和纠正旋转移位造成的力线不良。如前所述，当握拳后所有的手指不是指向近端的舟骨，或者甲板平面不同时就要考虑是否有指骨的旋转畸形。

（三）影像学检查

旋转畸形可以通过比较 X 线片上指骨骨折段的直径来判断。若不对称则说明有旋转畸形（图 4-6）。

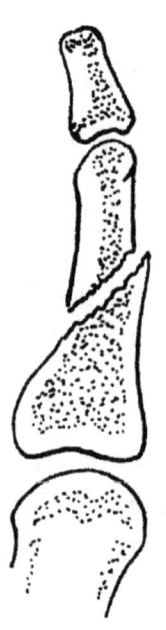

图 4-6　骨折旋转移位，骨折断端两侧骨干直径不对称

（四）治疗

在治疗中节和近节的指骨骨折时有两条原则要注意。

1. 绝对不要把手指固定在完全伸直位

手指要固定在功能位，即掌指关节屈曲 50°～90°，指间关节屈曲 15°～20°，这样能够防止手指的僵硬和挛缩。如果只有在完全伸直时才能维持复位，那么在固定于屈曲位之前就要做好内固定。在屈曲位时，侧副韧带是拉紧的有利于维持骨折的复位。

2. 石膏或者夹板固定不要超过远侧的掌横纹

如果需要远端的石膏固定，如近节和中节指骨的骨折，可以使用沟形夹（在桡侧或者尺侧）把骨折的手指和邻近的正常手指固定在一起。

对于中节和近节指骨骨折的治疗有三种方法：动力性夹板、沟形夹和内固定。各种方案的选择取决于骨折的类型、稳定性以及医生的经验。

（1）动力性夹板：这种方法是把受伤的手指和邻近未受伤的手指固定在一起，最大限度地利用手的功能，早期的运动，防止出现手指的僵硬。这种方法仅适用于无移位的、稳定的骨折，如压缩骨折和横形骨折，累及关节的斜形、旋转和不稳定的骨折不适用动力夹板固定。

（2）沟形夹：桡侧和尺侧的沟形夹板适用于无旋转和成角的稳定骨折。沟形夹板比动力性夹板更加牢固。桡侧沟形夹板适用于第二和第三指骨折，而尺侧沟形夹板适用于第四和第五指骨折。

（3）内固定：内固定多采用克氏针固定，主要适用于不稳定骨折或者需要精确复位的关节内骨折。

有开放性骨折的患者术前要应用抗生素。虽然有污染伤口的患者应使用广谱抗生素，但是我们推荐预防性应用头孢类抗生素。清创术前常规棉拭子培养的价值仍值得商榷，并没有被广泛地采纳。推荐在手术室里探查、冲洗和固定。

二、近节指骨骨折：关节外骨折

（一）损伤机制

近节指骨关节外骨折常见的损伤机制有两种（图 4-7）：直接的暴力打击可以造成近节指骨的横形或粉碎性骨折；间接暴力的力矩沿手指的纵轴作用，常引起螺旋形骨折。

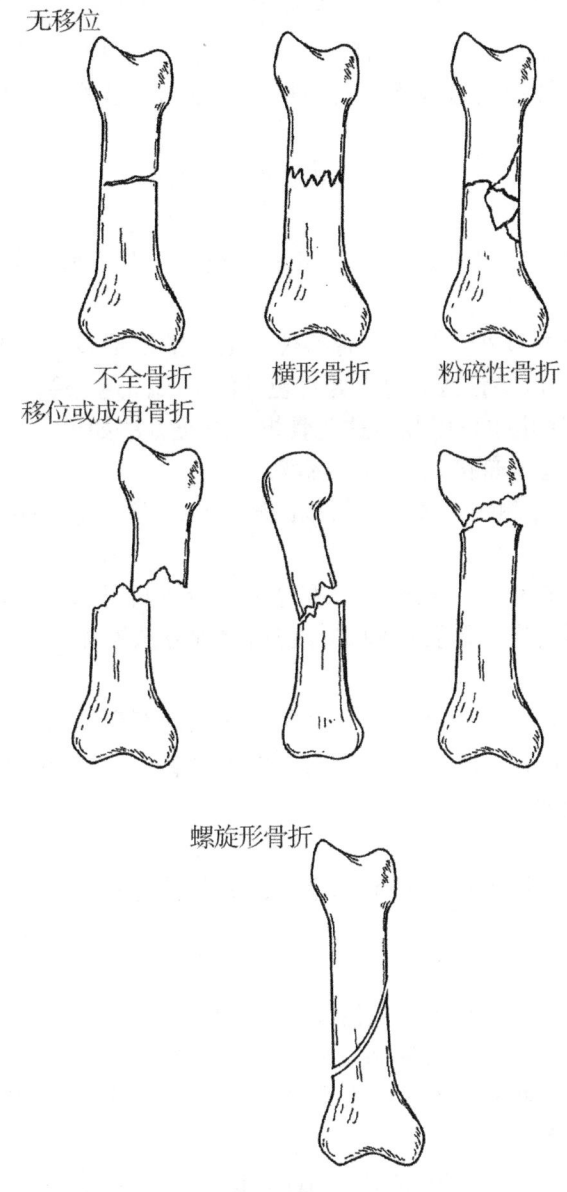

图 4-7 近节指骨骨折——关节外骨折

（二）查体

骨折处疼痛和肿胀。纵向压缩手指引起骨折处的疼痛。近节指骨常常伴有旋转畸形。临床上一定要识别手指的旋转骨折，因为任何程度的旋转畸形都是不能接受的。

（三）影像学检查

需要有正位、斜位和侧位片。如前所述，若手指骨折部位的直径不一致，要考虑是否有旋转畸形。

（四）合并损伤

近节指骨骨折常合并有指神经损伤，包括挫伤和横断伤。罕见的有肌腱的损伤，包括肌腱的断裂和部分肌腱断裂后粘连引起的延迟活动受限。

（五）治疗

近节指骨骨折可能出现的功能障碍常被低估。彻底体检，纠正成角和旋转并固定后，大多数情况下能够完全恢复手指的功能。临床上表现不明显的旋转畸形，通过以下三个试验可以检查出来：①朝向手舟骨的辐辏试验；②对比手指和甲板；③测量 X 线上骨折处的直径。

1. 无移位

无移位的近节指骨干骨折包括青枝骨折、横形骨折和粉碎性骨折。

青枝骨折属于稳定的骨折，因为它的骨膜是完整的，不会有移位和成角的趋势。这种骨折应该选用动力性夹板，早期开始运动锻炼，7～10 d 后要复查 X 线片，排除延迟出现的移位和旋转。

无移位的粉碎性或者横形骨折因为骨膜不完整是不稳定的。这些骨折根据其稳定性的不同，可以选择以下两种方案中的一种。

（1）我们推荐使用沟形夹板，如果 10～14 d 后复查 X 线片，骨折断端位置良好，就可以使用动力性夹板。

（2）应用动力性夹板，早期功能锻炼，5～7 d 后复查 X 线片，确定骨折位置良好。

2. 移位或成角的骨折

常见的近节指骨有移位的关节外骨折包括有移位和成角的横形骨干部或者颈部的骨折。这些骨折是不稳定的，需要进一步的复位。这些骨折的急诊处理包括沟形夹固定、冷敷、抬高手指和转诊到矫形外科。如果没有矫形外科，那么急诊医生也可以复位这些骨折。复位方法如下。

（1）麻醉可以选用腕部或者掌部的局部阻滞麻醉。

（2）掌指关节屈曲 90°使外侧韧带紧张，可以减轻手内在肌产生的使骨折移位的力。当掌指关节屈曲时，纵向牵引可以增加长度。

（3）保持近端指间关节屈曲 90°持续牵引：在这个位置骨折可以复位。如果近节指间关节没有复位并有轻度的过伸，说明骨折不稳定，需要内固定。若用这种方法不能复位，就要考虑是否骨折断端间有软组织的嵌入。

（4）如果复位后能保持稳定，可以使用长度至掌纹的短臂石膏（指间关节背伸）或者掌指关节屈曲位的沟形夹板固定。屈曲掌指关节的目的是最终达到解剖学的复位。复位术后需要拍摄 X 线片记录位置。

（5）请矫形外科进一步处理。

3. 螺旋形骨折

螺旋形骨折的急诊处理包括沟形夹板固定、冷敷、抬高手指和矫形外科治疗。多数情况下需要进行内固定。

（六）并发症

近节指骨骨折可能产生永久性的残疾，包括以下并发症：

（1）旋转造成的力线不良是一种致残的并发症，在后续的检查时必须排除。

（2）伸肌结构靠近骨膜，在损伤后容易发生粘连，常见于有移位的和螺旋形骨折，结果会导致部分运动功能丧失，可能需要外科手术治疗。

（3）固定后深屈肌腱和浅屈肌腱之间常发生粘连。这些损伤需要手术治疗来恢复肌腱的功能。

（4）除非是开放性骨折或固定不当，骨不连很少见。

三、中节指骨骨折：关节外骨折

（一）损伤机制

直接的暴力打击是中节指骨骨折最常见的原因（图 4-8）。间接创伤，如沿纵轴的扭转力常造成近节指间关节的脱位而不是中节指骨的螺旋形骨折。

这些骨折常伴有因屈指肌腱和伸肌腱的牵拉而导致的成角畸形。屈肌结构施加主要的力，能把较大的骨折片向掌侧牵拉。

（二）查体

骨折处出现疼痛和肿胀。在临床和影像学检查中应注意旋转畸形。

（三）影像学检查

前后位、侧位以及斜位 X 线片能够辨认骨折线、成角和旋转畸形。

（四）合并损伤

在中节指骨骨折时，手指的神经血管组织可能受损伤。此外，在这些骨折中可能会有肌腱（急性或延迟）断裂以及肌腱粘连形成。

（五）治疗

中节指骨骨折的治疗方法取决于骨折是无移位的、有移位的（成角）或者是螺旋形的。

1. 无移位骨折

这种骨折可以用动力性固定或者沟形夹板固定 10～14 d 后，复查 X 线片，确定骨折是否愈合。

无移位横形骨折

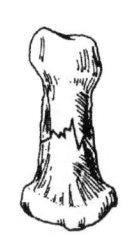 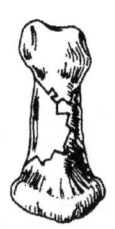

移位或成角骨折

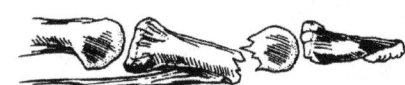 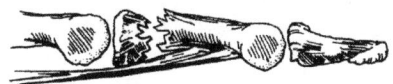

螺旋形骨折

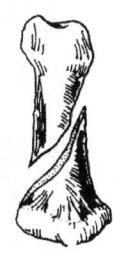

图 4-8 中节指骨骨折——关节外骨折

2. 有移位的或成角骨折

这些骨折是不稳定骨折，即使是在复位后仍可能不稳。这些骨折的急诊处理方法包括沟形夹板固定、冷敷、抬高患肢以及矫形外科手术。如果无法急诊会诊，那么急诊医生可以尝试复位。有移位的、成角的骨折复位方法如下。

（1）采用腕部或者掌部局部阻滞麻醉。

（2）轻柔地纵向牵引，并屈曲和推拿远端的骨折块使其复位。

（3）若骨折不稳定并有轻度的过伸，则需要内固定。

（4）如果复位后骨折稳定，使用沟形夹板固定 4～6 周。复位后要拍摄 X 线片记录复位后的位置。

（5）请矫形外科进一步处理。

3. 螺旋形骨折

螺旋形骨折的急诊处理包括沟形夹的固定、冷敷、抬高手指和矫形外科的治疗。

（六）并发症

和近节指骨外伤的并发症相似。

（1）旋转造成的力线不良必须早发现、早纠正。

（2）复位后并发伸肌结构的瘢痕形成。

（3）屈肌腱粘连的发生是一种致残的并发症。

（4）骨不连继发于固定不当和复位不良。

四、近节指骨骨折——关节内骨折

这些关节内骨折可以分为两类：①无移位的；②移位的、粉碎的或者是累及 > 20% 的关节面（图 4-9）。无移位的骨折不常见，需要闭合复位。而有移位的和粉碎性的骨折较为常见，需要手术切开复位。

无移位骨折

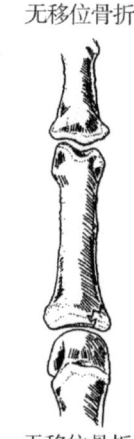

无移位骨折

移位或粉碎性骨折

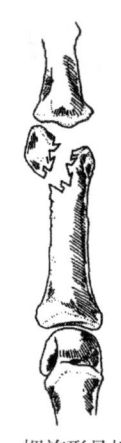 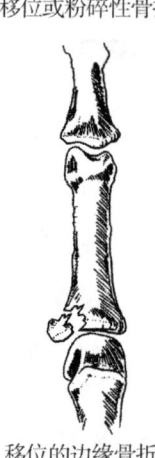 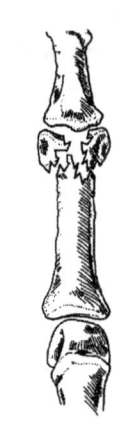

螺旋形骨折　　移位的边缘骨折　　粉碎性骨折

图 4-9　近节指骨骨折——关节内

（一）损伤机制
最常见的机制是继发于侧副韧带的牵拉引起的撕脱骨折。沿纵轴间接传导的力可能会产生髁的骨折。

（二）查体
受损伤关节会出现梭形肿胀和压痛。关节不稳表示有侧副韧带撕脱。

（三）影像学检查
前后位、侧位和斜位片常用来诊断这些骨折。

（四）合并损伤
撕脱骨折可能会产生侧副韧带的脱离及继发的关节不稳。

（五）治疗
1. 无移位骨折

第二至第五指的近节指骨基底部的关节内撕脱骨折，如果骨折稳定并且累及 < 20% 的关节面时，可以保守治疗。在密切监护的条件下可以采用动力性夹板，早期开始主动功能锻炼。

2. 移位的粉碎骨折，累及 > 20% 关节面

急诊处理包括沟形夹板固定、冷敷、抬高患肢，采用切开复位内固定。

（六）并发症
最常见的并发症是慢性关节僵硬或关节炎。

五、中节指骨骨折——关节内骨折

这些骨折可分为三类：①无移位的髁骨折；②移位的髁骨折；③粉碎的底部骨折（图 4-10）。撕脱骨折单独讨论，因为它和前述的三种骨折在治疗原则上不同。

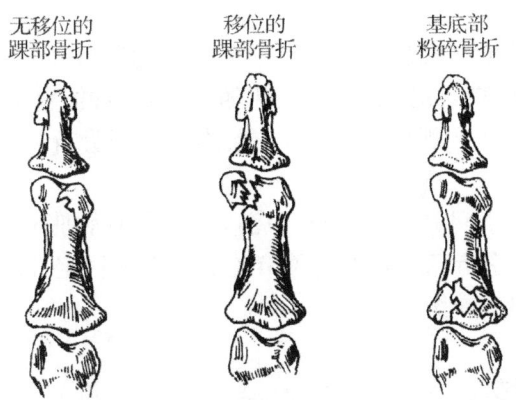

图 4-10　中节指骨骨折——关节内

（一）损伤机制

在中节指骨的关节内骨折中有两种常见的机制。但是，很少有直接的创伤导致这些骨折。最常见的机制是从远节指骨传来的纵向力。

（二）查体

受损伤的关节出现梭形肿胀和压痛。

（三）影像学检查

前后位、侧位和斜位 X 线片即可发现这些骨折。

（四）合并损伤

很少会有合并伤出现。

（五）治疗

1. 无移位的髁部

推荐用动力性夹板，并且早期开始功能锻炼。

2. 移位的髁部急诊处理

急诊处理包括沟形夹板固定、冷敷、抬高和手术用钢针固定。

3. 基底部粉碎性

急诊处理包括沟形夹板固定、冷敷、抬高和手术用钢针固定。

（六）并发症

最常见的并发症包括关节僵硬或者关节退变，尽管采用最适合的治疗方法，仍有可能出现。

六、中节指骨骨折：关节内撕脱骨折

这些骨折分为三组：①伸肌腱中央腱束的撕脱骨折，如果不治疗，就会产生纽状指畸形；②掌板的撕脱伤（Wilson 骨折）；③侧副韧带的撕脱伤（图 4-11）。

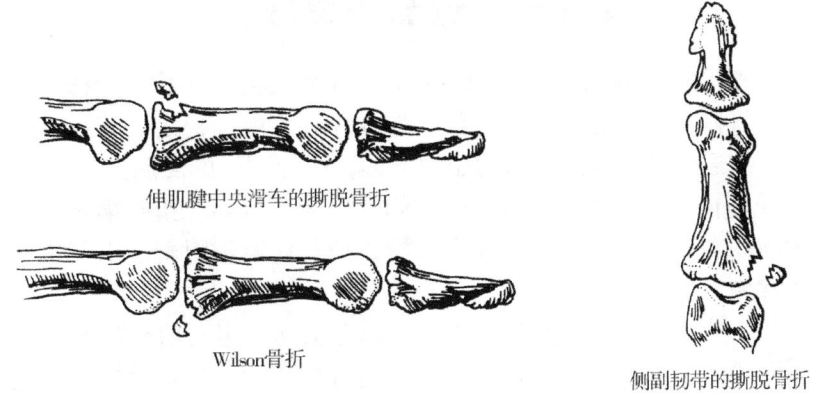

图 4-11　中节指骨骨折——撕脱伤

（一）损伤机制

每一种撕脱骨折都有不同的损伤机制。伸肌腱中央腱束的撕脱伤是由于伸直位时强烈屈曲引起的。近节指间关节的极度过伸会导致掌板的撕脱伤，常伴随中节指骨的背侧半脱位或脱位。近端指间关节在受到内侧或外侧的极度外力时，由于侧副韧带的牵拉会出现撕脱骨折。

（二）查体

该类骨早期诊断困难。早期指间关节处可有压痛点，不伴有肿胀和畸形。随后，指间关节处出现弥漫性肿胀和压痛。早期诊断可在手指麻醉后检查关节的活动度和稳定性。掌侧撕脱骨折使安全伸直受限，如指间关节松弛则可能有侧副韧带损伤。

（三）影像学检查

前后位和侧位就可以发现骨折。

（四）合并损伤

在伸肌腱的中央束完全撕裂时可以没有骨的撕裂伤。近端指间关节的半脱位和脱位常伴有掌板的破裂。在临床上仅依靠疼痛和肿胀很难诊断。侧副韧带的撕脱伤常会出现关节的侧方不稳。

（五）治疗

撕脱骨折的固定时间应短，以减少关节僵硬的发生。在愈合过程中重复 X 线检查以确保位置良好，并需要早期转诊。

1. 伸肌腱撕脱骨折

背侧面撕脱骨折需要内固定，因而需要紧急手术。无骨折的肌腱撕脱伤可以用夹板固定近端指间关节 5~6 周。远端指间关节不用固定，在夹板固定期间进行主动和被动功能锻炼。

2. 掌板撕脱骨折（Wilson 骨折）

如果骨折片累及 < 30% 的关节面，可以采用保守治疗。在复位半脱位或移位后，可以用夹板把近端指间关节固定在 45°~50° 的屈曲位 4 周。这种方法是有争议的，因为对这些骨折手外科医生会选择内固定，以修复掌板。对于没有半脱位的关节处的骨折采用保守的治疗方法。因此，建议早期会诊，以选择一种恰当的治疗方案。

3. 侧副韧带撕脱骨折

大多数的外科医生建议手术固定。强烈地建议早期会诊，以选择一种最恰当的治疗方案。

（六）并发症

撕脱骨折常伴有几种致残性的并发症。

（1）继发于韧带损伤的关节不稳。

（2）慢性退行性关节炎。

（3）骨不连造成的伸肌腱功能的丧失。

（4）若背侧面的撕脱骨折漏诊或者不恰当的治疗会产生锤状指畸形。

第三节　远节指骨骨折

远节指骨骨折占手部骨折的 15%~30%。只有对远节指骨的解剖结构十分熟悉的情况下才能对这些骨折进行诊断和治疗。纤维隔连于骨膜和皮肤之间，形成间隔，能够稳定远节指骨的骨折。在这些间隔之间常形成创伤性血肿，使这些密闭性间隙内的压力增加，引起剧烈的疼痛。

指屈肌腱和伸肌腱分别止于每一个远节指骨的掌侧和背侧。从第二指到第五指，指深屈肌腱附于手指的掌侧，指伸肌腱末端附着于手指的背侧。在大拇指，拇长屈肌腱附着于末节指骨基底部的掌侧，拇长伸肌腱止于基底部的背侧。

当遭受过度的应力时，这些肌腱能够撕裂指骨，临床上引起一定的功能丧失，同时 X 线片经常能够看到沿指骨基底部的撕脱骨折。这些骨折被认为是关节内骨折。远节指骨骨折在分类时既有关节外骨折也有关节内骨折。

一、关节外骨折

远节指骨的关节外骨折可分为纵向的、横向的、粉碎的或者横向并伴有移位的（图4-12）。

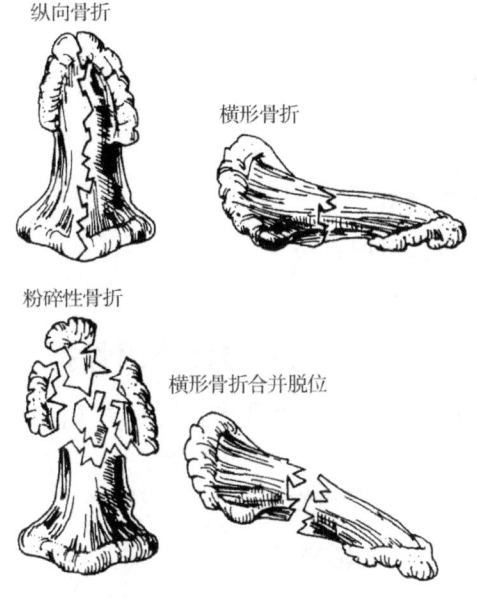

图4-12 关节外骨折

（一）损伤机制

损伤的机制为对远节指骨的直接打击。打击的力量决定了骨折的严重程度。最常见的骨折为粉碎性骨折。

（二）查体

典型的症状为末节手指肿胀和压痛，包括指腹。常能发现指甲下有血肿，提示有甲床的撕裂伤。

（三）影像学检查

为了明确是否有骨折和移位通常做前后位和侧位片检查。

（四）合并损伤

常见甲下血肿和甲床的撕裂伤。末节指骨的横行骨折常伴有指甲（甲板）的不完全撕脱伤。

（五）治疗

无移位的骨折治疗可以选用夹板固定，抬高患肢以及服用止痛药。简单的夹板或者是发夹样的夹板可以适应有不同程度的肿胀的骨折。这些骨折需要夹板固定3～4周。粉碎性骨折的疼痛可能要持续几个月。

有明显的成角或者移位的横形骨折要把远端的骨折片向背侧牵引复位，然后在掌侧用夹板固定，复查X线片记录位置。可能会因为有软组织嵌入骨折端之间而使复位比较困难。如果没有成功，就可能会产生骨不连，因此矫形外科会使用克氏针固定。

伴有甲下血肿时，不论血肿的大小，只要甲板保持完整，就不需要摘除指甲。利用电灼或者18号的注射针头钻透指甲，就可以缓解患者的痛苦。

伴有甲板破裂或者撕裂的远节指骨骨折被认为是开放性骨折，但是在急诊治疗时可以遵循以下的指导方针。

（1）手部消毒后，选用手掌部的区域阻滞麻醉。

（2）使用锋利的剪刀把甲板直接从甲床上剪下。

（3）当把指甲去掉后，就可以暴露出甲床的撕裂伤，用生理盐水彻底地冲洗。骨折复位后用5-0可吸收线间断缝合甲床。因为甲床连接着远节手指的背侧，缝合甲床后有利于保持骨折的复位。

（4）用合适的、干纺薄纱放在背侧基质和甲床之间隔离，或把患者刚摘除的指甲放回甲襞处，并在两侧各缝两针固定住,防止其移位。将甲床和顶部隔离开后,能够防止其粘连出现以及出现指甲的畸形再生。

(5)整个手指都用纱布包扎并用夹板固定。外面包扎的纱布可以根据需要更换,但是隔绝甲床与基质的材料应该保留10 d。

(6)抗生素要使用7～10 d。

(7)复查X线片记录复位的情况。如果骨折仍不稳定,骨科医生就需要使用钢针固定。

(六)并发症

远节骨折能产生严重的并发症。

(1)开放性骨折可能会出现骨髓炎。

(2)骨折断端间有甲床嵌入时会出现骨不连。

(3)粉碎性骨折常出现延迟愈合。

二、关节内背侧面骨折

这些骨折分类是根据骨折累及关节面的程度和是否有移位(图4-13)。

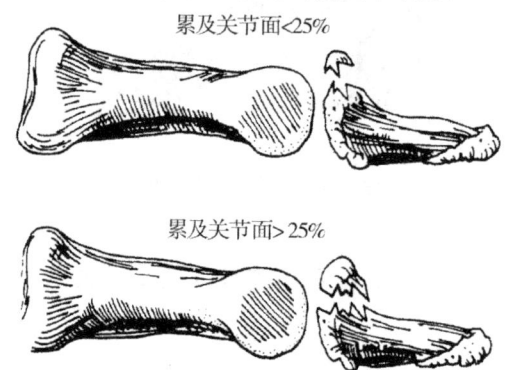

图4-13 远节指骨关节内撕脱骨折——背侧面

(一)损伤机制

这些外伤多是由于远节手指在绷紧伸直时受到暴力屈曲引起,受伤后多形成"锤状指"。这些骨折在篮球、棒球和垒球运动员中很常见,由于球突然撞击手指的末端引起过度屈曲所致。伸肌腱可能会遭受三种合并伤(图4-14)。

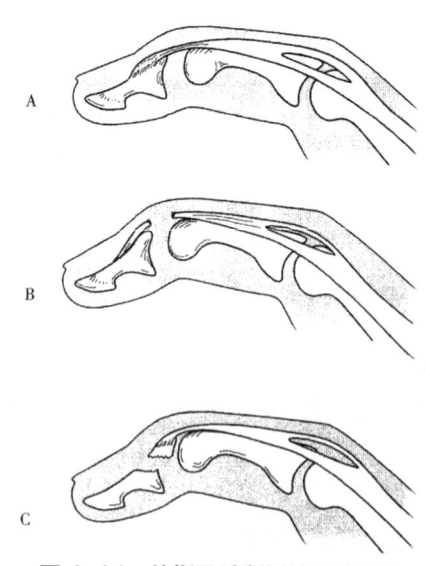

图4-14 伸指肌腱断裂的三种方式

A. 肌腱牵拉伤,断端未分离;B. 肌腱在远节指骨止点处断裂,远节手指屈曲40°畸形,患者不能主动伸直远侧指间关节;C. 随肌腱撕脱的远节指骨骨块

(1)肌腱被拉长，结果在伸直时会产生15°~20°的屈曲。
(2)肌腱可能断裂，在伸直时产生45°的屈曲畸形（软组织锤状指）。
(3)肌腱可能从远节指骨上撕脱一小块骨碎片，在伸直时产生45°的屈曲畸形（骨性锤状指）。

（二）查体

主要的表现是关节背侧面的肿胀和压痛。远端指间关节主动伸展功能的丧失。

（三）影像学检查

侧位X线片是必需的，要明确撕脱性骨折的骨折片是否大于关节面的25%和有无移位。

（四）合并损伤

这些骨折常伴有甲板的损伤。

（五）治疗

这些骨折的治疗主要由三个因素决定：患者的合作性、骨折块的大小及移位的程度。

1. 无移位骨折

在合作的患者中，采用保守治疗，在掌侧或者背侧用夹板固定。手指的背侧夹板固定较牢固，因为在夹板和骨折间的软组织较少。

远端指间关节保持伸展位，近端指间关节可以屈曲。手指必须保持这种位置6~8周。在这段时期内，远节指间关节任何程度的屈曲都会产生慢性的屈曲畸形。为了保持这种位置，在更换夹板时也要求患者把手指的末端压在桌子上保持伸直位。6~8周后，夹板可以在白天去掉，要求患者注意在剩余的4周不要屈曲手指。

如果患者不合作，就必须在手部和手指石膏固定，保持远节指间关节于伸直位。石膏必须固定6周，然后再用夹板把手指固定2~3周。

2. 移位并且超过25%关节面的骨折

这种骨折常伴有不同程度的远端指间关节的半脱位。处理方法包括按照矫形外科的要求给予背侧的夹板固定。对于持续的固定和手术治疗哪种方法更有益存在着争议，但是闭合复位和克氏针内固定通常是必需的。

如果骨折没有正确处理，那么由于破裂的伸肌腱和对应的末端屈肌腱的失衡可能产生近端指间关节的过度伸展畸形（鹅颈）。

三、关节内掌侧面骨折

指深屈肌腱附于远节指骨的基底，肌腱牵拉形成的撕脱伤被归入关节内骨折（图4-15）。

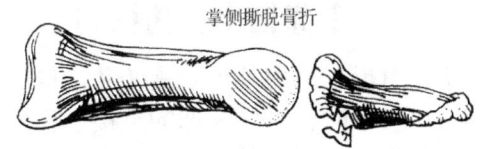

图4-15 远节指骨的关节内撕脱骨折——掌侧面

（一）损伤机制

这是一种很罕见的损伤，是由于指深屈肌腱强烈收缩时被动过度伸展造成的。

（二）查体

患者的远节指骨无法屈曲。远节指骨或手掌的掌侧有压痛，并且断裂后的肌腱可出现短缩。

规则：患者远节指骨的掌侧有外伤性的肿胀和压痛，并伴有手掌的疼痛，除非能通过别的方法证明没有损伤，那么一定是有指深屈肌腱的断裂。

（三）影像学检查

侧位X线检查是确认是否有骨折最好的方法。

（四）合并损伤

这种骨折很少有合并伤，

（五）治疗

急诊处理包括指骨掌侧的夹板固定和矫形外科早期的手术固定。

（六）并发症

远端指骨掌侧关节内的撕脱骨折常会出现畸形愈合。

第四节 手部韧带损伤

手部最常见的韧带损伤是拇指掌指关节尺侧侧副韧带损伤，常造成拇指对指力和精细指捏能力丧失。1961 年，Weller 就确认这是滑雪运动中特别常见的一种损伤，Cantero、Reill 和 Karutz 报道的资料分别有 53% 和 57% 是由滑雪所致。因此，该损伤又称为滑雪拇指。

一、手部韧带损伤的功能解剖

拇指掌指关节是单一的铰链式关节，平均屈伸活动为 10°～60°。关节旋转轴为偏心性，关节囊两侧各有两个强有力的侧副韧带加强，即固有侧副韧带和副侧副韧带，维持关节的被动稳定性。

固有侧副韧带从第一掌骨小头的背外侧向远掌侧行走，止于近节指骨基部的外侧结节，宽 4～8 mm、长 12～14 mm，相当厚，能承受 30～40 kg 外力。副侧副韧带从第一掌骨髁上固有侧副韧带的掌侧起，部分越过掌侧籽骨，至掌侧纤维软骨，当关节伸直位时紧张（图 4-16）。

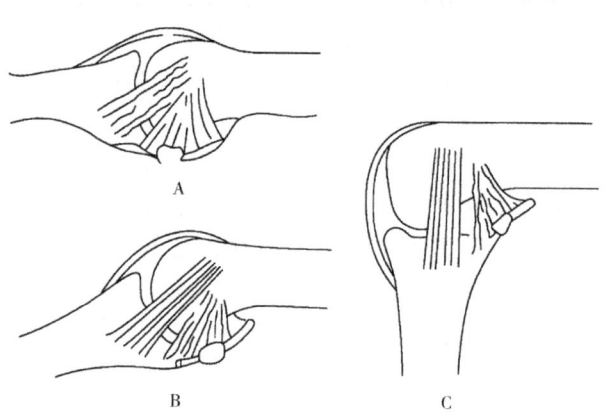

图 4-16 拇指掌指关节的功能解剖示意图
A. 伸直拉；B. 轻度屈曲位；C. 完全屈曲位

二、手部韧带损伤机制

拇指掌指关节尺侧侧副韧带损伤可由拇指用力外展、旋转和过伸所致。在滑雪损伤时，多由不正确的握雪杆滑行引起。打球时，尤其是在接球时，可能为球的直接创伤所致。使用手杖也可致慢性损伤。在手着地跌倒时，处于外展位的拇指使尺侧侧副韧带过度负重，而滑雪杆柄在拇指和示指之间更加重了这种负重（图 4-17）。韧带损伤的程度主要取决于作用力的方向、受力瞬间拇指所处的位置和关节所受的压力。

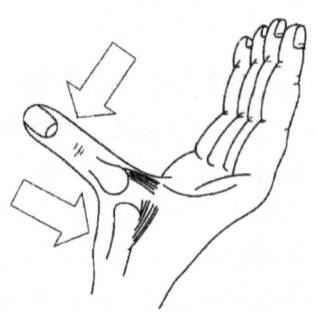

图 4-17 拇指掌指关节尺侧侧副韧带的损伤机制示意图

外力所致侧副韧带断裂一般有三种类型（图4-18）。
（1）远侧止点附近断裂。
（2）远侧小骨片撕脱。
（3）韧带中间断裂。

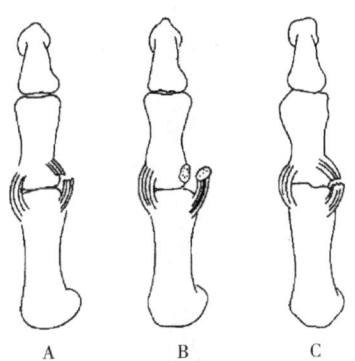

图4-18　拇指掌指关节侧副韧带损伤的类型示意图
A．远侧止点附近断裂；B．远侧小骨片撕脱；C．韧带中间断裂

三、手部韧带损伤的临床表现

患者有典型的外伤史，拇指掌指关节的损伤侧疼痛、肿胀、大多伴有局部皮下青紫、运动明显受限。局部明显压痛，特别是掌指关节侧方运动时可引起剧烈疼痛。通常情况下，拇指掌指关节向外翻约25°，即是侧副韧带断裂的可靠征象。如果关节能在伸直位侧翻，表明掌板和侧副韧带均已断裂；如轻度屈曲的关节外翻约20°，表明仅有侧副韧带损伤。陈旧性韧带损伤者，在瘢痕区行走的皮神经常引起放射性疼痛。

拍摄拇指掌指关节正侧位X线片，伴有骨性韧带撕脱时，可以确定骨片的大小和部位，为临床治疗方法的选择提供参考。

四、手部韧带损伤的治疗

（一）非手术治疗

单纯挫伤、扭伤、部分韧带断裂而无拇指掌指关节过度外翻和不稳定时，可用石膏托将整个拇指直至指间关节固定3周即可。

（二）手术治疗

新发侧副韧带损伤应在损伤后行一期修复，根据损伤的情况不同，采用不同的方法（图4-19）。

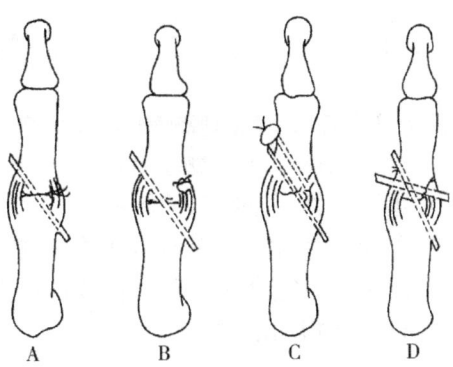

图4-19　拇指掌指关节侧副韧带损伤的治疗方法示意图
A．切开皮肤及皮下组织；B．切开拇收肌腱；C．固定；D．缝合

韧带断裂可在伤后立即或4～7d局部肿胀消退后，进行直接缝合。延迟的一期缝合，可在伤后2周内进行。手术在臂丛神经阻滞麻醉和止血带下进行，跨越拇指掌指关节的尺侧背部弧形切口，切开皮

肤及皮下组织，保护行走于切口内的桡神经分支。纵向切开拇收肌腱，在其深面显露断裂的侧副韧带，一般多见于韧带的中部和远端。将其直接缝合，也可钢丝抽出缝合法或者带线锚钉将撕脱的侧副韧带固定于近节指骨基部的骨粗糙面处（图4-20），缝合拇收肌腱和皮肤。

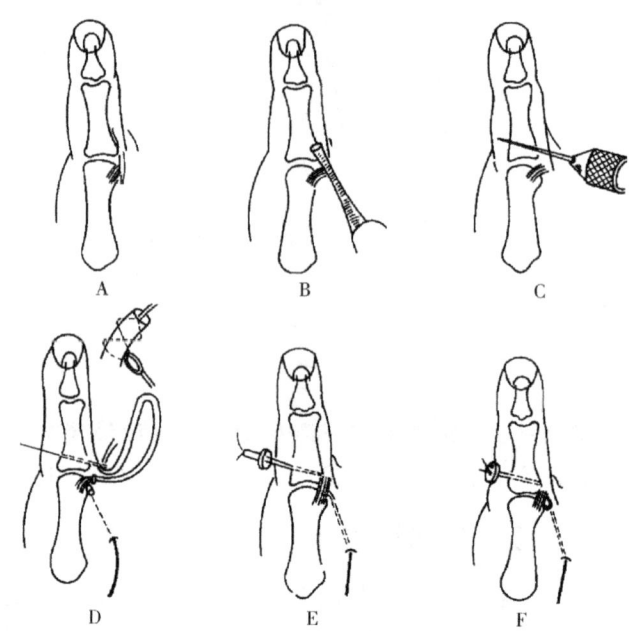

图4-20 拇指掌指关节侧副韧带损伤的手术修复示意图

A. 切口；B. 于近节指骨基底部尺侧形成一粗糙面；C. 用骨钻斜向对侧造一遂道；D. 钢丝抽出
缝合断裂的韧带；E. 钢丝穿过纽扣拉紧；F. 结扎钢丝

陈旧性侧副韧带损伤无法直接修复时，可行自体肌腱移植，于拇指掌指关节内侧行"8"字形韧带成形术或用筋膜片移植修复（图4-21）。

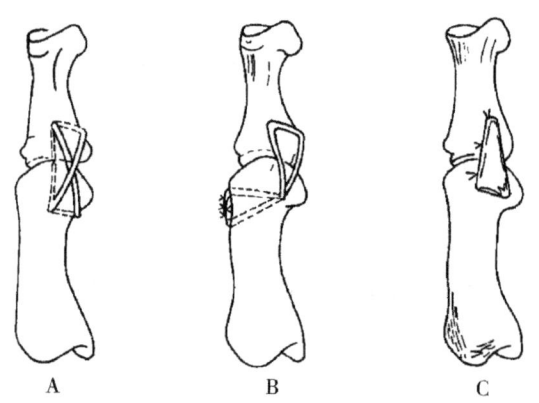

图4-21 陈旧性侧副韧带损伤修复术示意图

A. "8"字形韧带成形术；B. 筋膜片移植修复；C. 缝合固定

关节进行性疼痛性畸形关节炎伴不稳定性活动时，可行关节固定术，将掌指关节固定于屈曲20°位。术中可用一枚克氏针将掌指关节行临时固定，以利于修复的韧带愈合；或术后用前臂石膏托将拇指于内收位固定4~5周；小骨片撕脱而用抽出缝合法、克氏针或微型螺丝钉行骨固定者，术后固定6周。拆除石膏托时，拔除抽出钢丝，开始进行拇指功能锻炼。

第五节 手部肌腱损伤

手部外伤时，常伴有肌腱损伤，可与手部多种组织损伤同时存在。有时仅有很小的皮肤伤口，也有肌腱损伤的潜在可能性。肌腱是关节活动的传动装置，是手部功能正常发挥的重要环节。即使手部各关节的功能均正常，肌腱损伤后，手部功能也会完全丧失。因此，肌腱损伤的治疗十分重要。然而，手部肌腱的结构复杂，其修复方法多样，治疗效果有时也难以令人满意，必须予以高度重视。

一、肌腱修复的前提条件

（1）手部任何部位的肌腱损伤，只要局部条件良好，如切割伤或伤口清洁，清创后估计伤口不会发生感染，或肌腱损伤范围较小，肌腱残端容易寻找，或肌腱无缺损和张力，均应在清创后立即行肌腱一期修复。

（2）为保证肌腱愈合和防止术后粘连，肌腱修复对无创技术和显微外科技术要求很高。因此，肌腱修复手术最好由专职手外科医师进行，即使是兼职手外科医师，也应经过适当训练，熟练掌握肌腱外科的基本技术。

（3）肌腱正常功能的发挥特别需要良好的滑动功能。因此，肌腱修复处应有完整、柔软而健康的皮肤覆盖。

（4）肌腱修复的最终目的是恢复手部各个关节的正常功能，如有关节活动障碍，术前必须经过适当的功能锻炼，使关节的被动活动达到正常范围。

（5）肌腱修复时，近端的动力肌必须具有正常的神经支配，并且具有足够的肌力。

（6）要求患者具有功能锻炼的能力，并适当考虑年龄对功能锻炼的影响，以便术后能更好地恢复手的功能。

二、肌腱修复的方法及其选择的原则

肌腱损伤修复的方法有多种，应根据其损伤的情况和程度而适当加以选择。

（一）不予治疗

肌腱部分损伤，损伤范围小于肌腱的50%，修复后由于固定而可能发生的粘连影响功能者；损伤肌腱的功能可被其他肌腱所替代者，如单纯指浅屈肌腱损伤，其功能可被指深屈肌腱所替代，均可不予以修复。

（二）肌腱端端缝合

肌腱损伤时断端比较整齐，又无明显缺损，可行端端缝合。这是肌腱修复最常用的方法，也是用得最多的方法。

（三）肌腱前移

肌腱损伤的部位位于距止点1.0～1.5 cm处，可将近端的肌腱残端向远端牵拉，将其重新固定于肌腱止点，称为肌腱前移，主要用于近止点处的指深屈肌腱损伤。

（四）肌腱移植

肌腱损伤伴有一定的肌腱缺损，不能直接缝合者，以及陈旧性屈肌腱鞘内的指深、浅屈肌腱损伤者，常需行游离肌腱移植予修复。通常采用来源于掌长肌、跖肌和趾长伸肌的自体肌腱移植，也有应用异体肌腱移植或人工肌腱者。

（五）肌腱移位

肌腱损伤的范围较大，不宜进行肌腱移植者，以及肌腹完全破坏或麻痹而无法进行自身修复者，可将邻近功能正常的肌腱移位于损伤的肌腱，与损伤的肌腱远端缝接予以修复。此时，除了上述肌腱修复的前提条件外，还要求移位的肌腱是损伤肌腱的功能相同或功能协同肌，而且移位后该肌原有的功能能被其他肌肉所替代或对其原有功能无明显影响。

（六）肌腱固定或关节固定

肌腱损伤难以采用上述各种肌腱修复方法予以治疗者，可采用简单的肌腱固定或关节固定，以改善手指的功能。如单纯的指深屈肌腱损伤，可采用远端肌腱固定或远侧指间关节固定，以改善远侧指间关节在用力捏物时的稳定性。

（七）截指

手指的肌腱、神经、血管、骨与关节和皮肤等组织中,已有多种组织损伤无法修复者;手指严重损伤,即使肌腱修复也难以恢复功能,而且患者付出极大的生理、心理和经济代价而又效果不佳者,可考虑截指。

三、肌腱的缝合方法

肌腱的缝合方法很多,如 Bunnell 钢丝抽出缝合法、Kessler 肌腱缝合法、Kleiner 肌腱缝合法、Tajima 肌腱缝合法、Tsuge 单套和双套肌腱缝合法、Beker 肌腱缝合法(图 4-22),以及编织缝合法和鱼口状缝合法(图 4-23)。

缝合方法的选择应根据肌腱损伤的情况和所采用的修复方法而定,既要求缝合牢固,又要有利于肌腱愈合。肌腱手术后的主要问题是粘连,为尽量减少粘连的可能性,肌腱缝合时应特别强调无创技术。

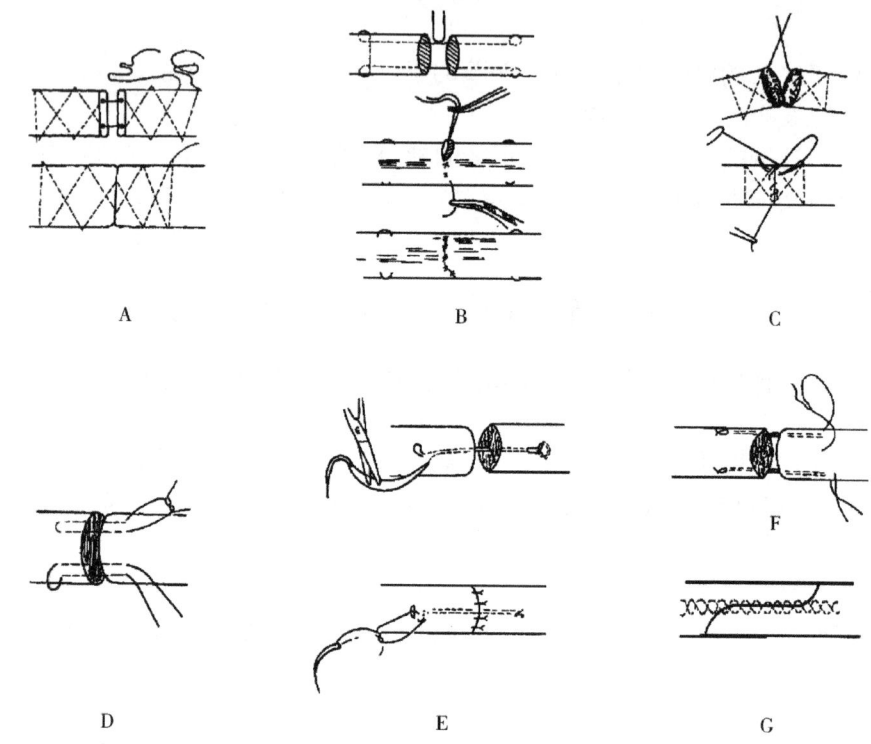

图 4-22 肌腱缝合方法示意图

A. Bunnell 钢丝抽出缝合法; B. Kessler 肌腱缝合法; C. Kleiner 肌腱缝合法; D. Tajima 肌腱缝合法; E. Tsuge 单套和双套肌腱缝合法; F. Beker 肌腱缝合法; G. 编织缝合法

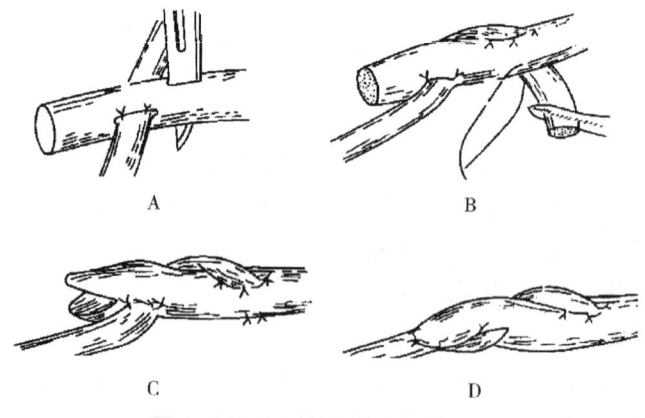

图 4-23 肌腱编织缝合法示意图

A. 切口; B. 穿过肌腱; C. 缝合; D. 固定

四、屈肌腱损伤

(一) 概况

手部屈指肌腱损伤多因锐器伤所致,如玻璃割伤、刀刺伤,多位于手指和手掌部,伤口比较整齐,一般污染也不严重。严重的手外伤,肌腱损伤常合并其他组织如神经、血管以及骨关节损伤,可能有肌腱或皮肤缺损。

手部屈肌腱损伤致使手指屈曲功能障碍,即当手处于休息位时,伤指呈伸直状态,但是其各关节被动屈曲功能正常。如为单纯指浅屈肌腱损伤,伤指屈曲功能无明显影响。单纯指深屈肌腱损伤,则仅表现为手指远侧指间关节屈曲障碍。指深、浅屈肌腱同时损伤,表现为近侧指间关节和远侧指间关节屈曲功能障碍,然而,由于骨间肌和蚓状肌的作用,掌指关节的屈曲功能仍然存在。

屈肌腱损伤时,肌腱断端的位置与受伤时手指所处的位置有关。如受伤时手指处于伸直位,伤后手指呈伸直位,肌腱远侧残端即位于伤口处;手指于屈曲位受伤时,伤后手指呈伸直位,则肌腱远侧残端移向手指远端。而肌腱的近侧残端由于肌肉的牵拉,则向近端移位至手掌部,手术寻找肌腱断端时应予注意。

(二) 不同分区损伤的处理原则

屈指肌腱损伤的治疗和损伤的情况与部位有关。以往认为腱鞘内屈肌腱损伤,由于一期直接修复后常引起肌腱粘连,而仅行伤口闭合,肌腱行二期游离肌腱移植修复,故将此区称为"无人区"。随着显微外科技术的发展,以及对肌腱愈合机制的进一步认识,目前认为,损伤的肌腱只要具有修复的前提条件,即使是"无人区"的肌腱损伤,也均应进行一期修复。损伤部位与肌腱损伤的修复密切相关,根据解剖部位,屈指肌腱的分区(图4-24)及其损伤的处理原则如下。

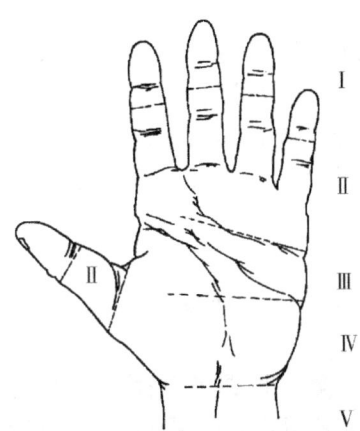

图 4-24 屈指肌腱的分区示意图

1. Ⅰ区

远节指骨基底部指深屈肌腱止点至中节指骨中部,此区内仅有指深屈肌腱,损伤后仅产生手指末节屈曲功能障碍。如未行一期修复,二期可行肌腱前移术或肌腱固定或远侧指间关节固定术。如行肌腱移植,可能因术后粘连而影响指浅屈肌腱的功能,因此不宜采用。

2. Ⅱ区

中节指骨中部至掌横纹,即指浅屈肌腱中节指骨的止点到掌指关节平面屈肌腱鞘的起点,也即所谓的"无人区"。该区内指深屈肌腱于近端位于深面,随后通过指浅屈肌腱的分叉后,走向指浅屈肌腱的浅面。在该区,单纯指浅屈肌腱损伤,其功能可由指深屈肌腱所替代,无须修复(单纯指深屈肌腱损伤,晚期可行远侧指间关节固定术);指深、浅屈肌腱均损伤,只要局部条件允许,并有一定的技术条件,均应尽可能行一期修复;如果受条件限制而丧失了一期修复的机会,应争取在伤后1个月内行延迟的一期修复,即切除指浅屈肌腱,直接缝合修复指深屈肌腱,其腱鞘则根据其完整性予以修复或切除,但一定要保留A2、A4滑车。晚期肌腱不能直接缝合或有肌腱缺损者,可行游离肌腱移植予以修复。

汤锦波等根据Ⅱ区屈肌腱系统的解剖和功能特点将此区分为4个亚区：Ⅱa，从指浅屈肌腱止点终末处到止点近侧缘；Ⅱb，指浅屈肌腱止点近侧缘到A2滑车的远侧缘，应争取同时修复该亚区内指浅屈肌腱；Ⅱc，A2滑车覆盖的区域，该亚区内可不缝合或切除指浅屈肌腱；Ⅱd，A2滑车近侧缘至滑膜鞘近端反折处，对于该亚区内的切割伤，指浅屈肌腱可予缝合，损伤严重者，则不缝合指浅屈肌腱，以免指深、浅屈肌腱发生粘连（图4-25）。

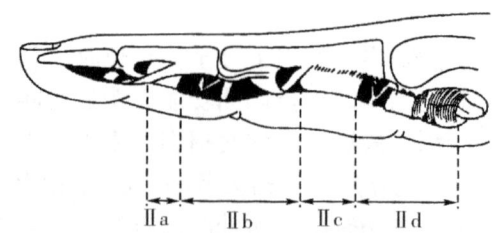

图4-25 指屈肌腱Ⅱ区的亚区示意图

3. Ⅲ区

掌横纹至腕横韧带远侧缘，即屈指肌腱掌中部。该区皮下脂肪丰富，指浅屈肌腱位于指深屈肌腱浅面，其近端掌腱膜下即为掌浅弓。肌腱与神经、血管关系密切，肌腱损伤时常伴有神经、血管损伤。此区内指深、浅屈肌腱损伤时，可分别予以修复或仅修复指深屈肌腱，伴随的神经损伤应同时进行修复。

4. Ⅳ区

Ⅳ区即腕管区。此区内有指深、浅屈肌腱和拇长屈肌腱共9条肌腱以及正中神经通过，其肌腱损伤常伴有正中神经损伤。腕管内多条肌腱损伤时，应主要修复指深屈肌腱和拇长屈肌腱，其伴随的正中神经损伤应同时予以修复。

5. Ⅴ区

Ⅴ区即前臂区，位于腕管近端。此区组织较多，除9条屈指肌腱外，还有3条屈腕肌腱、正中神经、尺神经、尺动脉和桡动脉。该区内，特别是前臂远端的腕部，其肌腱损伤伴神经、血管损伤多见。损伤的肌腱可分别予以修复，但应优先修复指深屈肌腱和拇长屈肌腱。有肌腱缺损时可行肌腱移植或肌腱移位进行修复。应特别注意对损伤神经的修复。尺、桡动脉损伤，虽然不一定影响手的血液供应，有条件者仍应尽可能修复。

（三）修复方法

屈指肌腱损伤的修复方法有肌腱一期修复、肌腱固定术、游离肌腱移植术等。

1. 肌腱一期修复

特别是鞘内屈指肌腱损伤的一期修复，打破了以往"无人区"的概念。即在伤口较整齐、清洁，肌腱和腱鞘损伤较轻，如切割伤，可在清创后立即采用"Z"字形扩大伤口，分别于腱鞘内找出肌腱的近、远两断端，将其从伤口中拉出，然后将其两断端用Kessler缝合法直接予以缝合，如腱鞘较完整也应予以修复。闭合切口，行伤指动力性夹板固定，即用石膏托将伤手于腕关节屈曲30°、掌指关节屈曲50°~60°位固定，指甲尖部用橡皮筋牵引患指于屈曲位。术后在医师指导下，进行主动伸指、被动屈指的早期活动功能锻炼（图4-26）。

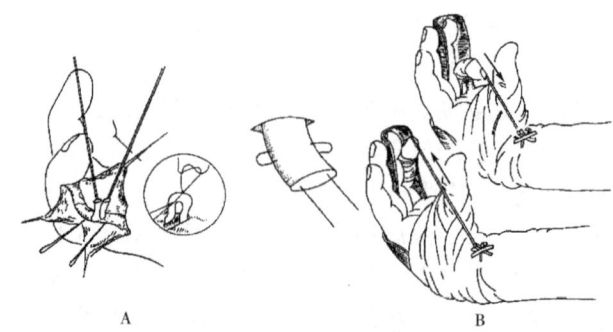

图4-26 屈肌腱一期修复（A）及术后固定方法（B）示意图

2. 肌腱固定术

肌腱固定术即采用手指侧正中切口，显露中节指骨及其腱鞘，切开腱鞘，找到指深屈肌腱远端，用 Bunnell 钢丝抽出缝合法，将其固定于中节指骨远段的粗糙面上，使远侧指间关节处于屈曲 15°～20° 位，可用一枚克氏针将远侧指间关节暂时固定或用外固定维持（图 4-27）。采用克氏针临时固定者，伤口愈合后即可带针进行功能锻炼。4 周后在拆除钢丝的同时拆除外固定。

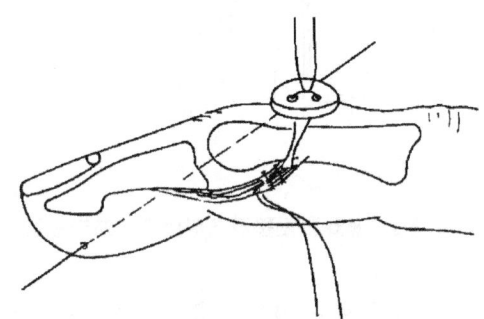

图 4-27 肌腱固定术示意图

3. 游离肌腱移植术

游离肌腱移植术移植肌腱最常取自掌长肌腱、跖肌腱，同时需要多根移植肌腱时可切取趾长伸肌腱，也有采用异体肌腱移植者。通常是采用手指侧正中切口和手掌部与掌横纹平行的横形或弧形切口，显露屈肌腱鞘和屈肌腱。切除腱鞘，仅于中节指骨中部保留约 0.5 cm 和近节指骨近端 1/2 处约 1 cm 宽的腱鞘作为滑车，若该处腱鞘损伤而无法保留滑车时，也应取一段肌腱在以上部位重建两个滑车（图 4-28）。然后在远侧指间关节远端切除指深屈肌腱，近侧指间关节的关节囊近端切除指浅屈肌腱。指浅屈肌腱远侧残端既不能过长，也不能太短。若残端过长，术后屈指位固定时，其残端与近节指骨粘连，影响近侧指间关节伸直，出现近侧指间关节屈曲畸形；若残端太短，则容易引起近侧指间关节过伸畸形（图 4-29）。再将移植的肌腱用 Bunnell 钢丝抽出缝合法于劈开的指深屈肌腱止点间，固定在末节指骨凿开的粗糙面上。将移植肌腱近端穿过滑车引入手掌的切口内，调整张力，伤指在手的休息位时略屈于其他手指，将其与指深屈肌腱近端在蚓状肌附着处行编织缝合，缝合处用蚓状肌覆盖以减少粘连。缝合伤口，石膏托将患手于腕关节屈曲和手指半屈位固定（图 4-30）。

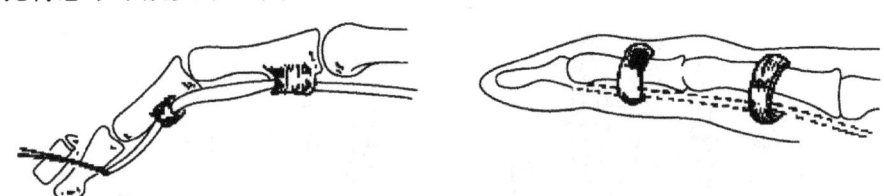

图 4-28 保留或重建滑车示意图

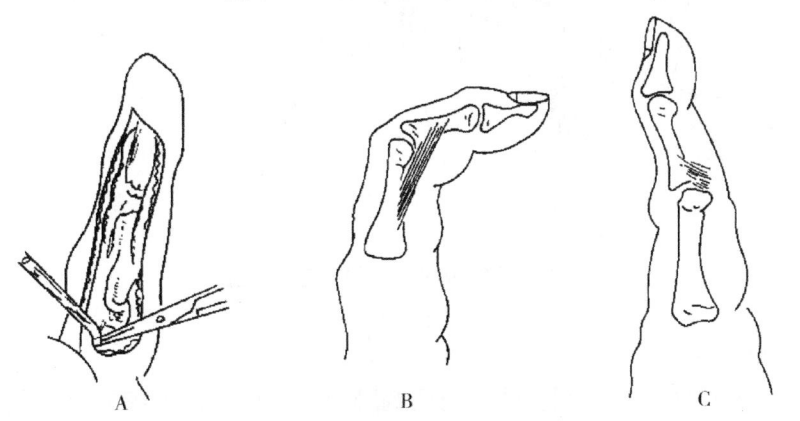

图 4-29 切除指浅屈肌腱示意图

A. 切除指屈肌腱移位；B. 指浅屈肌腱残端过长；C. 指浅屈肌腱残端过短

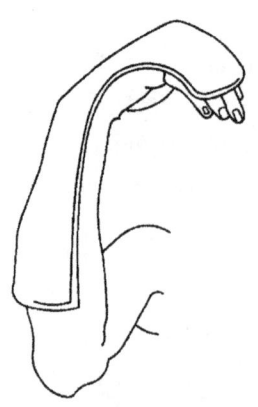

图 4-30　游离肌腱移植术后固定方法示意图

（四）术后处理

术后 10 d 拆除缝线，3～4 周后拆除石膏托及缝合钢丝，积极进行功能锻炼，并辅以物理治疗和中药熏洗。一般需 3～6 个月的功能锻炼，以恢复屈指功能。术后半年屈指功能不满意者，应考虑行肌腱松解术，以改善手指屈曲功能。

方法是：手指侧正中或指掌侧"Z"字形切口，显露肌腱及其周围的瘢痕。锐性分离和切除瘢痕，将肌腱从粘连中分离出来。应特别注意肌腱背侧的粘连，并注意保留其滑车，最好是保留中节指骨中部、近节指骨中部及掌指关节近侧的三个滑车。注意保证肌腱完全游离，为进一步证实粘连已彻底松解，可在前臂远端做一个小切口，找到相应的肌腱并向近端牵拉，如伤指各关节能完全屈曲，被动牵伸能完全伸直，则表明肌腱松解已经完全，即可闭合伤口。术后第 1 d 即应在医师的指导下开始功能锻炼。一般来说，从功能锻炼开始，即应达到手术中所能达到的最好效果，并通过继续的功能锻炼维持其效果。

五、伸指肌腱损伤

（一）伸指肌腱的分区

手部伸肌腱结构较为复杂，不同部位损伤出现不同的典型畸形。根据其解剖结构，伸指肌腱的分区有两种，即 8 区分区法和 5 区分区法（图 4-31）。

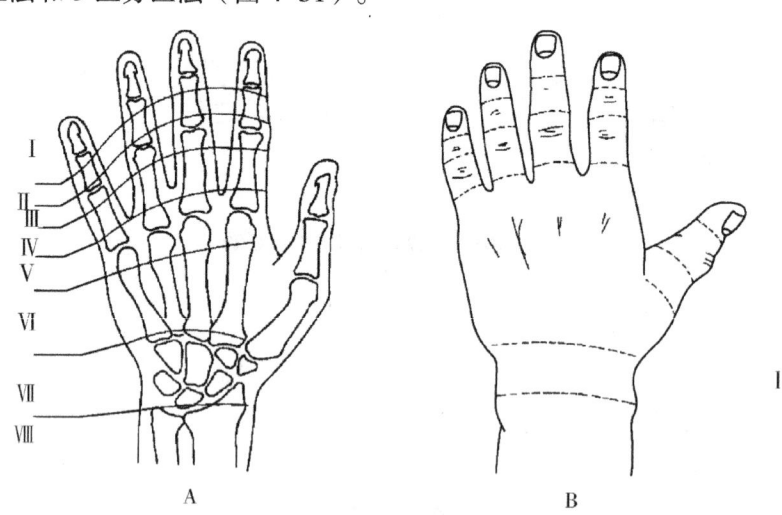

图 4-31　伸指肌腱的分区示意图

A. 8 区分区法；B. 5 区分区法

1. 伸指肌腱 8 区分区法

（1）Ⅰ区：位于远侧指间关节背侧。此区内两侧腱束融合成一薄的终末腱，其活动范围仅 5 mm 或更小。闭合性损伤可致肌腱从止点处撕裂或伴止点处撕脱骨折，可导致远侧指间关节伸展功能障碍，即锤状指畸形。开放性损伤可伤及皮肤、肌腱和关节。

（2）Ⅱ区：位于中节指骨背侧。侧腱束融合成终末伸肌腱，斜支持带在侧腱束的外侧融合，该区内伸肌腱损伤或粘连固定，可致锤状指畸形或远侧指间关节屈曲障碍。由于远侧指间关节的关节囊完整，远侧指间关节的屈曲畸形较不明显。

（3）Ⅲ区：位于近侧指间关节背侧。中央腱束和来自内在肌肌腱的侧腱束通过伸肌腱帽的交叉连接，共同伸近侧指间关节。该区损伤，中央腱束断裂或变薄，侧腱束向掌侧移位，近节指骨头向背侧突出，形成扣眼状畸形，侧腱束变成屈近侧指间关节，并使远侧指间关节过伸（图4-32）。

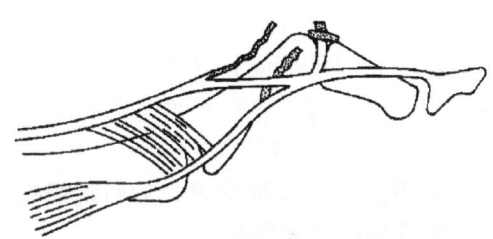

图4-32 中央腱束断裂伤致扣眼状畸形示意图

（4）Ⅳ区：位于近节指骨背侧。此区中央腱束损伤，可引起近侧指间关节屈曲畸形，但较易修复。

（5）Ⅴ区：位于掌指关节背侧。伸肌腱帽将伸指肌腱保持在掌指关节背侧中央，伸掌指关节。该区损伤可导致：

①伸肌腱损伤，使掌指关节伸展受限而呈屈曲畸形。其特点是伸肌腱由于腱帽的连接而较少回缩，易于修复。

②腱帽近端一侧横形纤维损伤，致使伸指肌腱向掌指关节的另一侧脱位，也导致掌指关节伸展限。只有将伸指肌腱用手法复位，掌指关节才能伸直；一旦屈曲手指，伸指肌腱又将立即再次滑向侧，严重影响手的功能。

（6）Ⅵ区：位于手背部和掌骨背侧。此区内示指和小指各有两条伸肌腱，其中一条损伤，则不现出症状。如指总伸肌腱在联合腱近端损伤，则伤指的伸展功能仅部分受限。

（7）Ⅶ区：位于腕部伸肌支持带下。闭合性损伤可见于Lister结节处的拇长伸肌腱断裂。该区开性损伤，修复的肌腱易于滑膜鞘内产生粘连，肌腱修复处最好不位于腱鞘内或将其鞘管切开。

（8）Ⅷ区：位于前臂远端。该区内有13条伸肌腱，拇指伸肌的肌腱最短，指总伸肌的肌腱可在臂中1/3内予以修复，伸腕肌的肌腱最长。

2. 伸指肌腱5区分区法

（1）Ⅰ区：末节指骨基底部背侧至中央腱束止点之间。

（2）Ⅱ区：中央腱束止点至近节指骨近端伸肌腱帽。远端此区伸肌腱分为3束，即中央腱束和侧腱束。若中央腱束断裂，近节指骨头向背侧突出，侧腱束向掌侧移位，起屈近侧指间关节的作用，成扣眼状畸形，即近侧指间关节屈曲和远侧指间关节过伸（图4-33）。

（3）Ⅲ区：伸肌腱帽至腕背侧韧带（伸肌支持带）远侧缘。

（4）Ⅳ区：腕背侧韧带下，腕背纤维鞘管内。

（5）Ⅴ区：腕背侧韧带近侧缘至前臂伸肌腱起始部。

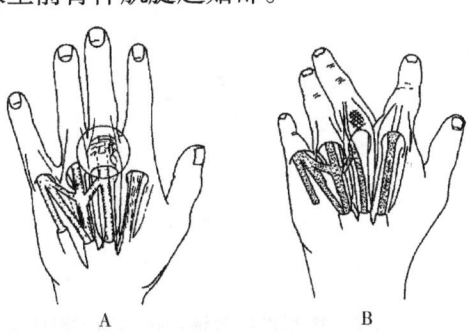

图4-33 伸肌腱帽的损伤机制示意图

(二) 拇指伸肌腱的分区法

1. Ⅰ区

Ⅰ区位于拇指指间关节背侧。该区闭合性损伤引起锤状拇指少见，开放性损伤致指间关节屈曲畸形。由于是拇长伸肌腱止点，肌腱较粗大，易于缝合。

2. Ⅱ区

Ⅱ区位于拇指近节指骨背侧。该区拇长伸肌腱若断裂，其近端回缩小，较易修复。

3. Ⅲ区

Ⅲ区位于拇指掌指关节背侧。该区损伤可能同时伤及拇长、短伸肌腱引起拇指指间关节和掌指关节伸展受限。单纯拇短伸肌腱损伤类似于近侧指间关节背侧的中央腱束损伤，出现掌指关节屈曲畸形。

4. Ⅳ区

Ⅳ区位于第一掌骨背侧。该区有两条伸肌，特别是拇长伸肌腱损伤，近端常会回缩至前臂，直接修复应尽早进行，否则应采用示指固有伸肌腱移位来修复。

5. Ⅴ区

Ⅴ区即拇指腕区。损伤及修复原则同上。

(三) 伸肌腱损伤的治疗方法

由于手背皮肤薄、弹性大，与伸肌腱间有一层疏松结缔组织，伸肌腱无腱鞘并有腱周组织，除伸肌支持带之外，伸指肌腱很少发生严重粘连。因此，只要局部条件许可，均应进行一期修复，效果良好。手指部伸肌腱损伤的晚期修复方法较多，但有些疗效并不满意。因此，更应强调一期修复的重要性。

1. 锤状指的治疗

新鲜闭合性肌腱断裂所致锤状指畸形，伤后应立即用夹板将伤指于近侧指间关节屈曲、远侧指间关节过伸位固定 5～6 周（图 4-34A）。伴末节指骨背侧撕脱骨折时，采用 Bunnell 钢丝抽出缝合法将撕脱骨块固定（图 4-34B），即采用远侧指间关节背侧"S"形或"Y"形切口，显露伴有撕脱骨块的伸肌腱，用克氏针在骨块复位的情况下，穿过远节指骨至其掌侧，将一根抽出钢丝从背侧穿至掌侧，垫上纱垫后在纽扣上打结，露出抽出钢丝，闭合伤口，并用夹板于近侧指间关节屈曲、远侧指间关节过伸位固定。对于陈旧性肌腱断裂损伤，可行肌腱修复术，即采用远侧指间关节背侧"S"形或"Y"形切口，显露已被瘢痕连接的伸指肌腱远端止点，将其于近止点处切断，自近端连同瘢痕组织一起向近侧稍加游离，切勿切除瘢痕，否则将因肌腱缺损而无法缝合，然后在手指末节伸直位，将两断端重叠缝合后，可用一枚克氏针暂时将远侧指间关节在过伸位、近侧指间关节屈曲 100°位固定，或用夹板在上述位置固定。病程长、疼痛明显的体力劳动患者，可行远侧指间关节固定术。关于远侧指间关节固定的位置，如从手指屈曲时的功能上考虑，应将其固定在屈曲 15°～20°位；若从手的美观方面考虑，则将其固定在平伸位。

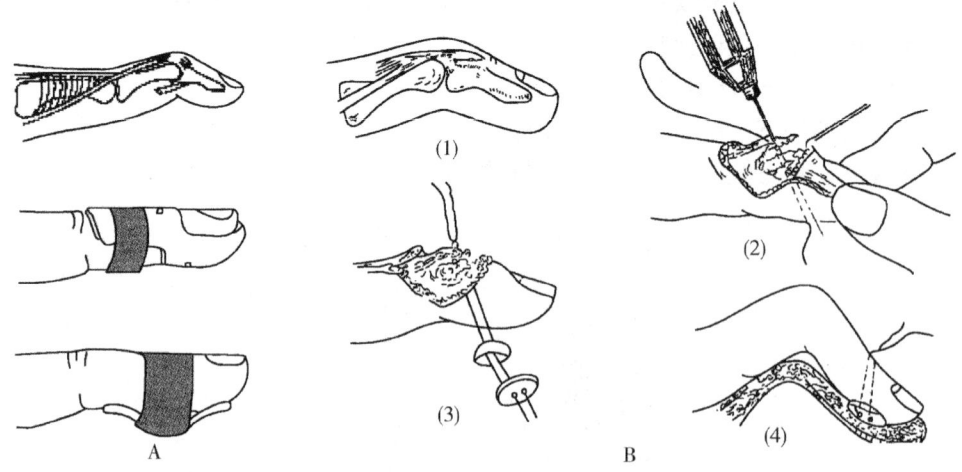

图 4-34 锤状指撕脱性骨折的治疗示意图

A. 保守治疗；B. 骨折固定术

2. 中央腱束损伤

新发损伤，只要局部条件允许，应行直接缝合一期修复，方法简单，效果良好。陈旧性损伤，侧腱束正常者，可采用侧腱束进行修复：以近侧指间关节为中心，在手指背侧做一个弧形切口，显露指背的伸肌结构，可发现损伤的中央腱束已被瘢痕组织连接；探查两侧腱束，如侧腱束完好，可将其向近、远两侧游离，使其向近侧指间关节背侧靠拢；在近侧指间关节伸直位，于其背侧将两侧腱束缝合在一起，固定两针或将两侧腱束于近侧指间关节近端切断，将其远侧段在近侧指间关节背面交叉，在近侧指间关节伸直位，再分别与对侧的侧腱束近端缝合。侧腱束也有损伤者，可采用肌腱移植修复术（图4-35）。

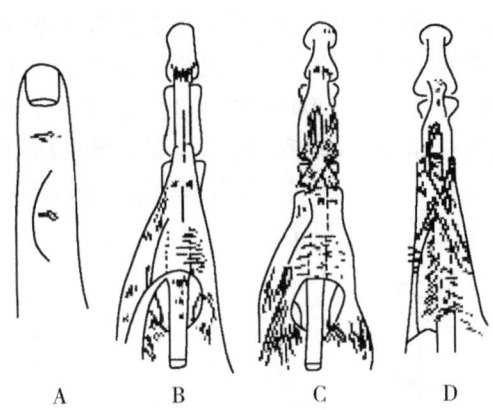

图4-35　中央腱束断裂的修复示意图

3. 伸肌腱帽损伤

新发损伤，可行直接缝合。损伤不久，腱帽组织还完整者，仍可直接缝合（图4-36）。陈旧性损伤，不能直接缝合时，可采用伸指肌腱瓣修复法或伸肌腱帽自身修复法或联合腱修复法等进行修复（图4-37）。术后将掌指关节于伸直位固定3周。

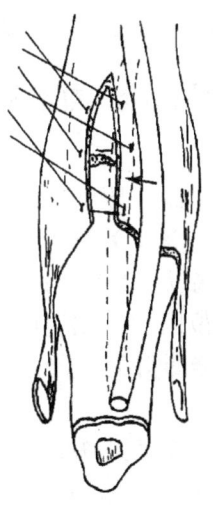

图4-36　伸肌腱帽损伤的直接缝合示意图

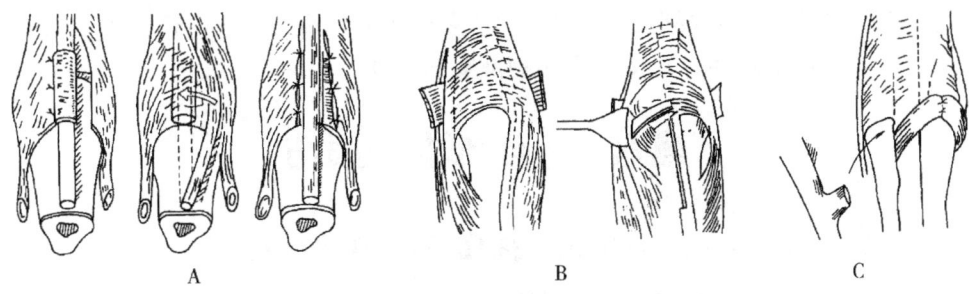

图4-37　伸肌腱帽损伤修复法示意图

A. 伸肌腱帽自身修复法；B. 伸指肌腱瓣翻转修复法；C. 联合腱修复法

4. 手、腕及前臂伸肌腱损伤

新发损伤，均应尽可能行一期修复。损伤时间较短，肌腱无缺损者，二期仍可行直接缝合；若伤后时间较久或肌腱有缺损，不能直接缝合者，则可行肌腱移植或肌腱移位予以修复。腕背部的伸指肌腱位于腱滑膜鞘内，此处肌腱损伤修复时，为避免修复的肌腱与其粘连，肌腱缝合部最好不在腱鞘内或将腱鞘切开。

5. 拇长伸肌腱损伤

新发损伤患者，一期修复效果良好。晚期肌腱回缩，不能直接缝合，则行示指固有伸肌腱移位修复。方法是：在示指掌指关节背侧做一个小横切口，在示指指总伸肌腱的尺侧和深面找到示指固有伸肌腱，并在其止点处切断，远端缝于示指指总伸肌腱上。于腕背偏桡侧做一个小横切口，将已切断的示指固有伸肌腱从此切口中抽出（图 4-38）。在拇长伸肌腱损伤处附近做一个弧形切口，分离出拇长伸肌腱远侧断端，在此切口与腕部切口之间打一个皮下隧道，将示指固有伸肌腱通过皮下隧道拉出。在腕背伸、拇指外展、掌指关节和指间关节伸直位，将示指固有伸肌腱近端与拇长伸肌腱远端做编织缝合。术后于拇指外展、掌指关节和指间关节伸直位用石膏托固定 3 周。

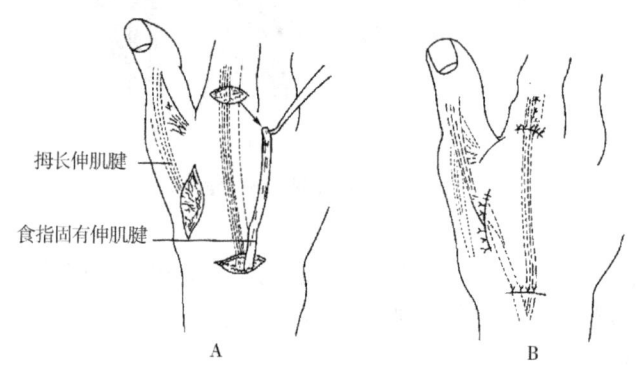

图 4-38 拇长伸肌腱损伤，示指固有伸肌腱移位修复法示意图

六、肌腱损伤的术后处理

（一）固定

将患肢固定是肌腱损伤术后处理的重要措施，原则是将已缝合的肌腱于松弛状态用石膏托将患肢予以固定，即屈肌腱修复后固定于腕关节屈曲、掌指关节屈曲和指间关节轻度屈曲位，其屈曲程度视肌腱缝合是否有张力而定。伸肌腱于掌指关节近端以上修复后，患肢应固定于腕关节背伸、掌指关节伸直位。中央腱束修复后则近侧指间关节也应于伸直位固定；侧腱束终末腱修复后应于近侧指间关节屈曲、远侧指间关节过伸位固定。固定时间根据肌腱缝合的情况而定，一般为 4~5 周。

（二）应用抗菌药物

适当应用抗菌药物以预防感染，特别是在新发外伤时，应在彻底清创的前提下，应用抗菌药物以保证伤口一期愈合，避免因感染而致肌腱粘连或坏死。

（三）功能锻炼

功能锻炼是手部功能恢复的重要保证，拆除固定后即应在医师指导下进行正确的功能锻炼，并辅以适当的物理治疗。功能锻炼的好坏，直接决定功能恢复的程度。

第六节 手部血管损伤

一、手部血管损伤的解剖学基础

手部的动脉主要来源于桡动脉和尺动脉。骨间掌侧、背侧动脉与尺、桡动脉的分支形成腕背动脉网，有时伴正中神经行走的正中动脉十分粗大，成为手部血供的主要来源之一。

尺动脉终末支与桡动脉浅支形成的掌浅弓，位于掌腱膜深面，从其发出的指总动脉与来自正中神经和尺神经的指总神经伴行，在屈指肌腱两侧向远端行走，在掌指关节平面穿出掌腱膜，成为指固有血管神经束，分别至两手指的相邻侧。

桡动脉主干在桡腕关节处，绕过桡骨茎突远侧，于拇长展肌和拇短伸肌腱深面进入鼻咽壶，穿过第一掌骨间隙至手掌，发出拇主要动脉，分为3支分别至拇指两侧和示指桡侧，形成各自的指固有动脉。其终末支与尺动脉深支在屈指肌腱深面和骨间肌浅面形成掌深弓，由其发出掌心动脉向远端行走，并与指总动脉吻合（图4-39）。

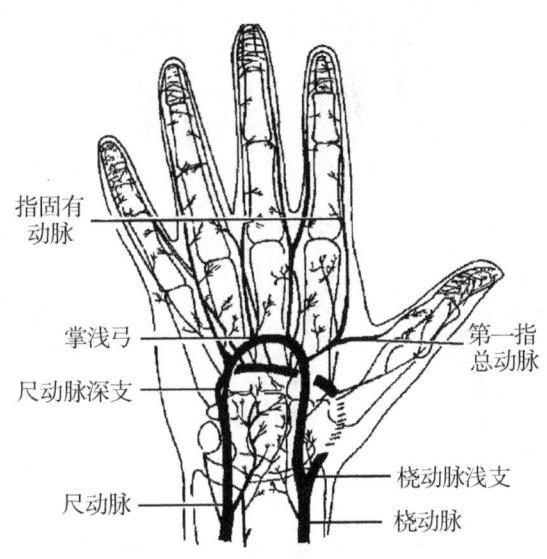

图4-39　手掌的动脉示意图

桡、尺动脉的腕背支，掌侧骨间动脉的背侧支和背侧骨间动脉，在腕背形成腕背脉弓，从其发出4条掌背动脉，向远端于指背两侧形成指背动脉，并在指蹼间隙与指掌侧动脉吻合（图4-40）。

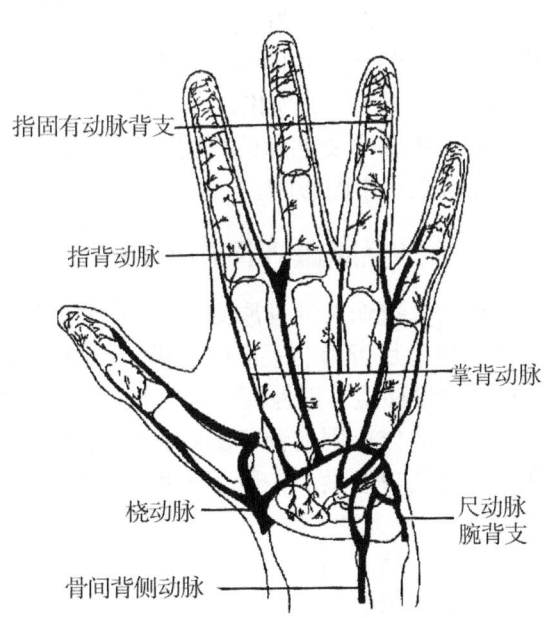

图4-40　手背的动脉示意图

手部动脉间有丰富的吻合支，但仍有掌浅弓和指总动脉构成的变异（图4-41），手部血管损伤时，应注意观察手指的血供状况。

手的静脉主要在背侧，从指甲下和指端形成静脉网，逐渐在指背汇集成较粗的静脉，指背两侧较粗的静脉间有横形的静脉弓相连。然后向近端于手背形成手背静脉弓，桡侧者汇入头静脉，尺侧汇入贵要静脉。腕背正中还有 1~2 条浅静脉至前臂。

尺动脉和桡动脉损伤多见于腕部切割伤，常伴有屈腕和屈指肌腱、正中神经和尺神经损伤，严重者可有广泛的软组织挫伤或软组织缺损，伴血管、神经、肌腱缺损。

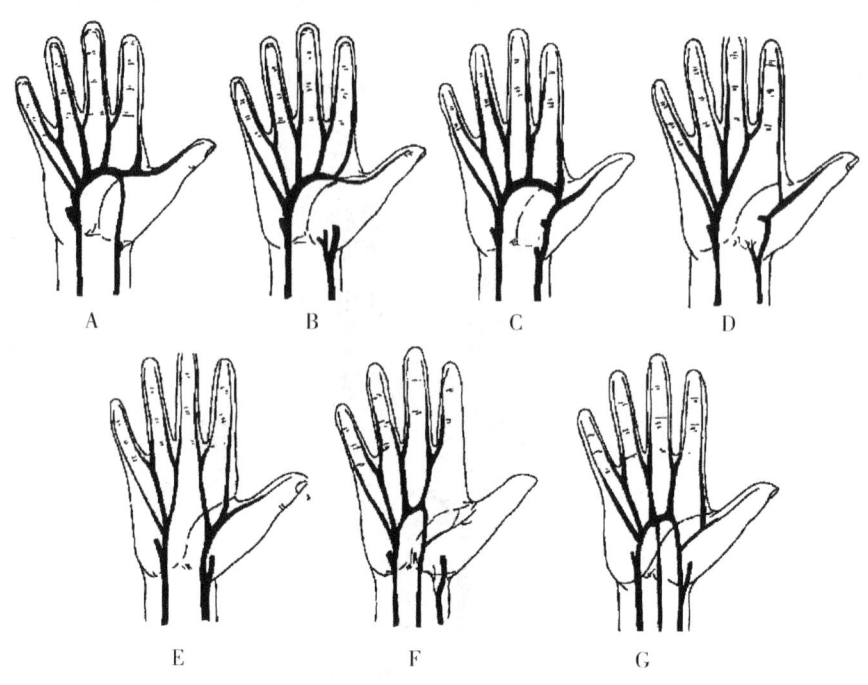

图 4-41　掌浅弓的变异示意图

二、手部血管损伤的临床特点

手部血液循环十分丰富。一般情况下，单纯尺动脉或桡动脉断裂不会影响手部的血液循环。但由于尺、桡动脉形成的掌浅弓可能存在变异，有时尺动脉或桡动脉损伤可能会危及部分手指的血供，仍应引起重视，并应予以仔细检查。有时尺动脉和桡动脉同时完全断裂，只要腕部背侧软组织完整，如骨间背侧动脉及其侧支循环能够代偿，也不会影响手部的血供。在这种情况下，即使不修复损伤的桡、尺动脉，一般不会引起缺血性坏死。尽管如此，手部主要动脉的损伤，虽然可能不会引起手的缺血性坏死，但毕竟会导致手部血供不足，对手部功能带来一定的影响。

三、手部血管损伤的治疗

手部的主要血管损伤，即尺、桡动脉损伤的处理原则是：不管是尺动脉或桡动脉的单一损伤，还是尺动脉和桡动脉同时损伤，不论其损伤后是否影响手部的血供，只要具备血管修复的必要条件，均应进行一期血管修复，如有必要还需进行血管移植，以保证手部充足的血液供应，利于手部各种功能恢复。

血管修复术后应将伤肢于腕关节屈曲位，用前臂背侧石膏托予以固定；并适当应用抗凝解痉和抗菌药物，以防血管痉挛和血管栓塞，以及伤口感染。一般于术后 2 周拆除石膏托固定，并同时拆除缝线，开始进行功能锻炼。

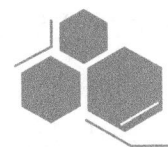

第五章 肩关节疾病

第一节 肩关节周围炎

肩关节周围炎，简称肩周炎，又称冰冻肩、粘连性关节囊炎、"五十肩"，是指肩关节疼痛和活动受限，但并无结构上改变的病变；症状进展缓慢，发展至一定程度后又自行逐渐消失，最后大部分可完全恢复。

（一）病因

肩关节周围炎的病因不明，大多发生在 40～60 岁的人，因这时的肩盂与肱骨头以及关节囊已有退行性变，这是肩周炎发生的基础。有人认为与情绪不稳定、精神压抑以及营养不良有一定的关系。由于各种因素所造成的肩部疼痛和活动度减少，如前臂或腕部的骨折，体力减退因而不经常活动上肢等，均是造成肩周炎的诱因，所以，将一个中老年人的上肢固定在体侧或胸壁的方法是很不妥当的。不少患者根本找不到发病原因。但 Depalma 不同意这个观点，他认为肩痛不是由于肱二头肌长头，就是由于肩袖病变所致，不过这些病变较隐匿，检查时未能发现而已。有一些远离肩关节的病变如颈椎病、心脏病甚至膈下疾患亦会引起肩痛，如不仔细检查，这些病变可被误诊为肩周炎。最近的研究证明，肩周炎的病因还是在关节囊上，但对于一个有弹性和庞大的关节囊如何会变成一个脆弱的和皱缩的关节囊，其病理过程尚不清楚。

（二）病理

肩周炎的病理改变主要在三个部位：韧带和肌腱的附着部、肌腱的滑动机制和构成肩关节诸结构之间的间隙。病理变化主要在由纤维组成的关节囊上。上述的因素加上原因不明的炎症过程，逐渐累及关节囊、滑膜、覆盖肩部的筋膜、肌肉、肌腱以及肩峰下滑囊等。在早期表现为关节囊的挛缩及关节间隙减少，胶原纤维退行性变，血管侵入及囊壁增厚，滑膜纤维化，组织失去弹性并挛缩。在肱骨头外展或旋转时可以发生粘连的撕裂（于是产生疼痛）。在后期喙肱韧带增厚，冈上、下肌挛缩、紧张、纤维化、将肱骨头拉高，使肩关节活动进一步受限，挛缩的关节囊包围肱骨头，滑膜增厚，滑膜隐窝被填塞，肩峰下滑膜囊壁增厚，囊内被致密的粘连组织所充满，将肩袖束缚在肩峰上。严重者肱二头肌腱亦产生病变，表现为肌腱与腱鞘粘连，甚至自发性肱二头肌腱断裂而其断端又常自行固定在肱骨上。

总的说来，如果病程较长，关节囊周围的所有组织终究会全部受累；其次是这种过程进展缓慢，各种组织的病变程度又不一致，而且这个过程是可逆的。因此，肩周炎的病理变化的程度及范围和个体差异很大，各家病理发现亦可有所不同。

（三）临床表现

1. 年龄、性别及发病率

好发年龄在 40～59 岁，妇女占 72%。左侧发病率要高于右侧，双侧同时受累者仅 8%。

2. 起病

大多起病隐匿，常无外伤史，有些患者有轻微外伤史，包括肩及上肢的损伤。常见症状为肩活动度减少，上肢垂于体侧。以后疼痛症状逐渐明显，肩活动度进一步受限。

3. 肩痛及肌痉挛

疼痛是最主要的症状，为持续性并影响睡眠，伴有肌痉挛。疼痛及肌痉挛不但限于肩部，还会放射至肘部及腕部，甚至到达手指，也可以放射至肩胛部、肱二头肌、三角肌、肱三头肌及前臂伸面。此外，局部还有血管痉挛，进一步加重上述的症状，慢性肌痉挛的肌肉会感疼痛并有压痛。一旦疼痛在肩部以外部位发生，这种情况会造成鉴别诊断上的困难。如胸大肌受累常误诊为心脏病，斜方肌受累可误诊为颈椎病。

4. 检查发现

患者常表现紧张，惧怕检查，患肢下垂于体侧。在要求活动肩关节时，肢体起动缓慢。肩周围肌肉痉挛，先往往是斜方肌，以后冈上、冈下及三角肌均有痉挛并伴有不同程度的萎缩，病程长者肌萎缩可相当明显。压迫肱二头肌间沟时压痛明显，用手指拨动肌腱时亦痛。将上臂伸直，使肱二头肌紧张时可引发疼痛，这说明肱二头肌的病变在肩周炎发病中占重要地位。此外，外展及外旋上肢、伸肘时前臂旋转、抗阻力屈曲及内收上肢等均可产生疼痛。

肩活动受限程度各人不同，这与病变的程度有关。在早期由于疼痛尚可耐受，肩关节活动度可不受限，但这时肩内、外旋已有不同程度的受限。在检查肩关节运动时必须要用手固定住肩胛骨，才能正确估计肩部的活动度。在中期，患者常诉不能梳头及扣胸罩。在后期，肩关节活动已很少甚至完全消失。但即使是完全被固定的肩关节也一定会有矢状面的少量活动，这时患肢只能下垂于体侧呈内旋位，伴明显的肌萎缩。有些严重的患者还可见有血管痉挛，手指轻度水肿、发冷、苍白等。

X 线检查一般为阴性。肩关节造影可以明确诊断，造影时可见肩关节容量减少，仅能注入不到 10 mL 造影剂（正常为 16 mL），有的仅能注入 5 mL，腋下皱褶几乎完全消失，造影剂不能进入肩胛下滑囊或不能通过肱二头肌腱鞘向下扩散。

关节镜检查：肩周炎可见关节腔滑膜充血，绒毛肥厚，增殖，充填关节间隙，使关节腔狭窄，容量减少，肱二头肌长头关节内段表面为血管翳覆盖。有持续性肩痛及活动受限的患者，关节囊有粘连。慢性期可见肩肱关节囊纤维化，增厚，关节腔粘连，关节容量明显减少。关节镜还可以观察到关节内有小的鳞片漂浮。肩峰下滑囊关节镜检查，可发现许多病例中肩袖滑囊面有明显的病理改变，滑囊有水肿、粘连，此外，肩关节镜检查尚可观察到肩肱中韧带及上、下韧带的病理变化，肩峰下骨结构的改变和冈上肌腱的病理变化，镜视下可切取活体组织进行病理检查。关节镜检查虽对肩关节疾病有较高的诊断价值，但属侵入性、有创性诊断方法，一般不用于单纯诊断。

（四）病程

肩周炎患者的症状差异很大，有的疼痛明显而活动度影响甚小，有的不能活动但不痛，但大多数患者均有不同程度的疼痛和活动受限。它可分为三期：①初期或炎症期；②中期或冻结期；③后期或解冻期。绝大部分患者均能自愈，但病程长短不同，大多数为 1 年左右，但也有超过 1 年甚至有 3 年才痊愈的报道。

（五）治疗

首先要明确诊断，必须了解到肩袖的部分撕裂、钙化性冈上肌腱炎、肱二头肌腱鞘炎及肩锁关节内紊乱等均可以引起与肩周炎相类似的症状。

1. 早期治疗

患者的病程较短，症状轻，肩关节造影示关节容量在 10 mL 以上者，绝大多数可以通过肩关节操练而得到自愈；亦可以配合一些镇静药物及 NSAIDs 药物，热敷、理疗亦很有效，每次 15～30 min，每日数次。

操练的方法：令患者将上肢高举过头，手外旋再内旋，然后再于身体的冠状面上举，每小时 10～12

次。如症状有所减轻，便可以加大活动度。如症状较重且有肌痉挛者，可于压痛点用醋酸氢化可的松 0.5 mL+1% 利多卡因 2 mL 封闭。如症状在肱二头肌腱鞘内，需作鞘内注射。有人介绍对少数症状顽固者做颈交感神经节封闭术也有效。

2. 手法治疗

全身麻醉下置上臂于外旋位，再外展，最后内旋，术中有撕开粘连的感觉，可能要重复多次直至肩关节活动完全无阻力为止。手法治疗后将前臂缚于床头，以维持肩关节外展90°位。次日开始主动练习，2周内在睡眠时仍应维持上肢外展90°位，并积极进行体疗。

3. 手术

一般以不做手术为原则，但对于极少数经各种非手术治疗无效者可以考虑。手术指征为：①早期肩周炎患者经正规操练无改善，而且表现为以肱二头肌腱病变为主症状者；②晚期肩周炎患者经操练及手法治疗无效者。手术方法是将肱二头肌长头缝合固定在喙突，若肌腱已经有明显的破坏，则可以将肌腱切断，远端固定在肱二头肌间沟的肱骨上。术后佩用吊带或三角巾 1 d，并开始做不负重的操练，5 d 后去除吊带，在患者能忍受的疼痛程度下尽可能增加运动幅度，3周后可用患肢做正常活动。疼痛症状在术后常立即得到缓解，但运动功能的恢复还是很缓慢的，3~4个月才能恢复到正常。文献报道，用手术分离关节囊粘连，术后早期操练，可取得良好结果。

关节镜下粘连松解：近年来随着关节镜微创技术的进步，对于保守治疗无效的患者，推荐采用关节镜技术松解粘连、僵硬的"肩周炎"。肩周炎关节镜下松解术具有简单、快速、有效的特点，主要包括肩袖间隙的粘连松解、盂肱上韧带、喙肱韧带、肩胛下肌腱的松解。术后对于缓解肩周炎的疼痛和恢复关节活动度，具有明显疗效。因而关节镜下松解术对于保守治疗无效的肩周炎患者，是一种良好的治疗手段。

第二节 肱二头肌腱鞘炎

肱二头肌腱的急性和慢性损伤或退行性变，均可造成肱二头肌腱及腱鞘的炎症，使鞘内产生粘连，使肱二头肌腱在鞘内的滑动发生困难，于是产生相应的症状。

本病好发于40岁以上的人，大多有外伤史。有些青年运动员亦易患此病，尤其是网球运动员，棒、垒球队的投手。这是由于日常反复过度地做肩部动作所致。由于肱二头肌腱鞘与肩关节相通，肩关节的任何炎症均可以累及肱二头肌腱鞘而产生肱二头肌腱鞘炎。

（一）临床表现

主要的症状为肩前方疼痛，常放射至三角肌止点及肱二头肌肌腹，有时疼痛很难定位。疼痛于晚间尤甚，影响睡眠，患者常喜欢将肘关节屈曲并避免旋转活动。轻症者肩活动正常，有些患者肩上举过头受限。

特征性的表现为自肩关节至肱骨结节间沟肱二头肌腱的压痛。凡是使肱二头肌牵伸的活动，不管是主动还是被动均可以产生疼痛，这包括肩外展、外旋、屈伸及伸肘抗阻力外展上臂等。Yergason 征阳性：在抗阻力下，屈肘及肩旋前，可产生肩前及肩内侧的疼痛，有诊断价值，但阴性并不能排除本病。Speed 征阳性：患侧肘关节伸直，抗阻力下做肩前曲活动，若结节间沟部出现疼痛或疼痛程度加重为阳性。三角肌、斜方肌等有时也有不同程度的痉挛。患者的症状可为急性起病，尤其是在有外伤史的情况下，更多患者为亚急性及慢性发病。疼痛和功能障碍常在患者可以忍受的范围内，常因过度应用上肢或轻微损伤而使症状加重。有些患者的肩活动进行性受限，但与肩周炎不同。症状一直要进展到肱二头肌腱与喙肱韧带处的关节囊粘连时为止。有的患者在感到1次肩部弹响后疼痛戏剧性地解除，活动也得到恢复，这是因为肱二头肌腱断裂所致，其远端常因粘连而不会回缩。特殊位拍摄的X线片可以看到肱骨结节间沟内的情况，如变浅、变窄以及骨质增生等，肩关节造影有帮助，可见造影剂在结节间沟处被阻。

（二）治疗

大多数无并发症的患者均可以采用非手术治疗。在急性期，休息是主要的，可以用吊带制动，辅以 NSAIDs 药物，用醋酸氢化可的松 0.5 mL+1% 利多卡因 5 mL 做肱二头肌腱鞘内注射，每周1次，共2~3次，常常有效。但有许多学者不主张应用，以免引起肌腱的自发性断裂。当疼痛减轻后马上进行功能锻炼。必须强调不能将肩关节固定过久，否则将导致肩周炎。

如经 3～4 个月的非手术治疗无效，应考虑手术治疗。手术的方法是将肱二头肌长头移至喙突，并与短头及喙肱肌缝合 5 cm。术后用吊带固定，次日即开始做无重力的摆动活动，每日 3～4 次，最好有体疗医师指导。5 d 后去除吊带，在能耐受的情况下增大活动度。3 周后应鼓励患者从事正常的肩活动。疼痛症状在术后就可以得到解除，但肩关节活动往往要 3～4 个月才能真正得到恢复。也有人将肱二头肌长头切断后固定在肱骨上。

第三节 弹响肩

弹响肩是指肩关节做某一个方向活动时，肩部出现摩擦音或弹响，但仔细检查可发现大多数患者的弹响来自肩胛骨，故又称弹响肩胛。一般均在做自主运动时发生，而被动活动时则无。

（一）弹响肩

弹响来自肩关节本身，有时为肩部肌腱滑过骨突所致，如肱二头肌长头滑过肱骨小结节时，有时因肱骨头被胸大肌拉向前方造成半脱位所致。这种弹响往往会变成习惯性和自愿性，可按检查者要求随时造成弹响，弹响后常伴有轻度疼痛。这种弹响肩一般不需要治疗，只有个别病例因症状明显而需手术解除弹响因素。Kuppis 认为关节外的弹响，原因多为三角肌的挛缩所致。

（二）弹响肩胛

弹响肩胛是由于肋骨或肩胛骨下面某些结构上的异常所致。响声的程度各异，扪诊时可感觉出弹响的部位。根据原因其可分为以下三种。

1. 骨源性

由于肩胛骨下方或胸壁上骨性异常所致。骨异常为：①肩胛骨上角前方有一骨性或纤维软骨性肿块，称为 Luschka 结节；②肩胛骨的内侧角弯度异常或肩胛骨前倾增加；③肋骨或肩胛骨下面骨质增生；④肩胛骨或肋骨的肿瘤。

2. 肌源性

在肩胛骨与肋骨间的肌肉病变，如外伤后瘢痕组织形成，在肩胛骨滑动时会产生肌腱炎那样的后果而引起弹响。

3. 滑囊性

肩胛下肌下滑囊和前锯肌下滑囊病变，也会引起弹响。

大多数患者只要经过短期休息，就能缓解，更多的因弹响并不带来多大的疼痛而逐渐习惯，但如有骨性原因，常需手术切除骨突或肿瘤，有的患者可做肩胛骨部分切除术。

第四节 钙化性冈上肌腱炎

钙化性冈上肌腱炎是指在肱骨大结节上方的冈上肌腱中有钙盐沉积，有时可伴有肩痛及活动受限等临床症状。本病在国内并不多见。临床症状的有无则取决于钙盐沉着的位置，如果钙盐沉积部位靠近或累及了肩峰下滑囊，由于滑囊上有丰富的血管与神经，就可以产生疼痛，有时症状相当剧烈，但若钙盐沉积在肌腱深部，则可以无症状。

任何年龄的成人均可发病，往往先有外伤史，但亦可无。疼痛在肩部外侧，可放射至三角肌止点甚至可达手部。局部肌痉挛，温度增高，皮肤发红，压痛点在肱骨大结节处最明显，肩外展活动受限。症状持续性的加重而使肩关节僵硬，后期患者的肩关节常不能外展至 90°，且肱骨大结节上有明显压痛。

（一）X 线表现

具有特征性。肩关节正位片上可见到在肱骨大结节上方，冈上肌腱内有小的、分散的、不光整及不规则的钙化影。这与肩关节内游离体不同，因这种钙化影离关节囊较远。肱骨大结节常或多或少地伴有骨质稀疏。

（二）病理

肩峰下间隙穿刺及冲洗可抽出乳白色含钙盐液体。在显微镜下观察沉积物，可见由炎症细胞包围的非结晶形钙化物，伴有异物巨细胞。培养无细菌生长。生化分析为无定形的碳酸钙及磷酸钙，亦可以找到胆固醇，但尿酸试验阴性，说明与痛风性质不同。在早期则为牙膏样物。一般认为这种沉积物为纤维组织退行性变所致，但真正的发病机制尚不清楚。

（三）治疗

急性病例，可用三角巾悬吊并辅以 NSAIDs 药物，可使炎症过程缓解，沉积物消失，同时还可以进行理疗，并尽早进行肩关节功能锻炼。如症状不能缓解，可做局部穿刺，在针头达到沉积物后进行冲洗，最后注入醋酸氢化可的松 1 mL+1% 利多卡因 1 mL，每周 1 次，需 2～3 次。手术清除沉积物可以立即解除疼痛。所以对症状严重、疼痛剧烈的急性患者，可立即做手术。手术方法较简单，一般取肩前方切口暴露沉积物后，用一把锐利的刮匙将沉积物彻底刮除即可，但对于慢性反复发作的患者，常需做肩峰切除术或部分肩峰切除术，后者可不影响肩部的外观。

第五节　肩袖疾病

冈上肌、冈下肌、小圆肌和肩胛下肌的肌腱扩展部与肩关节囊的上部和后部相贴，最后止于肱骨解剖颈部，这些肌腱组成了一个相当厚的连续的纤维袖套样结构，称为肩袖。它加强了肩关节的稳定性，在肩外展时它将肱骨头固定在肩盂，作为支点，然后再让外展肌起作用完成外展动作。在肩袖的上方是肩峰下滑囊，下方与关节囊的纤维紧密融合，故肩袖的炎性病变可以累及邻近的滑囊和其他组织，而肩袖撕裂后，肩关节直接与肩峰下滑囊相通。这在肩关节造影或肩关节镜检查中可以看到，在肩袖的断裂处常可以发现明显的退行性变，这可能是肩袖病变的内在因素。

（一）冈上肌腱炎

好发于 20～39 岁，常为运动员及经常需要上举手臂工作的人。起病前大多有轻微的外伤。主要症状为肩外侧及三角肌止点处的疼痛，于肱骨大结节冈上肌止点处有压痛。一般不影响肩部的活动，但有一"疼痛弧"，即上臂外展至 60°～120° 范围内感肩部疼痛，在进入前或出了这个弧时疼痛消失。这是由于肩外展时冈上肌与肩峰发生撞击所致，是所谓"撞击综合征"的原因之一。这个"疼痛弧"有诊断价值。冈上肌腱炎的发病机制是因冈上肌在肩峰及喙肩韧带下滑动、摩擦而受伤，其腱纤维因磨损而粗糙、肿胀，而这些炎症反应，又使肩峰下间隙变小；如伴有肩峰下滑囊炎时，其间隙更小，于是造成了疼痛及功能障碍。

分辨率高的超声波检查可显示冈上肌腱充血、水肿，对肌腱的断裂也有诊断价值。在病变早期，主要是休息，悬吊固定患肢，配合 NSAIDs 药物，压痛点可以用醋酸氢化可的松局封。一般 2 周后急性症状就可以消失，以后逐步开始操练。

（二）肩袖撕裂

冈上肌在肩峰下被磨损，使肌肉纤维断裂，产生瘢痕而失去弹性，又由于继发性退行性变，再加上外伤可以使肩袖发生不完全性或完全性断裂。

肩袖的部分撕裂是经常发生的。但症状常不明显而被忽视。有人报道，在尸检中至少 30% 的人都有部分性肩袖撕裂。肩袖撕裂的临床表现为肩部压痛，常放射至三角肌止点，肩袖止点有压痛，肩外展时痛，并亦有"疼痛弧"及肩外展无力。

肩袖部分撕裂的治疗：用外展支架固定 2 周，配合消炎止痛药物等，有少数患者需做手术修补。

肩袖完全撕裂：肩袖发生完全撕裂时所产生的疼痛可能并不太重，但马上感到上臂无力而不能外展。有时在撕裂时患者自己可以听到有响声并伴疼痛。压痛点在肱骨大结节的顶部或内侧。当上肢外展时压痛就不明显，因为此时肱骨大结节已移至肩峰下面。患者有"疼痛弧"，有些患者连上肢外展的最初 15° 亦无法完成。在肩上举 60° 后如需继续上举则可见肩胛骨上抬。如患者站立，两上肢下垂，将肘关节拉向背侧，有时可见患者的肱骨结节突出明显。患者多为40岁以上的男性，肩袖撕裂大多发生于肩袖退行性变的基础上。肩主动活动受限是一个重要的体征。由于肩袖有维持肱骨头在肩盂上的作用，只有肱骨头固定后才能作为支点，再靠三角肌收缩，上肢得以外展，因此如肱骨头不能很好地固定，即使三角肌正常收缩，上臂仍不能外展，这时患者表现为一种典型的肩胛骨上抬的表现，颇具特征性。肩关节被动外展上举及放下时，有典型的"疼痛弧"，以及冈上肌止点处压痛等均有诊断意义。在压痛点用1%利多卡因封闭后，如果症状并不减轻，说明肩袖已有严重的撕裂。

X线平片对诊断肩袖撕裂并无特征性意义，有时可见肱骨与肩峰之间的间隙变狭，这需与健侧比较而且亦较难肯定。肩关节造影有肯定的诊断价值，在肩关节内注入造影剂后由于肩袖撕裂，造影剂可以通过裂口进入肩峰下滑囊中，使该滑囊显影，而正常造影时肩峰下滑囊不应显影，这不但可以了解肩袖有无撕裂而且还可以估计撕裂的大小。MRI也可用于诊断肩袖损伤。此外，肩关节镜检查可以在直视下见到撕裂的部位、大小以及肩峰下滑囊的状态，更有价值。

完全性肩袖撕裂或症状严重的部分撕裂者需手术治疗，修补撕裂的肩袖，目前倾向于肩关节镜下修复，但开放手术亦可收到较好疗效。手术应同时切除肥厚、增生的肩峰下滑囊。如果手术中发现喙肩韧带增厚、紧张或肩峰下有骨质增生等均应同时切除，以解除这些结构对肩袖的压迫及磨损，术后应用外展活动装置固定，并逐渐开始在此装置上进行功能锻炼。

第六节 肩关节不稳定

（一）定义

传统的肩关节不稳定只表示前方或后方脱位。随着肩关节外科的发展，肩关节不稳定的内涵逐渐扩大。目前，肩关节不稳的定义为创伤或非创伤引起的向前方、前下、下方、后下、后方及前上方单向或多向脱位、半脱位。

（二）分类

最早肩关节不稳定分为创伤性及非创伤性，之后又被分为急性、慢性、复发性及前方、后方不稳定。Thomas将复发性肩关节不稳定分两大类：① TUBS（trauma unidirectional Bankart surgery），此类肩关节有明确创伤史，为单向不稳定，Bankart损伤存在，手术治疗效果满意；② AMBRI（atraumatic multidirectional bilateral rehabilitation inferior），此类无明显创伤史，具有双肩多向不稳定特点，康复治疗尤其增强肩袖力量锻炼效果可观，手术将松弛的关节囊前下部上移亦能获得良好效果。

目前，倾向于将肩关节不稳定按照原因、程度、方向、随意性及急慢性进行综合分类，Silliman提出如下分类：①随意性肩关节不稳定：多发生于青少年，男女之比为2：1，无明确创伤史，不存在Ban-kart及Hill-Sachs损伤，常伴有情感、性格障碍，并以脱位引起别人注意，心理治疗有效，康复及手术治疗效果差；②非随意性肩关节不稳定中前脱位发生率为95%，后脱位发生率只有2%~4%，其中96%由创伤引起，4%由积累性劳损或关节囊过度松弛引起。

（三）诊断

1. 年龄

肩关节脱位后复发与年龄密切相关。20岁以下、20~40岁、40岁以上三个年龄组的复发率分别为90%、60%、10%。老年人首次脱位后常引起肩袖撕裂及肱骨大结节骨折，复发率较年轻人低。

2. 病史与体检

90%的肩关节不稳定可通过病史及体检确诊。复发性肩关节不稳定常有创伤后脱位或半脱位病史，或上臂过头反复活动史，主要症状为肩部疼痛，易疲劳，上臂放射性麻木、刺痛。肩"滑进滑出"不稳定感，有时仅表现为"肩峰撞击综合征"。

肩关节前方不稳定时，肩外展、外旋受限，大结节及肱二头肌腱处有压痛。肩关节后方不稳定时，肩内收、内旋受限。前方不稳定时，恐惧试验（apprehension test）大多阳性，患臂外展45°并外旋，此时患者一般无任何恐惧感，当上肢外展至90°然后外旋，绝大多数患者感到肩后疼痛并有即将脱位的预感而产生恐惧，拒绝进一步外旋。

麻醉下体检被认为是最有效的非侵害性检查手段，适用于肌肉发达、症状典型、但体检及 X 线检查不能确诊者。

3. X 线检查

常规摄肩关节正位片、侧位片。腋窝轴位片显示盂缘、喙突、肱骨头及其相互关系。喙突正位片能很好显示 Hill-Sachs 损伤。应力下摄片，显示肱骨头向前、后、下方移位程度。患肩上提，摄正位片，若有盂肱关节滑脱现象，说明肩关节不稳定存在。患肩下垂并向下牵引，摄正位片，如肱骨头有明显下移现象，说明下方不稳定存在。

4. 肩关节造影

对诊断肩关节囊、盂唇及肩袖损伤有一定意义，目前常采用空气和造影剂做双重对比造影。如造影显示肩胛下滑囊、腋隐窝持续扩大提示关节囊松弛。肩关节注入造影剂后，向下牵引并内旋患臂，摄正位片，可见造影剂积聚于肱骨头上方形成"雪帽"征，这是肩关节不稳定最典型的 X 线表现。正常情况下，盂唇前侧呈尖三角形，后侧呈圆形。如盂唇呈不规则形表示磨损，造影剂漏入盂唇表示 Bankart 损伤存在，盂唇缺如表示创伤性磨损或大块 Bankart 损伤伴移位。

5. CT 与 CTA

CT 可以清晰显示 Hill-Sachs 损伤、盂缘骨软骨病变及关节内游离体。尤其对关节盂或肱骨头倾斜畸形，盂、头大小比率的鉴别比普通 X 线片优越。造影 CT（CTA）是关节造影与 CT 相结合的检查手段，可显示关节囊、盂唇、肱骨头及肩袖病变。

6. MRI

近年来，MRI 在肩关节不稳定及肩袖损伤的诊断中被日趋重视。可显示盂唇撕裂、关节囊自盂部撕脱、盂肱韧带撕裂、肩胛下肌萎缩及肩袖撕裂，在这方面 MRI 比关节造影、CT、CTA 优越。MRI 可以确定肩袖撕裂程度、部位。强调肩袖损伤与冈上肌萎缩及肩峰、肩锁关节退变有关，肩袖的退行性肌腱炎亦可导致不同程度的肩关节不稳定。MRI 的质子密度像对盂唇的不正常形态，盂唇撕裂信号改变，能更加清楚显示。磁共振造影（MRA）可以清楚地显示盂肱韧带的结构完整性。

7. 关节镜

可以直接观察到肩关节内病理改变及脱位方向，有利于手术入路及方法选择。与麻醉下体检结合对病变轻微、难确诊的肩关节不稳定有一定诊断价值。镜下可以看到：①盂唇呈边缘性或"桶柄状"撕裂，前下方盂唇撕裂多见，与肩关节不稳定密切相关；前上方盂唇撕裂多发生于投掷运动员，与肩关节不稳定无关；上方盂唇撕裂称"SLAP"损伤，损伤机制不清楚。②肱骨头表面软骨面受侵蚀，后上方 Hill-Sachs 损伤。③关节腔内游离体、肩盂前下缘骨刺形成。④关节囊松弛，AIGHL 撕裂或瘢痕化，肩胛下滑囊或腋隐窝扩大。⑤冈上肌、冈下肌撕裂、退变，而肩胛下肌病变在镜下难显示。另外，关节镜可以同时取出关节腔内游离体，直接修补损伤的盂唇、关节囊。

（四）治疗

保守治疗主要是增强三角肌、肩袖及肩胛带肌肌力锻炼，治疗非创伤性半脱位优良率可达 80%，而治疗创伤性半脱位优良率仅 16%。手术方法有 150 余种，常用的有 Bankart 手术、Bristow 手术、Putt-Platt 手术、Magnuson-Stack 手术及 DuToit 手术等，每种方法都存在一定并发症，目前不主张将肩胛下肌腱切断，而是将其自中下 1/4 处水平位劈开来显露关节囊，再将关节囊 T 形切开。关节镜下修复盂唇、关节囊、盂肱韧带损伤已成为治疗首选方法。现在关节镜修复盂唇损伤中倾向用可吸收材料代替螺丝钉、U 形钉等金属材料。后者有松动、移位及断裂等并发症，因而术后复发率高达 15%～30%，运用可吸收材料术后复发率仅有 10%。术后积极进行主动或被动的肩周肌肉康复锻炼是维护手术效果的重要步骤，三角肌、肩袖肌群及肱二、三头肌肌力增强对维持盂肱关节稳定性具有重要意义。

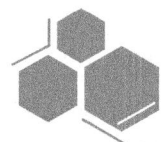

第六章 上肢骨折

第一节 锁骨骨折

锁骨为"S"形细长管状骨，是上肢与躯干的联结与支撑装置，外 1/3 呈扁平状，中 1/3 为圆柱状，内 1/3 呈棱柱状，外 1/3 凸向后，内 2/3 凸向前。锁骨中外 1/3 段交界处最薄弱，是骨折的好发部位。锁骨骨折好发于青少年，幼儿也较多见，占全身骨折的 4%～5%，少数移位严重的骨折可导致锁骨下血管与臂丛神经损伤。小儿锁骨骨折时，因暴力多较轻，且小儿骨膜厚韧，以无移位或轻度成角者多见。产伤所致锁骨骨折多无明显移位，婴幼儿则于活动患肢或压迫锁骨时因疼痛而啼哭。

一、X 线诊断与分型

锁骨骨折通过简单的 X 线检查可以得出诊断。但为了更好地显示骨折结构和移位情况，可采用前斜位摄片，即将对侧肩胛骨下垫高以减少 X 线摄影暗盒的遮挡（前后位），再将放射线偏向头侧 20°摄片，以使锁骨的影像远离胸廓。在评估锁骨内固定时，则可行前臂外展—前弓位（前臂外展 135°反射角偏向头侧 25°）摄片。

锁骨近端和远端末端的骨折往往很难显示。近端骨折非常少见，特别是延伸至胸锁关节的骨折，偏头侧位 X 线摄片对观察前后方的骨折移位情况十分有帮助，CT 检查的显示更为清楚。而 Zanca 位（偏头侧 15°肩锁关节前后位软组织摄影术）对诊断锁骨远端骨折最有帮助。而锁骨中段骨折，因为上臂重力是骨折移位的主要力量，因此只需患者站立位摄片即可。上肢应力摄片可用来判断喙锁韧带的完整性。穿胸位摄片有助于确定关节内Ⅲ型骨折喙突的完整性，以便于手术方案的制订。

按暴力作用的方向、大小等，锁骨骨折可发生于外侧、中段和内侧，其以中段多见，常用的分型有以下几种。

（1）Allman 分类：是最常用的分类方法，Allman 把锁骨骨折分为 3 组：Ⅰ组为锁骨中 1/3 骨折，Ⅱ组为锁骨外侧 1/3 骨折，Ⅲ组为锁骨内侧 1/3 骨折。每一组又分为 3 个亚组：A 亚组代表骨折无移位，B 亚组代表骨折有移位，C 亚组代表粉碎性骨折。尽管此种分类能够描述损伤的部位，但对骨折的移位、粉碎和短缩的程度无法描述，且对治疗方法和预后也无法判断。

（2）OTA 分类：按 OTA 分类，将锁骨骨折分为内侧端骨折、骨干骨折和外侧端骨折。骨干骨折按照长骨干的分型方法，分为 A（简单）、B（楔形）、C 型（复杂），共 9 个亚型。

（3）锁骨远端骨折 Neer 分类：Neer 推荐将 AllmanⅡ组的锁骨远端骨折再分为以下 3 型（图 6-1）。

Ⅰ型：骨折无移位，位于喙锁韧带和肩锁韧带之间，喙锁韧带无断裂，正位片不易发现。
Ⅱ型：常并发喙锁韧带断裂，骨折易移位且不稳定。
Ⅲ型：多为锁骨远端粉碎性骨折，可波及关节内，易漏诊。

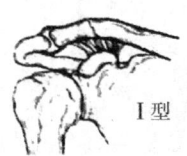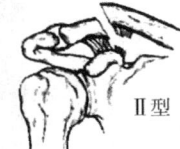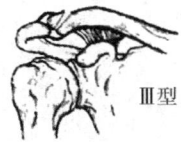

图 6-1　锁骨远端骨折 Neer 分型

Rockwood 则将 Neer Ⅱ型进一步分为两个亚型，ⅡA 型为远端骨折端锥状和斜方韧带均完整，ⅡB 型为近端骨折端不稳定伴锥状韧带断裂（图 6-2）。

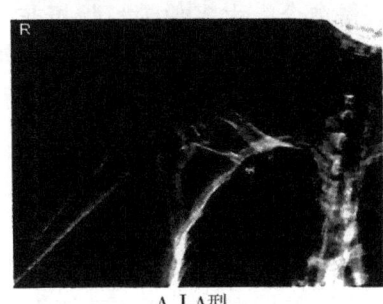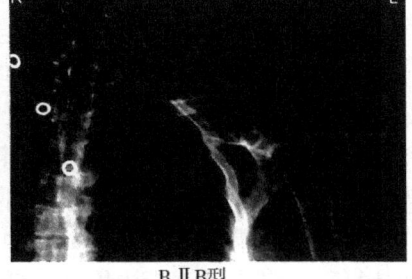

A. ⅠA型　　B. ⅡB型

图 6-2　锁骨远端骨折

（4）Craig 分类：Craig 将 Allman 和 Neer 分类相结合提出了更为详细和全面的分类方法，比 Allman 分类能够提供更多骨折的描述和功能的信息，并且包括了一些不常见的损伤，如骨骺分离和套状锁骨骨折等（表 6-1）。

表 6-1　锁骨骨折的 Craig 分类

分组	临床表现
Ⅰ组	锁骨中 1/3 骨折
Ⅱ组	锁骨外 1/3 骨折
Ⅰ型	无移位骨折
Ⅱ型	骨折处移位位于喙锁韧带内侧
ⅡA	锥状和斜方韧带均完整
ⅡB	锥状韧带断裂，斜方韧带完整
Ⅲ型	关节面骨折
Ⅳ型	骨膜袖套骨折（儿童）
Ⅴ型	粉碎性骨折，韧带附着点在粉碎骨块上，不在近远端
Ⅲ组	锁骨内 1/3 骨折
Ⅰ型	无移位骨折
Ⅱ型	移位伴韧带断裂
Ⅲ型	关节内骨折
Ⅳ型	骨骺分离（儿童和未成年人）
Ⅴ型	粉碎性骨折

锁骨骨折后的典型移位见图 6-3、图 6-4，内侧端因受胸锁乳突肌作用向上、后移位，外侧端则因骨折断端本身重力影响及胸大肌上位肌束的牵拉而向前、下移位，断端同时出现短缩重叠移位。

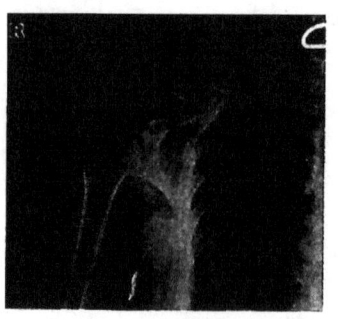
图 6-3 右锁骨中段骨折，移位明显

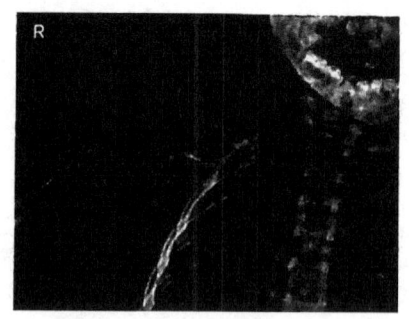
图 6-4 患儿 9 个月，右锁骨中段骨折，轻度移位

二、治疗原则

锁骨骨折的治疗目的是尽可能使骨折在解剖位置获得愈合。大多数锁骨骨折非手术治疗具有很高的愈合率，非手术治疗锁骨易重叠愈合，对外观有一定影响，但极少影响功能。对于明显移位、严重粉碎性骨折及短缩 > 2 cm 的骨折，患者对非手术治疗的疗效并不满意，通常采用手术治疗。但手术治疗不当可导致内固定物松动、断裂、应力集中再骨折、骨折不愈合及伤口感染等。

（1）青枝骨折或成人无移位的骨折单用颈 - 前臂吊带保护 3 ~ 6 周。

（2）移位的骨折需手法复位、"∞"形绷带或环圈固定。

（3）不稳定性骨折、锁骨外端移位骨折、并发血管神经损伤或开放性骨折需考虑切开复位内固定。

（4）锁骨骨折切开复位后多采用钢板内固定，锁骨远端骨折也可采用关节镜下的微创固定。

三、典型病例

典型病例如图 6-5 ~ 图 6-8 所示。

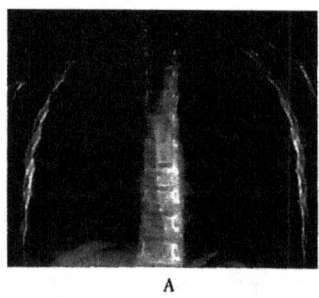
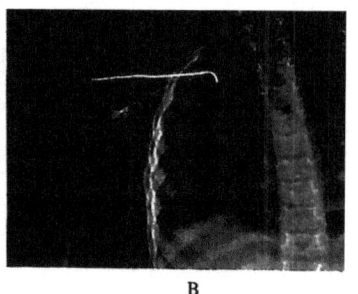

A　　　　　　　　　　B

图 6-5 儿童锁骨中段开放性骨折微创内固定

锁骨中段开放性骨折后成角移位，闭合复位后经皮弹性髓内钉微创内固定，术后 X 线片示对位对线良好

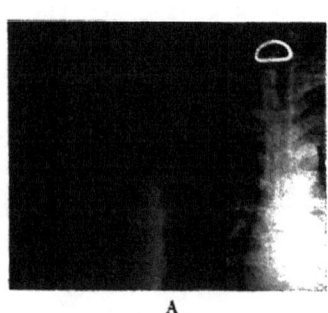
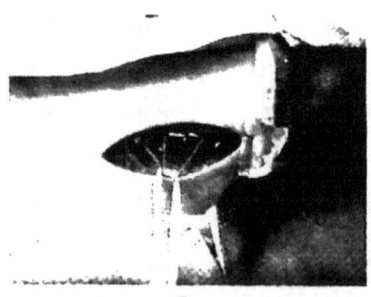
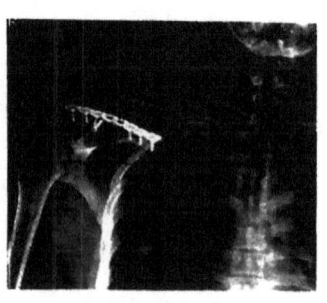

A　　　　　　　　B　　　　　　　　C

图 6-6 成人锁骨骨折重建钢板内固定

A. 右锁骨中段粉碎性骨折；B. 予重建钢板内固定，术中注意显露并保护锁骨上神经；C. 术后 X 线片示复位固定良好

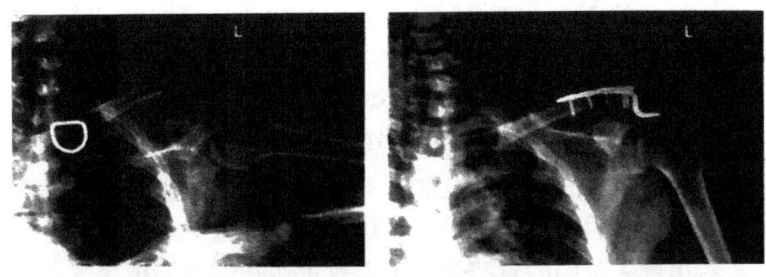

图 6-7　左锁骨远端粉碎性骨折，予钩锁钢板内固定

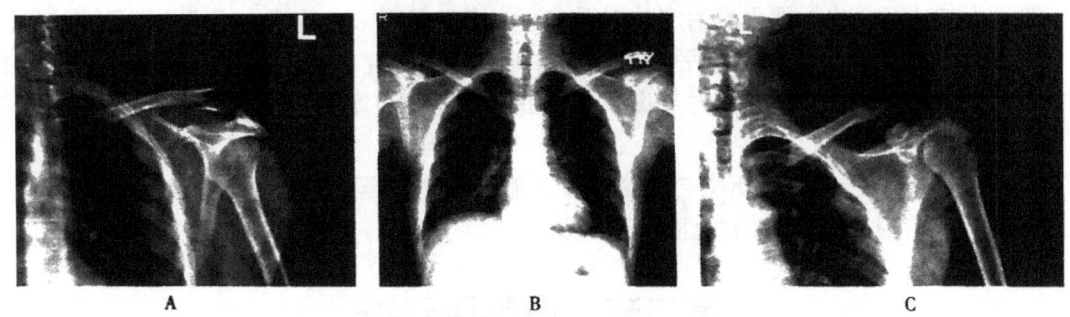

图 6-8　左锁骨远端骨折，解剖钢板内固定

A. L X线片示左锁骨远端骨折，近折端向上移位；B. 予解剖钢板内固定；C. 术后 8 个月内固定取出，骨折愈合良好

四、并发症

（1）锁骨骨折的并发损伤：锁骨骨折并发肩胛颈骨折导致不稳定的肩胛带，称为浮肩损伤（图6-9）。锁骨骨折也可并发第一肋骨骨折、胸部及肺损伤等。锁骨骨折并发肋骨骨折时，多见于上肋骨折，站立位胸部 X 线检查十分必要，可以鉴别是否并发气胸。而当锁骨骨折端的分离大于 1 cm 时，常可发生肩胸分离和（或）臂丛神经牵拉伤。

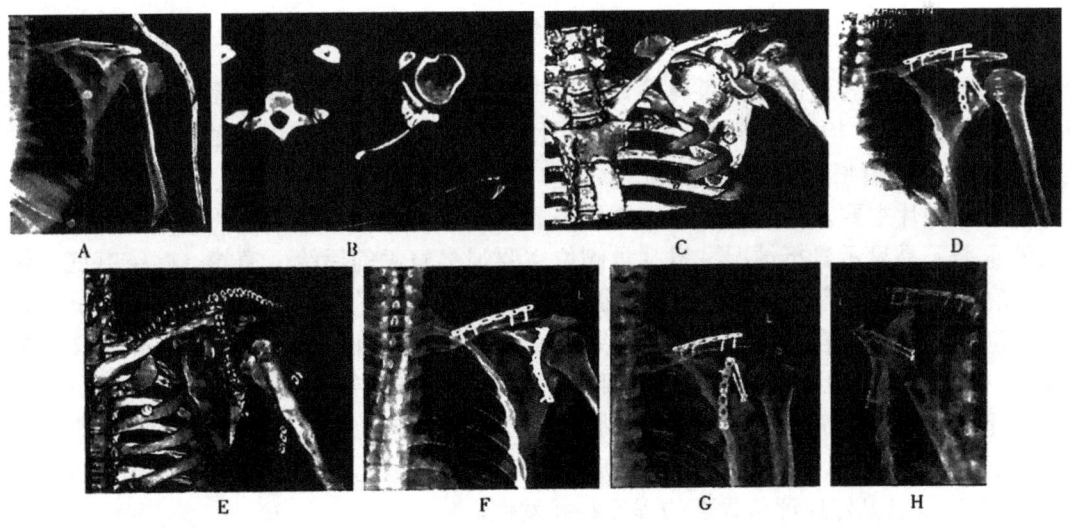

图 6-9　左浮肩损伤

X线片示左锁骨中段、肩胛颈、肩胛盂粉碎性骨折，第 7 肋骨骨折（A）；CT平扫（B）三维重建（C）显示骨折线及移位更清楚，行切开复位钢板及空心钉内固定，术后 X 线片（D）及 CT 三维重建（B）均显示骨折复位良好，术后 2 个月复查，骨折对位对线良好，有部分骨痂生长（F-H）

（2）骨折延迟愈合与骨不连：锁骨骨不连是指损伤或术后 6 个月临床和 X 线片均显示骨折没有愈合的征象。总发生率为 0.5%～5%，外侧 1/3 骨折发生率最高。非手术治疗的发生率为 0～2.2%，而手术

治疗的发生率为3.7%～4.6%。其原因主要有制动不良、软组织嵌入骨折端、严重创伤、手术时骨膜剥离广泛或内固定不当等。可采用开放复位、植骨和钢板坚强内固定，极少再发生骨不连。

（3）感染：锁骨骨折或骨不连手术治疗后的感染是一种破坏性的并发症，文献报道深部感染率为1.2%。感染或骨髓炎的重建治疗，特别是骨不连造成的骨大范围缺损，往往是非常困难的。初期治疗包括外科清创，虽然骨移植物和金属内固定是稳定的，但经典的治疗包括去除所有移植物和金属固定物，随后静脉滴注抗生素4～6周，然后进行重建手术。若在锁骨重建手术中发现显性感染，则应停止手术。软组织的覆盖非常重要。若出现大范围的骨缺损，则需行带血管的骨移植修复。

（4）畸形愈合与骨痂过度生成：非手术治疗后畸形愈合常见。儿童塑形能力较强，成人虽不能自行矫正，但一般不影响功能，也无须手术治疗。因手术瘢痕增生可能影响美观，或损伤锁骨上神经产生疼痛。但如有明显的骨刺形成，或骨痂高低不平且压迫锁骨下血管神经症状明显时，可手术凿除骨痂或骨刺。

（5）胸锁关节或肩锁关节创伤性关节炎：如症状严重非手术治疗无效，可行锁骨外端切除术或成形术。

（6）胸廓出口综合征：偶见骨折愈合后锁骨下血管及臂丛神经损伤，可能与过量骨痂形成及活动性骨不连压迫所致，较少因骨折移位的急性损伤造成。

第二节 肩胛骨骨折

肩胛骨包括体部、肩胛冈、肩峰、喙突、肩胛颈及肩盂，为一扁而宽的不规则骨，位于胸廓上方两侧偏后，肩胛骨平面与胸廓冠状面成30°～40°角。肩胛骨对稳定上肢及发挥上肢功能起重要作用。肩胛骨周缘部位骨质明显增厚，且被丰厚的软组织包绕，形成完整的肌肉保护垫。

肩胛骨骨折较少见，常为多发伤的一部分，发生率占所有肩胛带损伤的3%～5%，占所有骨折的0.4%～1%，其中体部骨折占肩胛骨骨折的49%～89%，其次为肩胛颈骨折，只占6%～10%。肩胛骨骨折的平均年龄为35～45岁。肩胛骨多因仰卧位跌倒或由高能量暴力直接作用于肱骨近端外侧，因肱骨头撞击盂窝所致，可伴有肋骨骨折，并可有胸部并发症。外力也可自侧后方直接撞击肩胛骨骨突部位，如肩胛冈、肩峰或喙突造成骨折，肌肉或韧带的牵拉则可造成撕脱骨折。

一、影像学诊断

怀疑肩胛骨骨折时，需要常规拍摄肩胛骨前后位和肩胛骨侧位片，有时需加拍腋窝位。通常肩胛骨正位、切线位、腋位及CT检查可清楚显示肩胛骨骨折，腋位及CT检查可清楚地判断肩胛盂骨折，头侧倾斜位及Stryker位片可清晰地显示喙突骨折。

肩胛骨前后位摄片主要观察肩胛骨的整体形态、盂窝骨折及关节的对应关系，但喙突与关节盂突、肩胛冈与肩峰重叠不易显示骨折情况。肩胛骨侧位主要观察肩盂前后缘、肩峰、喙突基底、锁骨远端骨折脱位情况。肩胛骨腋位片主要判断盂窝缘骨折、肩峰、喙突基底、锁骨远端及肱骨头的骨折脱位情况。肩峰骨折时，应注意与不闭合的肩峰骨骺相鉴别。喙突骨折少见且易漏诊，Froimson建议将X线球管向头侧倾斜45°～60°前后位而暗盒则置于患侧肩下或行Stryker位片可清楚显示。外展位可以避免与其他骨性结构的重叠，可以更清晰地显示喙突。胸部正位片和穿胸位片，由于胸部的重叠影可遮盖肩胛骨的复杂结构，容易漏诊骨折。对患者存在持续肩关节疼痛、明显无力和X线不能明确的可疑骨折时，行CT平扫及三维重建可以更好地评价骨折的程度和并发症。

二、分类

肩胛骨骨折有多种不同的分类方法。

（1）Ada JR和Miller ME分型（图6-10）：按肩胛骨的解剖结构分为4型，Ⅰ型：突起骨折；Ⅱ型：颈部骨折；Ⅲ型：关节盂骨折；Ⅳ型：肩胛体骨折。

（2）Zdravkoic和Damholt分型：分为3型，Ⅰ型：体部骨折；Ⅱ型：骨突部骨折，包括喙突、肩峰骨折；Ⅲ型：肩胛骨外上部骨折，包括肩胛颈、关节盂骨折。其中移位或粉碎的Ⅲ型骨折虽少，约只占全部肩胛骨骨折的6%，但通常需要手术治疗且治疗较为困难。

（3）Thompson 分型：分为3型，Ⅰ型：喙突、肩峰和体部小的骨折；Ⅱ型：关节盂和颈部骨折；Ⅲ型：较大的肩胛骨体部骨折。其中Ⅰ型和Ⅱ型并发损伤多见。

（4）肩盂骨折的 Ideberg 分型（图6-11）：Ideberg 根据肩盂骨折部位结合损伤机制，将其分为5型，Goss 增加了粉碎性的第6型。

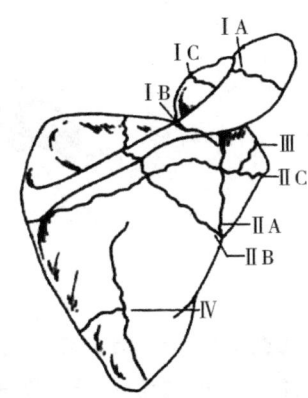

图6-10 肩胛骨骨折的 Ada JR 和 Miller ME 分型

ⅠA-肩峰骨折；ⅠB-肩峰-肩胛冈基底骨折；ⅠC-喙突骨折；ⅡA-邻近肩胛冈-肩峰基底的颈部骨折；ⅡB-累及肩胛冈或肩峰基底的颈部骨折；ⅡC-横行颈部骨折；Ⅳ-肩胛体骨折

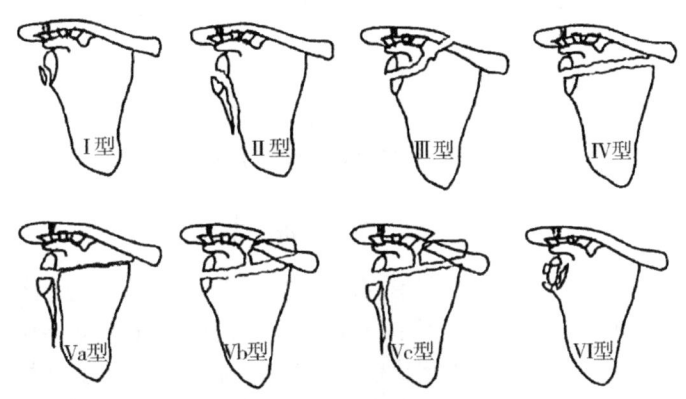

图6-11 Ideberg 将肩胛盂骨折分为Ⅴ型，加上 Goss 的Ⅵ型

①Ⅰ型：肩盂前缘或前下骨折。

②Ⅱ型：盂窝下部骨折，三角骨块随半脱位的肱骨头移位；暴力自上而下经肱骨头作用于肩盂。包括两种亚型：Ⅱa型为盂窝下部斜形骨折，Ⅱb型为盂窝的横形骨折。

③Ⅲ型：盂窝上半部横行骨折，骨折线经过肩胛颈向上、内方延伸，常并发肩峰锁骨端骨折、肩锁关节脱位或累及肩胛上神经。

④Ⅳ型：盂窝中央横行骨折，骨折线经肩胛骨颈至肩胛骨内缘，常并发损伤及关节对应关系改变。

⑤Ⅴ型：Ⅵ型并发前述骨折形式不同的组合，常有不同程度的关节面分离及肱骨头脱位，可能并发神经血管损伤。其中Ⅴa型具有Ⅵ+Ⅱ型骨折特征，Ⅴb型具有Ⅵ+Ⅲ型骨折特征，Ⅴc型具有Ⅱ+Ⅲ+Ⅵ型骨折特征。

⑥Ⅵ型：肩盂后缘骨折，常并发肱骨头后脱位，为严重的盂窝粉碎性骨折。

（5）肩峰骨折的 Kuhn 分型：分为以下3型。

①Ⅰ型：无明显移位，包括ⅠA（撕脱骨折）和ⅠB（完全骨折）。

②Ⅱ型：移位但未造成肩峰下间隙缩小。

③Ⅲ型：肩峰骨折肩峰下间隙缩小，伴有肩峰下移位或伴有明显移位的关节盂颈部骨折。

（6）喙突骨折分型：喙突骨折较少见，但仍可有以下三种分型方法。

①解剖分型：分为喙突尖骨折、喙肩韧带和喙锁韧带之间的骨折及喙突基底部骨折3型。

②Ogawa分型（图6-12）：Ogawa等将骨折部位以喙锁韧带附着点为界，将喙突骨折分为2型，Ⅰ型：喙锁韧带附着点以近；Ⅱ型：喙锁韧带附着点以远。注意是否并发肩胛上神经损伤。靠近喙锁韧带的骨折通常伴有肩锁关节脱位、锁骨骨折、上部肩胛骨骨折或关节盂骨折，可能需要手术固定。

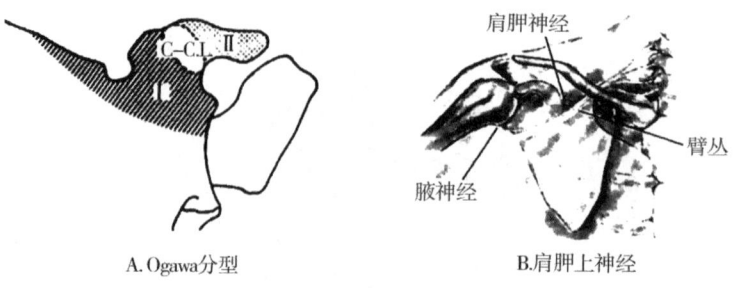

图6-12 喙突骨折Ogawa分型与肩胛上神经

③Eyres分型（图6-13）：Eyres根据喙突骨折部位不同分为5型，a.Ⅰ型为喙突尖或骨骺骨折；b.Ⅱ型为喙突中部骨折；c.Ⅲ型为基底部骨折；d.Ⅳ型为波及肩胛骨上部的骨折；e.Ⅴ型为波及关节盂窝的骨折。同时根据是否附带肩锁关节损伤影响肩胛骨的稳定性而进一步分为A、B两个亚型。

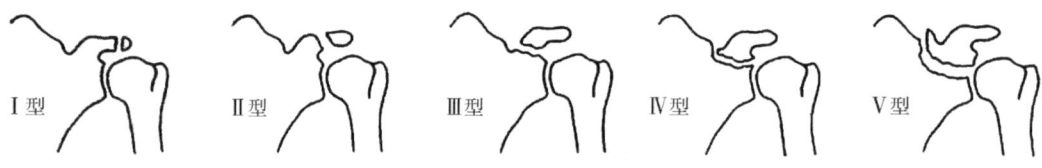

图6-13 喙突骨折的Eyres分型

三、治疗原则

肩胛骨周围有较多肌肉包绕和丰富的血液供给，肩胛骨骨折多数移位较轻，用非手术疗法容易获得骨折愈合，常能有良好的功能恢复。仅少数需手术治疗：①肩胛骨严重移位骨折，尤其是肩盂部移位骨折，应尽早恢复盂肱关节的对应关系及稳定机制，以减少创伤性关节炎的发生；②并发神经血管损伤；③开放性骨折或多发性损伤；④非手术疗法不能改善严重移位的骨折。

四、典型病例

典型病例如图6-14～图6-15所示。

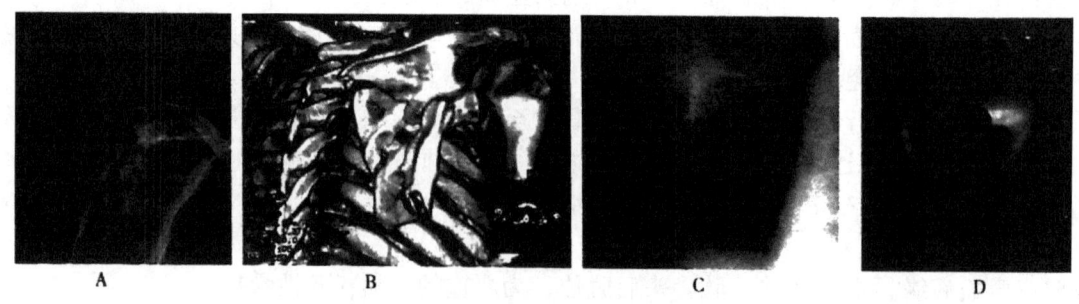

图6-14 肩胛骨体及肩胛冈骨折

X线片示肩胛骨体、肩胛冈多发性粉碎性骨质断裂、断端错位重叠，部分骨折块明显移位（A）。CT三维重建显示更清楚（B）。行腋路切开复位钢板内固定，术后复位良好（C），肩关节功能恢复满意（D）

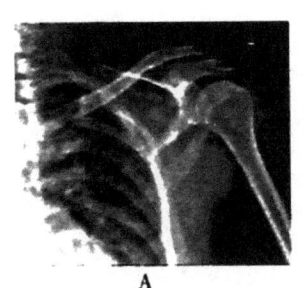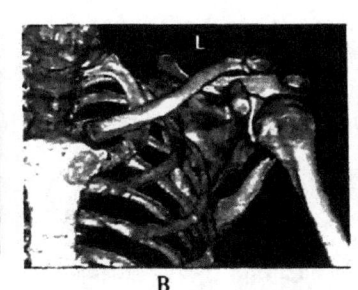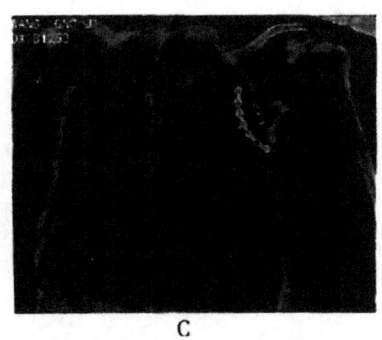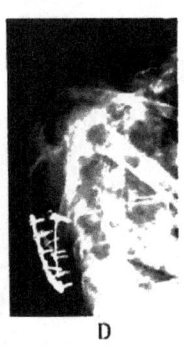

图 6-15　左肩胛骨体部及肩胛盂、左锁骨远端骨折

X 线片示左肩胛骨体部及肩胛盂、左锁骨远端骨折（A），CT 三维重建显示骨折移位情况（B），予钢板内固定术后复位良好（C、D）

第三节　肱骨近端骨折

一、概述

肱骨近端包括肱骨头、大结节、小结节及肱骨近干骺端组成。大小结节之间形成结节间沟，其中有肱二头肌肌腱长头通过。在肱骨头与肱骨大、小结节之间有一很短的相对稍狭窄的部分称为肱骨解剖颈。在大、小结节之下的部分称为肱骨外科颈，是临床常发生骨折的部位。肱骨近端有丰富的血运，肱骨头血运主要来自旋肱前、后动脉。在冠状面上，肱骨头与肱骨干相交成 130°～135° 角；在横断面上肱骨头向后倾斜，与肘关节横轴相交 20°～30°。肩峰与喙肩韧带及喙突共同形成喙肩弓。喙肩弓为一坚强的骨韧带结构，肱骨上端、肩袖和肩峰下滑囊皆位于其下方。肱骨近端或肩峰骨折时，可损伤此滑囊结构，造成滑囊壁纤维增厚和粘连，影响盂肱关节的活动。此外，肱骨近端的移位骨折也可能损伤喙肩弓底部的光滑，产生骨性阻挡撞击症状。正常肱骨上端由致密的网状骨小梁构成，其强度大于关节囊及韧带强度，因而青壮年肩部外伤可导致关节脱位或骨折脱位，儿童则易造成肱骨上端的骨骺分离，而老年患者肱骨上端骨质疏松，骨强度大大减弱，轻微外力即可造成骨折。

肱骨近端骨折是指包括肱骨外科颈在内及其以上部位的骨折。造成肱骨近端骨折最常见的外伤机制是上肢伸展位摔伤，或上臂过度旋转（特别是外展位过度旋转）时摔伤所致。由于骨质疏松、骨强度减弱，轻微或中等强度外力即可造成骨折。高能量暴力损伤多造成年轻患者肩关节脱位或并发骨折，常伴多发伤，易于漏诊，延误治疗，应引起警惕。肩部侧方直接暴力可造成肱骨大结节骨折。此外，少见的电击伤也可导致骨折或骨折脱位。

临床上肱骨近端骨折多见，占全身骨折的 4%～5%。成人以外科颈和大结节骨折多见，常并发肩关节脱位。老年人，尤其骨质疏松女性最多见。多数患者（80%～85%）骨折移位不明显，可采用非手术治疗，对损伤严重、移位明显的骨折需要手术治疗。

（一）肱骨近端骨折分类

肱骨近端骨折较复杂，其中大部分无移位或轻微移位的骨折，与移位骨折的治疗与愈后明显不同，因此准确分类十分重要。以往分型多按骨折线的部位（如解剖颈、外科颈、大小结节骨折）或按受伤机制及成角方向来分类（如外科颈骨折分为内收型、外展型等），这些方法仍在广泛使用，但对复杂的骨折不能清楚描述。目前广泛采用 Neer 分类，以及在此基础上改良的 AO 分类。

（1）Neer 分类：Codman（1934 年）将肱骨近端分为肱骨头、大结节、小结节和肱骨干骺端四部分。Neer（1970 年）在此基础上，根据骨折部位、骨折数目和相互之间的移位程度进行分类，即以移位大于 1 cm 或成角畸形大于 45° 为标准进行分类，分别称为一至四部分骨折（图 6-16）。Neer 分类不强调骨折的平面和发生机制，对骨质疏松程度也缺乏描述。

一部分骨折：肱骨近端骨折，如果移位没有达到标准，无论骨折线的数量，骨折都将被视为无移位或轻微移位。

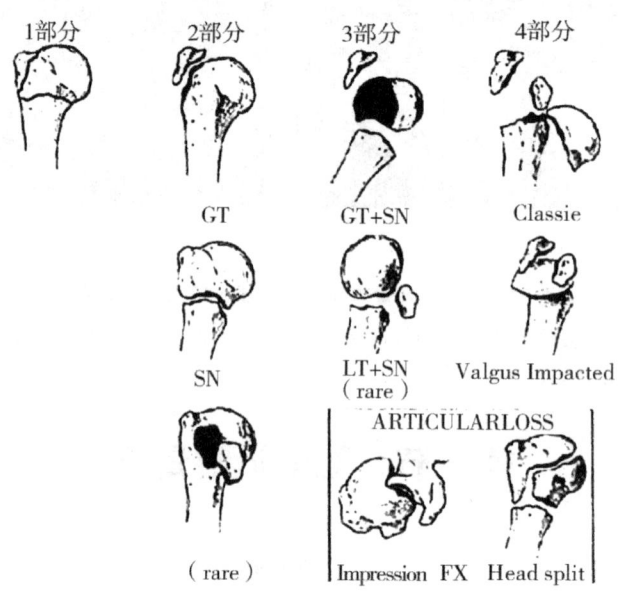

图 6-16　肱骨近端骨折 Neer 分类

二部分骨折：某一主骨折块与其他三个部分有明显移位。最常见的是肱骨外科颈骨折，其次是肱骨大结节骨折。二部分骨折很少涉及小结节或者解剖颈。

三部分骨折：两个主要骨折块彼此之间及与另两部分之间均有明显移位。包括从大结节（多见）或者小结节产生的肱骨干和肱骨头的移位。

四部分骨折：肱骨近端四个主要骨折块之间均有明显移位，形成四个分离的骨块。此型肱骨关节部、结节与肱骨干相互分离。

需要指出的是，肱骨近端粉碎性骨折的影像学分类十分复杂，有时在一个平面显示为三部分骨折，但在另一平面则显示为四部分骨折。结节骨折有时移位很小，而且由于旋转畸形很难判断，此时需借助 CT 检查鉴别。

外翻压缩型骨折（图 6-17）常见于四部分骨折，但仍有争议。这种骨折只有小结节显著移位时才能认为是四部分骨折。Y 位的 X 线片可根据照片中肱骨头前面的轮廓，判断小结节是否与肱骨头分离移位。这种骨折可通过完整的肱骨内侧软组织袖套保证关节部的血液供应。因此，骨坏死率要小于典型的四部分骨折。

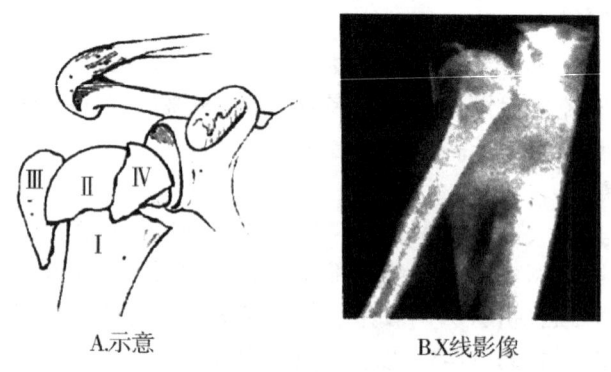

图 6-17　外翻压缩型四部分骨折示意及 X 线片

X 线片示外翻压缩型四部分骨折，肱骨头成角移位 > 45° 大小结节移位，肱骨头旋转，并与肱骨干嵌插成角

（2）根据骨折的移位程度分类：根据肱骨近端骨折的移位程度进一步分为六种类型（表 6-2）。

表 6-2　肱骨近端骨折移位程度的分型

分型	临床表现
Ⅰ	肱骨近端骨折块无移位或移位 < 1cm，骨折端嵌插，无成角或成角 < 45°，骨折稳定
Ⅱ	解剖颈骨折移位，不合并大结节或小结节分离，此型少见。常因骨折畸形愈合或肱骨头缺血坏死导致功能障碍
Ⅲ	外科颈骨折，移位 > 1cm，成角 > 45°，为不稳定性骨折，可分为二部分或三部分骨折，常表现成角、分离和粉碎性骨折，肩袖常不受损伤
Ⅳ	大结节骨折或大结节的一个面骨折移位 > 1cm，多为二部分骨折，常伴肩袖损伤
Ⅴ	单纯小结节撕脱骨折或伴有无移位的外科颈骨折，多为二部分骨折
Ⅵ	肱骨近端骨折并发肱骨近端骨折移位，为三部或四部骨折。肱骨头关节面可能损伤

肱骨近端骨折脱位：骨折伴肱骨头脱出盂肱关节。

肱骨头劈裂骨折和关节面塌陷骨折是特殊类型的肱骨近端骨折。

（3）AO 分型：以损伤的严重程度和肱骨头坏死概率为基础进行分类，更重视肱骨头血供的破坏。它认为当任何一个结节与肱骨头相连时，肱骨头仍可以有部分的血供。它将肱骨近端骨折分为 A、B、C 三型，每一型又根据骨折的移位程度、方向、折端是否嵌插及是否并发脱位分为不同亚型。AO 分类有 27 种亚型，较为复杂，临床应用受到一定限制。见表 6-3、图 6-18。

表 6-3　肱骨近端骨折的 AO 分型

分型	临床表现
A 型	关节外一处骨折，仅包含一个结节，伴或不伴干骺端骨折，肱骨头血液循环正常
A1	肱骨结节骨折
A2	干骺端嵌插骨折（外科颈骨折）
A3	干骺端有移位骨折，骨折端间无嵌插
B 型	严重关节外骨折，其中大小结节均骨折，同时伴干骺端骨折或盂肱关节脱位一部分骨折线可波及关节内，肱骨头血液循环部分受影响
B1	干骺端有嵌插的关节外两处骨折
B2	干骺端骨折无嵌插。骨折不稳定，难以复位
B3	关节外两处骨折伴盂肱关节脱位
C 型	波及解剖颈的关节内骨折。肱骨头血液循环常受损
C1	轻度移位骨折，骨折端间有嵌插
C2	头骨折块有明显移位，伴头与干端嵌插
C3	关节内骨折伴盂肱关节脱位

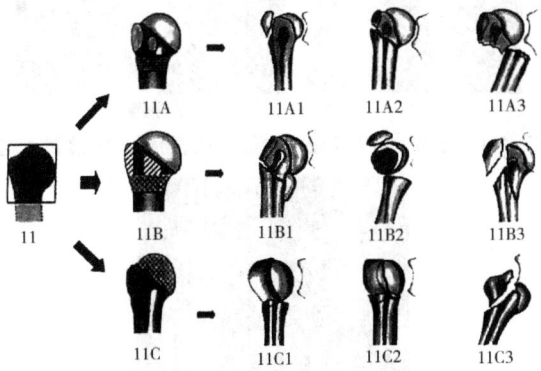

图 6-18　肱骨近端骨折的 AO 分型

（二）X 线诊断

肱骨近端骨折的分型必须依赖 X 线片。标准的 X 线投照位置和高质量的 X 线片是肱骨近端骨折正确诊断、分型的必要条件，也是决定治疗方案和总结评价治疗效果的重要依据。目前对肱骨近端骨折诊断通常采用创伤系列投照方法，包括肩胛骨正位、肩胛骨侧位（肩胛骨切线位）及腋位 X 线片。三个投照平面相互垂直，可以从不同角度显示骨折线、骨折块的移位方向。当肱骨头关节面骨折及骨块移位的程度判断困难时，应行 CT 检查。肩胛骨正位片上肱骨颈干角平均 143°，是垂直于解剖颈的线与平行于肱骨纵轴线的交角。此角随肱骨外旋而减小，随内旋而增大，可有 30° 的变化范围，可用来测量外科颈骨折时的成角畸形。

（三）治疗原则

争取理想复位，尽可能保留肱骨头的血液循环，保持骨折端的稳定，早期功能锻炼。

二、肱骨外科颈骨折

肱骨外科颈在解剖颈下 2～3 cm，相当于肱骨大小结节下缘，胸大肌止点之上，是肱骨干骨密质与肱骨头骨松质的交界处，最易发生骨折，约占全身骨折的 1%，好发于壮年和老年，老年患者因该处骨质大多疏松、脆弱而尤为多发。受肌肉牵拉引起移位。骨折近段受冈上、冈下肌牵拉而外展与外旋移位，骨折远端受胸大肌、背阔肌、大圆肌、肱二头肌和三角肌牵拉向前向内上方移位。如果所受暴力大，骨折移位明显，可损伤腋神经和臂丛神经，以及腋窝处动、静脉。

（一）X 线诊断及分型

伤后肩关节正、侧位 X 线片可证实骨折的存在及移位情况。常见到骨折向内向前的侧方移位和成角畸形。由于暴力作用的大小、方向、肢体的位置及患者原来骨质量等因素，传统的肱骨外科颈骨折可分为无移位骨折、外展型骨折、内收型骨折和粉碎型骨折。骨折的愈后取决于骨折的移位程度和肱骨头血供损害程度。

由于疼痛，难以摄肩关节侧位 X 线片时，穿胸侧位片也能清楚地显示骨折断端之间的关系，了解肱骨头有无旋转、嵌插、前后重叠移位畸形，以便明确有无骨折端向前成角。注意儿童的骨骺线常被误认为骨折。由于骨骺板的位置是倾斜的，因而 X 线片显示为椭圆形而不是一条线，且椭圆形的一部分没有另一部分清晰。

（1）无移位骨折：属 Neer Ⅰ 型骨折，包括裂纹骨折和无移位的嵌插骨折。裂纹骨折通常由直接暴力所致，间接暴力由手掌向上传递，常导致嵌插骨折。肩胛骨的正、侧位片及腋位片，必要时行上臂旋前、旋后位摄片可明确诊断（图 6-19、图 6-20）。

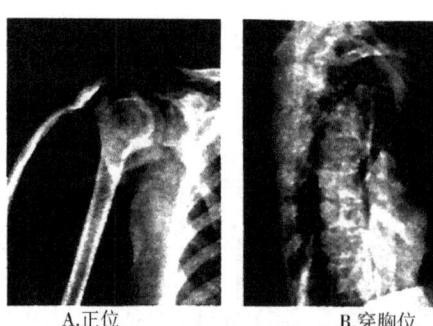

图 6-19　肱骨外科颈裂纹骨折，皮质断裂，断端对位对线

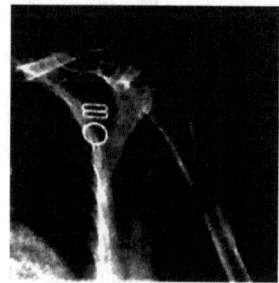

图 6-20　左肱骨近端粉碎性骨折，轻度移位嵌插

（2）外展型骨折：属 Neer Ⅱ 型骨折，多由间接暴力引起，跌倒时上肢外展，手掌着地所致，临床多见。

X 线表现：骨折近端内收，骨折远端外展，外侧骨皮质嵌插于近端断端内侧，形成向内、向前成角移位。或者两骨折端重叠移位。骨折远端移位在骨折近端内侧，形成向前、向内成角畸形（图6-21）。

（3）内收型骨折：属 Neer Ⅱ型骨折，较少见。与外展型骨折相反，跌倒时手或肘着地，上肢内收。X线表现：骨折近段肱骨头外展外旋，骨折远段肱骨干内收，形成向前、向外成角畸形或侧方移位。外侧皮质分离、内侧皮质重叠，大结节与肩峰间距变小，肱骨头有旋转（图6-22～图6-24）。

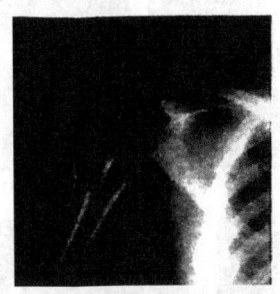

图6-21　肱骨外科颈外展型骨折

肱骨内侧皮质分离，骨折近端内收、远端外展，向内、向上移位成角畸形，肱骨大结节与肩峰间距增宽，肱骨头旋转

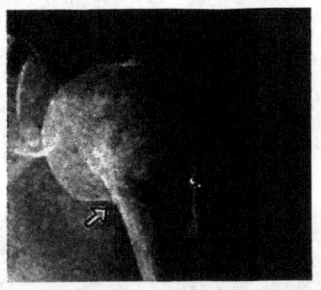

图6-22　左肱骨近端内收型骨折

外侧皮质分离、内侧皮质重叠

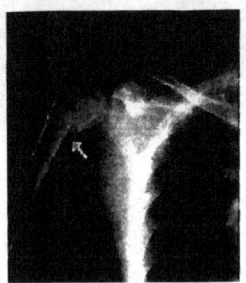

图6-23　左肱骨外科颈内收型骨折

骨头向下倾斜，远端向上移位，肱骨大结节骨折并向上外侧移位

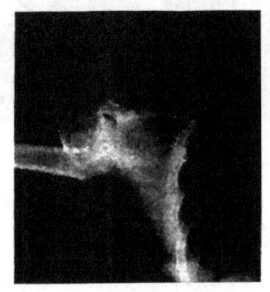

图6-24　肱骨近端粉碎性骨折肱

肱骨头骨折，旋转移位

（4）粉碎型骨折：相当于 Neer Ⅲ、Ⅳ型骨折，或 AO 分型的部分 B 型及 C 型骨折。常发生于中老年人，或骨质疏松者，年轻人常由高能量交通事故或运动所致，较为少见。典型骨折的X线表现是含关节面的骨折块向前向腋窝方向移位，而肱骨干向外侧，大小结节分别向后和前移位。

（二）治疗原则

（1）无移位或轻微移位的外科颈骨折：采用非手术治疗，如支具或夹板固定、颈腕吊带等固定，即可取得满意效果。

（2）移位的外科颈骨折：经闭合复位后，可采用颈腕吊带固定、经皮穿针固定或外固定架固定。对闭合复位不成功、不稳定性骨折、严重粉碎性骨折或经皮穿针不稳定者，采用切开复位内固定。内固定方式较多，目前广泛采用肱骨近端锁定钢板内固定。对高龄严重骨质疏松患者，则可考虑行人工肩关节置换术。

（三）典型病例（图6-25～图6-27）

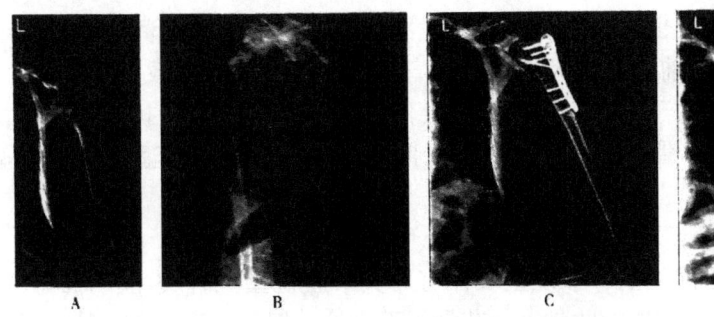

图6-25　左肱骨近端二部分骨折

成角移位（A、B）；切开复位肱骨近端锁定钢板内固定（C、D）

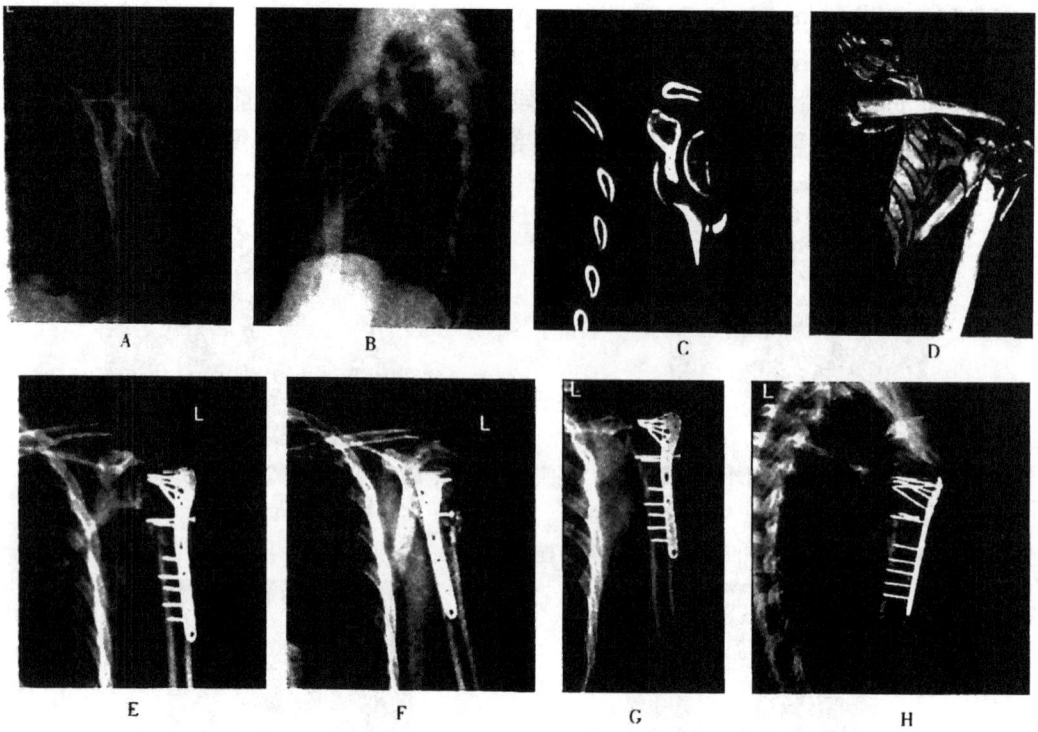

图 6-26 肱骨近端四部分骨折

X 线片（A、B）示肱骨近端四部分骨折，并发肱骨头骨折；CT 平扫（C）及三维重建（D）显示骨折更为清楚，术后 16 个月随访，X 线片示肱骨近端已愈合，肱骨头外形良好（E-H）

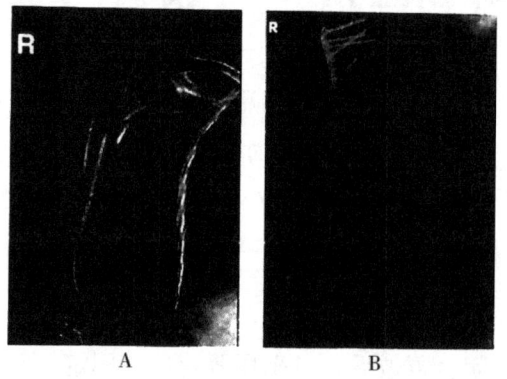

图 6-27 右肱骨近端及肱骨干上段粉碎性骨折

切开复位后钢板螺钉内固定后复位固定良好

三、肱骨大结节骨折

肱骨大结节骨折可单独发生，也可在肩关节脱位时并发发生，由直接或间接暴力引起。跌倒时肩部着地，或重物直接撞击，或肩关节前脱位时大结节撞击肩峰等直接暴力常导致无明显移位的粉碎型骨折；而跌倒时上肢处于外展外旋位，由于冈上、冈下肌的突然收缩导致的撕脱骨折则移位可能较明显，暴力较小时可无明显移位。肱骨大结节骨折不同于其他部位骨折，移位时未经处理，容易引起导致愈合不良、关节活动受限且伴随疼痛。

（一）影像学诊断与分类

根据骨折移位程度可分为无移位型、移位型及伴有肩关节脱位型三种类型。7%～15% 的肩关节前脱位并发大结节骨折（图 6-28）。移位的肱骨大结节骨折不少见，但单纯肩关节正位 X 线片漏诊率较高。多平面的 X 线摄片和 CT 平扫可以明确肱骨大结节移位。

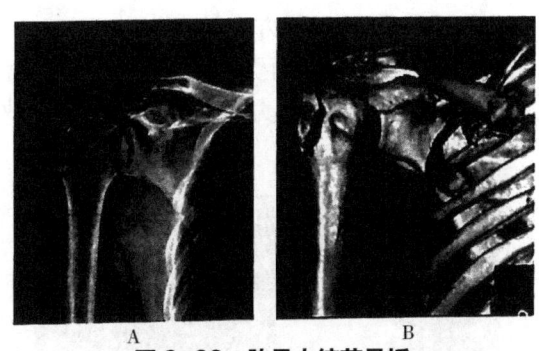

图 6-28　肱骨大结节骨折

车祸伤，X 线片示右肱骨大结节骨折，向后上方移位（A）；CT 三维重建（B）示骨折移位情况

（二）治疗原则

移位 > 5 mm 以上即应考虑手术治疗。对骨质较好者，可采用锚钉、螺钉、张力带或钢板固定，术后早期进行被动功能训练。并发肩关节脱位者，首选闭合复位。肩关节复位后大结节多数即可复位。如移位仍大于 5 mm，则需考虑手术治疗。

（三）典型病例（图 6-29）

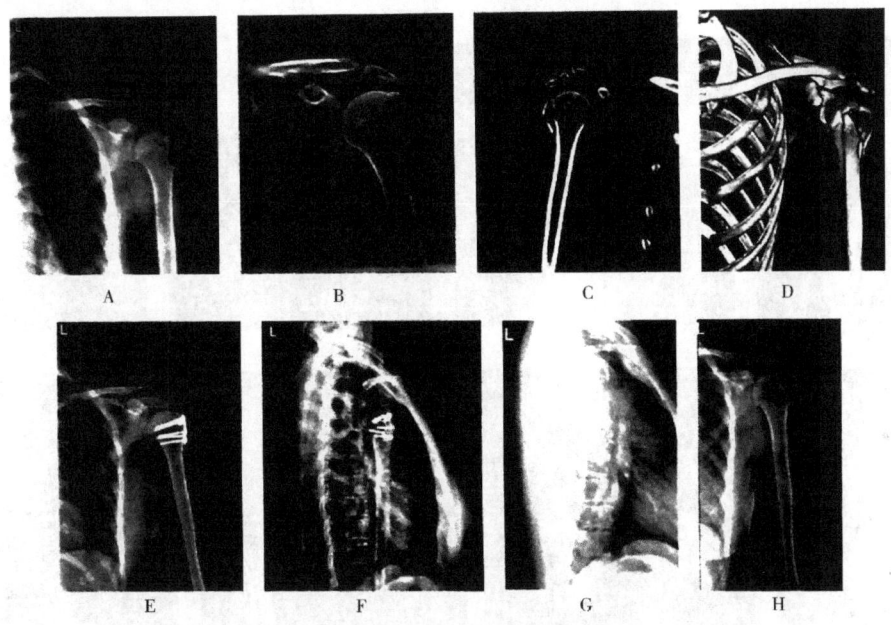

图 6-29　左肱骨大结节骨折并发臂丛不全牵拉损伤

肩关节正位 X 线片（A）显示不清楚，X 线断层片（B）有助于正确诊断，CT 平扫（C）及三维重建片（D）显示骨折块大小及移位情况比较清楚。予切开复位钢板内固定（E）、（F），术后 10 个月骨折愈合，行内固定取出后 X 线片所示（G、H）

四、肱骨小结节骨折

肱骨小结节骨折大多与肩关节的后脱位及肱骨近端粉碎性骨折伴发，罕有单独发生者。损伤机制是由于肩胛下肌突然猛烈收缩牵拉所致，并向喙突下方移位。腋前线的 X 线片有助于检查肱骨小结节的移位程度，为精确地描述移位程度，需行 CT 检查。移位明显的小结节骨折若不复位会影响肩关节的外旋。肩关节后脱位闭合复位后，小结节移位易漏诊，仍明显移位时，则需要切开复位内固定。

五、肱骨头骨折

肱骨头的劈裂骨折和关节面的塌陷骨折是特殊类型的肱骨近端骨折。临床少见，但治疗复杂，且预后欠佳。肱骨头塌陷骨折常并发于肩关节后脱位，根据肱骨头关节面塌陷程度可分为小于 20%、

20%～45% 和大于 45% 三种，不同塌陷采用不同方法治疗，小于 20% 采用非手术治疗，大于 20% 则需要手术治疗。肱骨头劈裂骨折是指肱骨头关节面劈裂成几个部分，而不是指附着于大、小结节骨折上的小部分肱骨头（<10% 或 15%），为高能量暴力所致，常并发肱骨外科颈或大小结节骨（图 6-30、图 6-31）。

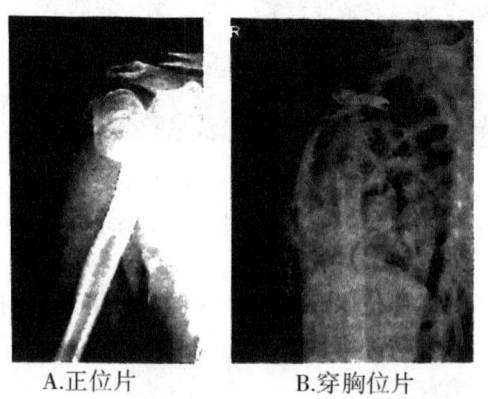

图 6-30　肱骨近端粉碎性骨折，肱骨头旋转移位

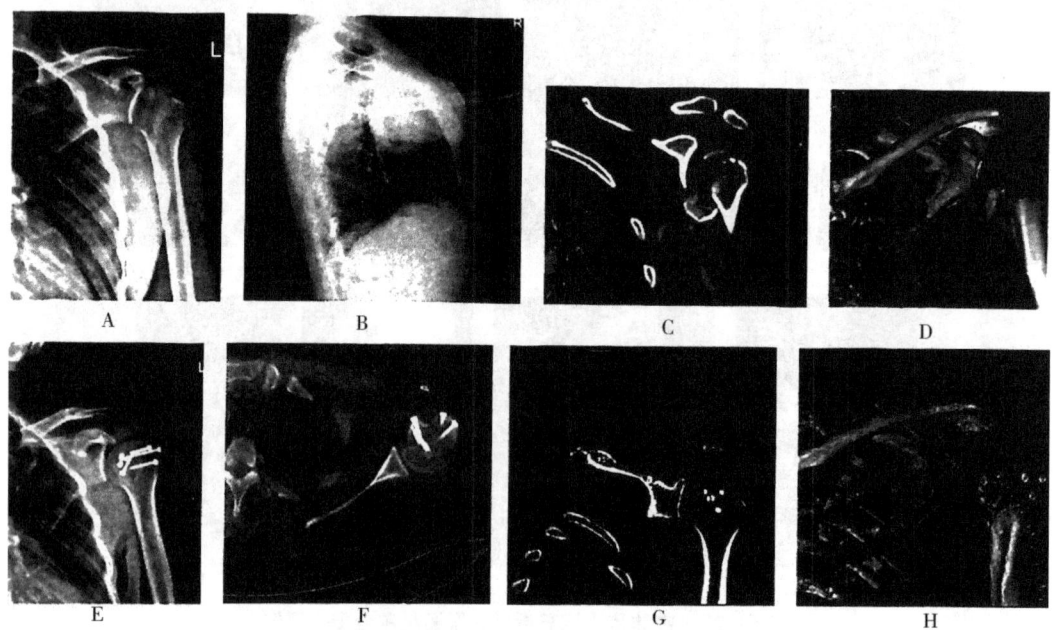

图 6-31　肱骨头粉碎性骨折

左上肢电击伤，X 线片（A、B）示左肱骨头粉碎性骨折，移位明显，CT 平扫（C）及三维重建（D）显示肱骨头劈裂骨折更为清楚，予切开复位螺钉内固定，术后 X 线（E）、CT 平扫（F、G）及三维重建（H）均显示骨折复位良好

六、肱骨近端骨骺分离

在肱骨近端骨骺 18 岁闭合前均可发生，但以 10～14 岁的儿童多见，且影响肱骨发育，应引起重视。可因作用于肩部的直接暴力，或通过肘、手部向上传导的间接暴力导致骨骺分离。暴力较大时，骨骺分离，且常有一个三角形骨片撕下。根据骨骺线的错位情况分为稳定型与不稳定型。后者指向前成角 >30°，且前后移位超过横断面 1/4 者，多见于年龄较大的青少年。需根据骨骺移位及手法复位后情况选择治疗方案。若手法复位失败而骨骺移位明显时，需行切开复位内固定。内固定多采用克氏针交叉固定，对年龄较大的青少年也可酌情采用钢板固定，但需注意避免医源性的骨骺线损伤（图 6-32、图 6-33）。

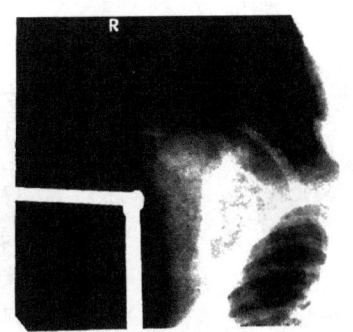

图 6-32 肱骨近端骨骺分离一

肱骨近端骺离骨折，肱骨头外展，远端内收，两折端向外成角移位

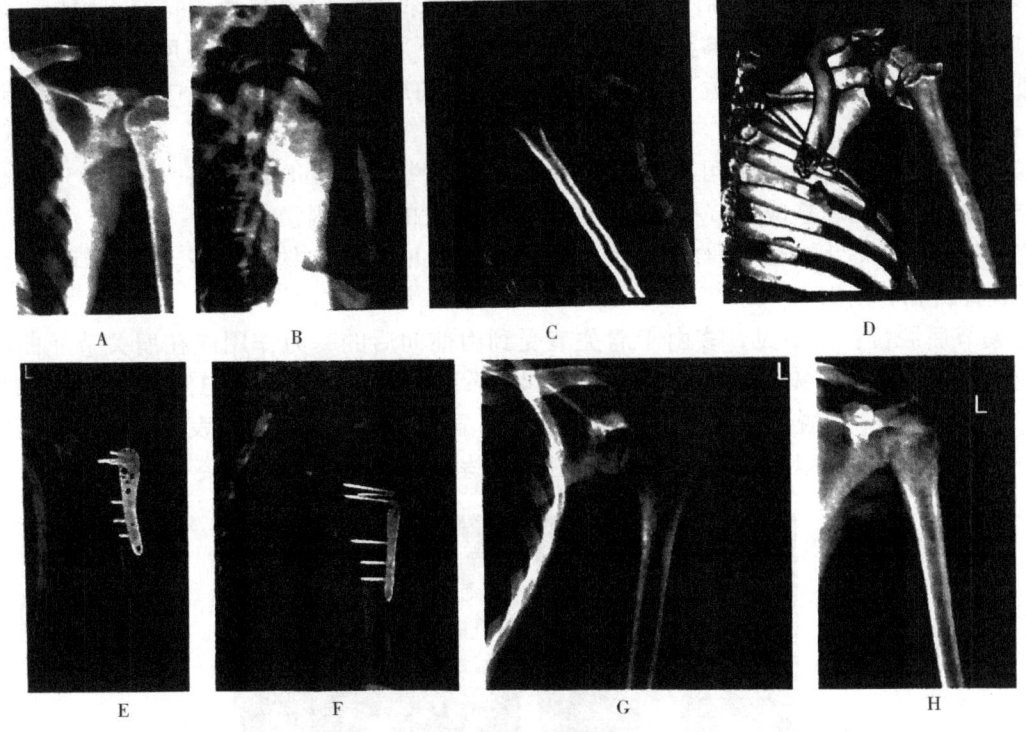

图 6-33 肱骨近端骨骺分离二 X 线片

（A、B）示左肱骨近端骺离骨折，折端明显成角移位；CT平扫（C）及三维重建（D）显示骨折端移位更清楚。行切开复位锁定解剖钢板内固定（E、F），术后4个月内固定取出后，骨折愈合良好（G、H）

第四节 肩关节脱位

肩关节脱位通常是指盂肱关节脱位，临床最为常见，约占全身关节脱位的50%。肩胛盂关节面小而浅，面积仅占肱骨头的1/3～1/4。关节囊松弛，其前下方组织薄弱，有利于关节活动，但缺乏稳定性。肩盂关节面朝向前下方，前侧关节囊更为薄弱，故肩关节前脱位最为常见，占95%以上。肩关节脱位多发生在青壮年，男性较多。腋神经麻痹为最常见的神经并发症，但后脱位时很少发生神经损伤。

一、分类

按损伤时间分为新鲜脱位（3周内）、亚急性脱位（3～6周）、陈旧性脱位（6周以上）和肩关节不稳定。根据发病原因分为外伤性脱位、病理性脱位和复发性脱位；根据肱骨头的脱位方向分为前脱位、后脱位、上脱位和下脱位。前脱位又分为喙突下脱位、盂下脱位、锁骨下脱位和胸腔内脱位，其中胸腔内脱位罕见；后脱位又分为肩峰下脱位、冈下脱位和盂下脱位。按脱位的程度分为部分脱位和完全脱位（图 6-34）。

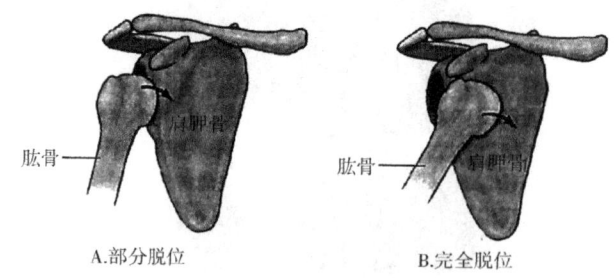

图 6-34　肩关节脱位示意

（1）肩关节前脱位：前脱位中以喙突下脱位最常见，常因间接暴力所致。跌倒时手掌或肘部撑地，肩关节外展外旋后伸，肱骨头自肩胛下肌和大圆肌之间薄弱部撕脱关节囊，向前下脱出，形成喙突下脱位；暴力较大时，肱骨头再向前移至锁骨下，形成锁骨下脱位；当肩关节极度外展外旋和后伸，以肩峰为支点通过上肢的杠杆作用发生盂下脱位。或者是患者向后跌倒时，肱骨后方直接受到撞伤也可致前脱位。

前脱位除了关节囊损伤外，还可有前缘的盂缘软骨撕脱，称 Bankart 损伤，约占 85%，也可造成肩胛下肌近止点处肌腱损伤，造成关节不稳定，成为脱位复发的潜在因素。

前脱位引起肱骨头后上方骨软骨塌陷骨折称为 Hill-Sachs 缺损，约占 83%。肩关节脱位还常并发肱骨大结节撕脱骨折和肩袖损伤。

（2）肩关节后脱位：很少见，多由于肩关节受到由前向后的暴力作用或在肩关节屈曲内旋位跌倒时手部着地引起，少数由于癫痫发作或电休克引起。后脱位引起肱骨头前内侧压缩骨折，即反向 Hill-Sachs 缺损（图 6-35）。后脱位临床症状不如前脱位明显，容易漏诊，主要表现为喙突明显突出，肩前部塌陷扁平，在肩胛下部可以摸到突出肱骨头，上臂略呈外展及明显内旋的姿势。

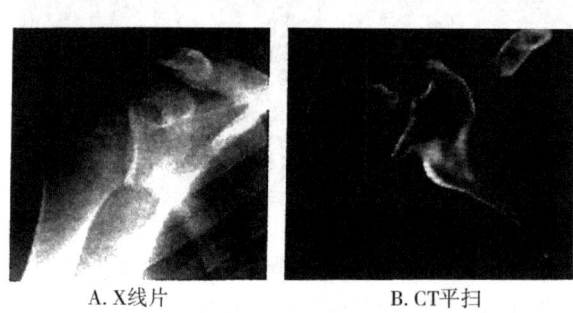

图 6-35　肱骨头反向 Hill-Sachs 缺损

（3）肩关节骨折-脱位：由较大的暴力造成。若肱骨干与肱骨头分离较大且常伴有肱骨头旋转，则可能损伤臂丛神经与腋动脉，导致肱骨头缺血性坏死。肩关节脱位有 30%～40% 并发大结节骨折，也可发生肱骨外科颈骨折，或肱骨头压缩骨折，有时并发关节囊或肩胛盂缘自前面附着处撕脱。肱二头肌长头肌腱可向后滑脱，造成关节复位困难。

（4）复发性脱位：肩关节脱位如在初期治疗不当，可发生复发性脱位。肩关节陈旧性脱位时，关节腔内充满瘢痕组织，与周围组织粘连，周围的肌肉发生挛缩，并发骨折者形成骨痂或畸形愈合，这些病理改变都阻碍肱骨头复位。

二、影像学诊断

尽管肩关节脱位的临床表现典型，诊断容易，但 X 线检查仍是重要和必要的。通过 X 线检查可以了解脱位的病理，包括脱位的类型、是否并发骨折等。除了前后位，常需行胸侧位、肩胛骨正侧位和腋位等 X 线投照。

肩部斜位片只能清楚地显示肩胛骨及胸部骨骼，常规的前后位 X 线检查可见肩胛关节盂成一椭圆形。正常肩关节的肱骨头关节面应与肩胛关节盂的椭圆形影重叠，当两者之间的位置关系改变时，常提示存在肩关节脱位。如果肩胛盂的前缘与肱骨头之间的距离大于 6 mm，称为"空盂征"（vacan glenoidsign），通常提示存在肩关节后脱位。拍摄肩胛骨平面标准的前后位 X 线片，X 线球管应与肩胛骨平面垂直。这时 X 线片显示肩关节的侧位，投影上关节盂并不与肱骨头重叠；正常情况下关节盂表现为一凹形，并与肱骨头关节面的凸形相匹配。如果发现肩胛盂与肱骨头的影像重叠，应怀疑存在关节脱位。

（1）肱骨头定位：与肩胛骨前后位片对应的是用于定位肱骨头的 X 线片。腋窝轴位片可以清晰地显示肱骨头与关节盂的位置关系及肩关节的骨性解剖。摄片时将 X 线片盒放在患肩的上方，X 线球管置于外展的上臂和胸廓之间。如患者无法外展上臂，则可使用改良的方法——创伤腋窝轴位片（trauma axillary lateral view）和 Velpeau 腋窝轴位片，这些方法仅需要患侧上臂轻度外展，就能取得类似效果。

如果不能获得满意的腋窝侧位片，肩胛骨侧位片也能够显示肱骨头的位置。肩胛骨侧位观有时也称为肩胛骨"Y"像。正常情况下，肱骨头应位于"Y"的中心。除了肩胛骨侧位，还有穿胸位，该位拍片时，X 线穿过胸腔达到位于肩关节一侧的 X 线片盒处。由于其他结构显影，该片较难明确评估是否存在肩关节不稳定。除了关节以外，为了解是否存在肩关节盂前缘骨折，则需拍摄以下 X 线片：患者俯卧位，患肩稍垫高，X 线片盒置于患肩上方，X 线球管对着腋窝向下、向内各 25° 方向。该片提供肩胛关节盂前缘的切线位，可以发现肩胛关节盂前缘的骨折。尖斜位（apical oblique view）可以发现肩胛关节盂的缺损，该位类似标准肩关节前后位，但 X 线球管向下倾斜 45°（图 6-36）。该位也可以发现肩关节盂的骨折。

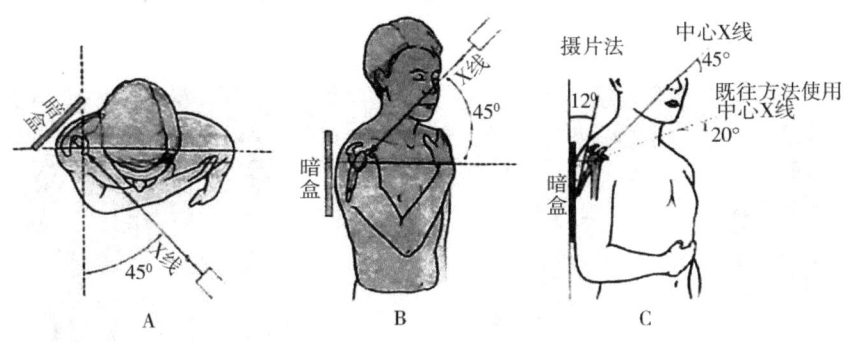

图 6-36 尖斜位摄片法

患者轻度斜位，为显示肱盂关节，保持肩胛冈后缘与暗盒之间 10° 夹角，肩关节内旋

（2）肱骨头损害：对一些患者来说，常规肩胛骨前后位可以清楚地观察到肱骨头是否缺损。一旦发现肱骨头存在 Hill-Sachs 缺损，内旋肩关节，可使前后位 X 线片上肱骨头的缺损更加直观、明了；Stryker 位（Stryker notch view）有利于进一步明确诊断。患者平卧，肩关节前屈、肘关节前屈，以手抱头。X 线球管向下倾斜约 10°，X 线片盒置于肩关节后方。研究表明，该位可极大地提高鉴别和确定 Hill-Sachs 缺损的能力。

（3）前脱位：标准肩胛骨前后位摄片能清楚地显示大多数肩关节前脱位。肱骨头与肩胛盂之间失去一致关系，肱骨头向前内侧移位，可位于肩胛盂前喙突下或锁骨下。如肱骨头只有轻度地向内侧移位，前后位 X 线片表现可以正常（在肩关节后脱位尤其如此）。若对诊断有疑问，则必须进行第二次 X 线摄片。轴向侧位（切线侧位）X 线摄片最有价值。轴向侧位投照时患者取仰卧位，上臂外展 90°。调整 X 线球管，使球管大致与躯干平行；中心射线经过腋窝，片盒放在肩关节上面，各处骨结构极易识别。由于肩关节极度疼痛不允许做轴向侧位摄片，只能摄穿胸位片，这样就给读片造成一定困难。注意：正常肩关节肱骨后缘与肩胛骨腋缘形成一条浅的弧线，肩关节的任何脱位均可使这条弧线均发生中断。肩关节脱位并发大结节骨折很常见。在急性脱位的 X 线片中可能发现以前曾有过的脱位证据。由于肩胛带肌肉的失用性萎缩常可造成轻微的盂肱关节半脱位，若患者于直立位的前后位 X 线摄片时出现则不必积极治疗，但应摄侧位 X 线片以排除真正脱位。

(4)后脱位：由于前后位X线片常不能显示后脱位，超过50%的后脱位在第一次就诊时会被漏诊，此时摄X线侧位片非常重要。如果疼痛不严重，切线侧位投影可清晰地显示肱骨头位于肩胛盂的后方。但常因为疼痛而只能投照穿胸位X线片。在这个投影中，由肱骨干与肩胛骨边缘所组成的弧线（其形状类似于彗星的轨迹）中断，进一步观察还可发现肱骨头在肩胛盂的后面。若患者有平坦的前肩外形，突出的喙突和外展困难，则应怀疑有关节脱位。最有价值的临床发现是不能进行肩关节的外旋活动。肩部头脚位X线片可明确显示肱骨头向后脱位。典型的后脱位在前后位摄片上可出现"灯泡"征。

(5)下脱位：较少见，患者上肢固定在外展位，畸形明显，肱骨头绞锁于关节盂下。X线检查容易辨别。应仔细检查有无神经与血管的并发症，复位容易，不宜延迟。

(6)复发性肩关节前脱位：由于首次外伤脱位后造成损伤虽经复位，但未得到适当有效的固定和休息，关节囊撕裂或撕脱和软骨盂唇及盂缘损伤没有得到良好修复，肱骨头后外侧凹陷变平等病理改变，关节变得松弛。以后在轻微外力下或某些动作，如上肢外展外旋和后伸动作可导致反复发生脱位。此时肩关节外旋引起患者恐惧感，多见于青壮年。其发生率与第一次脱位的年龄呈负相关。发生脱位次数越多，造成脱位所需的损伤力就越小，最终患者可以随意地自行脱位和复位。病理变化包括Ban-kart病损、前肩关节袖磨损、肱骨头外侧面缺损变平、肩胛盂边缘变圆等。容易诊断肩关节复发性脱位。X线检查时，除摄肩部前后位X线片外，摄上臂60°～70°内旋位的前后位X线片可清楚地显示肱骨头后侧缺损。复发性脱位应与习惯性脱位相鉴别。习惯性脱位的患者常有精神症状，或患有关节松弛综合征，常可随意地使肩关节脱位，没有疼痛，复位容易而且能自然回复。轴位X线片可确定诊断。在复发性脱位中，肱骨头后外侧的缺损常十分明显，但在习惯性脱位中就没有这种缺损。

CT检查常能清楚地显示盂肱关节脱位的方向及并发的骨软骨损伤。必要时行MRI检查，可进一步了解关节囊、韧带及肩袖损伤（图6-37）。

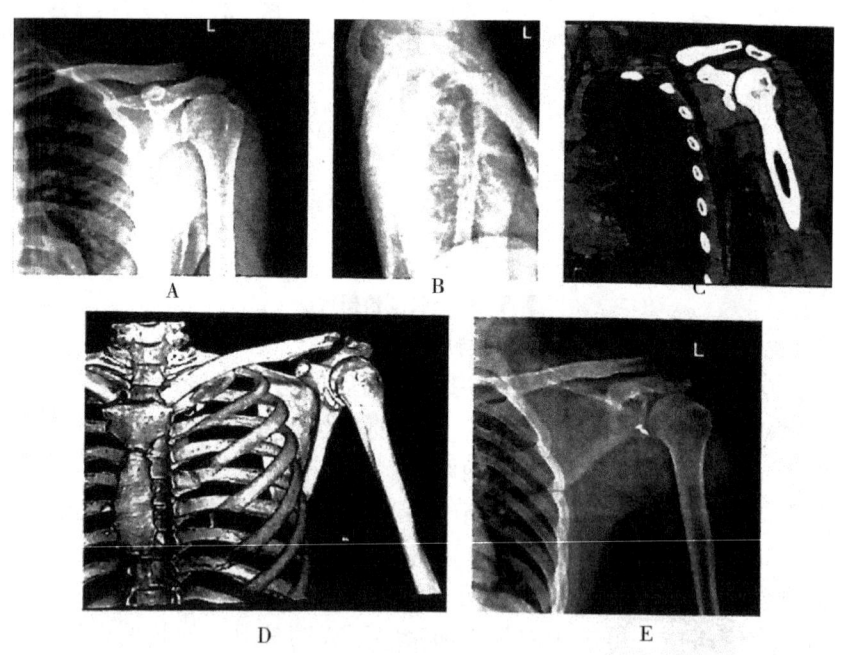

图6-37 左肩关节复发性脱位

X线片未见明显异常（A、B），CT平扫及三维重建显示肩胛盂下缘损伤（C、D），采用肩关节镜下的Bankart手术治疗（E）

二、治疗原则

1. 急性期治疗

（1）复位：以手法复位为主。新鲜脱位应尽早手法复位。但对少数并发肩袖损伤、肱二头肌肌腱卡压、肩部骨折脱位影响复位，或并发腋部大血管损伤者，需切开复位（图6-38）。

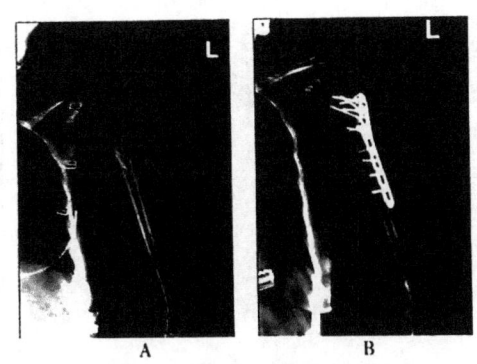

图 6-38 肩关节前脱位

车祸伤。X 线片示左肱骨近端骨折并肩关节前脱位，肱骨干与肱骨头分离较大且伴肱骨头旋转，
同时并发臂丛神经损伤；行切开复位钢板内固定，对位对线良好

（2）固定：肩关节脱位复位后损伤的关节囊、韧带、肌腱、骨与软骨必须通过制动来修复。单纯性肩关节脱位可用三角巾悬吊上肢，肘关节屈曲 90°，腋窝处垫棉垫，一般固定 3 周。后脱位复位后通常不稳定，需采用肩关节外展 40°、内旋 60° 并充分后伸位的肩"人"字形石膏（握手位石膏）固定 4～6 周。

（3）功能锻炼：固定期间需活动腕部与手指，制动解除后应鼓励患者循序渐进加强肩部各向活动，最好配合理疗，但切忌操之过急，以防止再损伤修复不完善的肩周组织。

（4）肩关节后脱位引起肱骨头前内侧压缩骨折，即反向 Hill-Sachs 缺损：如果压缩超过 20%，肩胛下肌肌腱就应移位到缺损处（McLaughlin）；如果压缩超过 45%，就需要行假体置换。并发大结节骨折时，肩关节复位后大结节骨折也常可复位，若大结节骨折有移位则需要手术治疗。

2. 陈旧性损伤的治疗

（1）陈旧性肩关节脱位：通常是由于脱位当时处置不当，或者患者没有或不能得到适当的医疗处置引起的。陈旧性肩关节脱位的治疗仍是一个难题，治疗的首要目的是缓解疼痛以及尽量恢复关节功能。肩关节陈旧性脱位在 3 个月以内，年轻体壮，脱位的关节仍有一定的活动范围，X 线检查无骨质疏松和关节内、外骨化者可试行全身麻醉下牵引后手法复位。若手法复位失败，或脱位已超过 3 个月者，对青壮年伤员，可考虑手术复位。手术的根本目的是使关节解剖复位并保持稳定。对年老患者则不宜手术治疗而采用长期理疗。复位后处理与新鲜脱位者相同。如发现肱骨头关节面已严重破坏，则应考虑行肩关节融合术或人工关节置换术（图 6-39）。

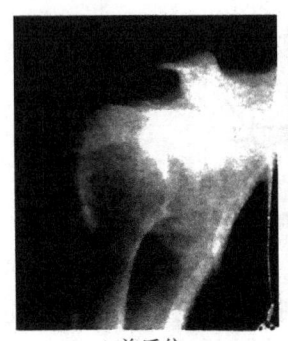 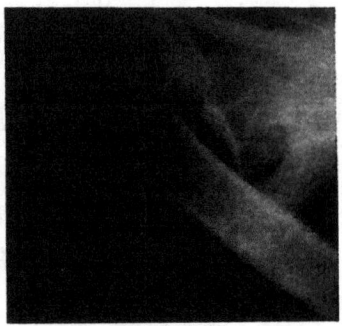

A.前后位　　　　B.腋窝轴位

图 6-39 陈旧性肩关节前脱位

（2）复发性肩关节脱位：若脱位频繁则需行手术治疗，目的在于增强关节囊前壁，防止过分外旋外展活动，稳定关节，以避免再脱位。手术方法较多，常用 Bankart 和 Putti-Platt 修补法（肩胛下肌关节囊重叠缝合术）。复发性后脱位的治疗原则与复发性前脱位相同。关节的稳定可用类似于 Bankart 修补法（把外侧关节囊固定到肩胛盂，内侧关节囊重叠缝合）或者用类似于 Putti-Platt 修补法（限制内旋，通过重叠缝合冈上肌在肩关节后方形成双层屏障）。习惯性肩关节脱位的手术治疗常失败，因此，除非有特别强的指征并且已经排除了精神因素外，一般不应进行手术（图 6-40）。

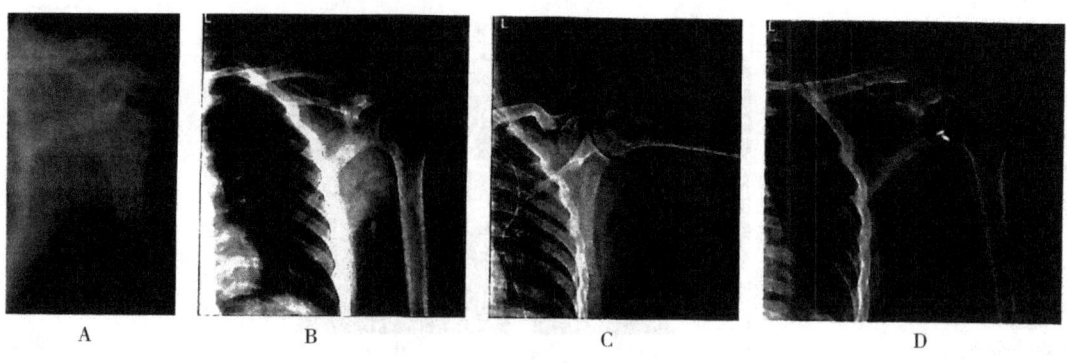

图 6-40 复发性肩关节脱位

X 线片示左肩关节脱位（A），半年后出现左肩关节复发性脱位，X 线检查未见明显异常（B）、（C），行肩关节镜下的 Bankart 手术（D），术后肩关节脱位未再复发

第五节 肩锁关节脱位

肩锁关节由锁骨肩峰端与肩峰内侧面构成，内有纤维软骨盘作衬垫。肩锁关节约有 20° 的活动范围。从 X 线正位片看，关节面由外上向内下倾斜，Depalma（1973 年）认为不同人群中肩锁关节的倾斜角度存在变异（图 6-41）。肩关节的稳定性主要由肩锁韧带（关节囊韧带）和喙锁韧带（囊外韧带）维持，三角肌的前部纤维和斜方肌的上部纤维（关节周围肌肉）也提供动力稳定作用。肩锁关节囊薄弱，关节囊增厚部分为肩锁韧带，而肩锁韧带维持肩锁关节前后方向（水平）的稳定，并与三角肌及斜方肌的肌纤维相混合。从锁骨外侧端到肩锁关节上韧带和肩锁关节囊在锁骨止点之间的距离平均为 5.2～7 mm（女性）和大约 8 mm（男性）。喙锁韧带起自锁骨外端下面，止于喙突基底部，直径较粗且坚韧，分为内侧的斜方韧带和外侧的锥状韧带两组，主要维持锁骨外端垂直方向的稳定。锁骨外侧端至斜方韧带的最外侧的距离只有 10 mm。

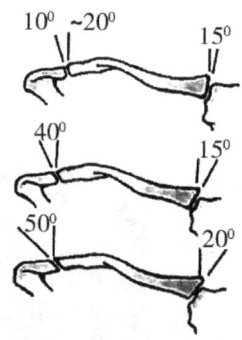

图 6-41 不同人群中肩锁关节和胸锁关节倾斜角度变化

肩锁关节脱位比较常见，占肩部损伤的 4%～6%，肩部脱位的 12%。多见于年轻人的运动创伤，男女比例为（5～10）:1。直接暴力损伤最为常见，损伤机制是在上肢下垂或轻度内收时跌倒，患肩外侧着地时发生的。在上肢外展、肩胛骨回缩时，严重直接暴力作用于锁骨远端上方所致的锁骨喙突下脱位极为罕见。当怀疑为肩锁关节脱位时，要尽可能让患者在站立位或端坐位来进行查体。这时臂部的重量作用于肩锁关节，会使已经存在的畸形更加明显。

一、X 线摄片

X 线平片是诊断肩锁关节脱位的最为方便、经济的方法。上肢下垂，摄双侧肩锁关节前后位片可以显示移位情况，并方便对比。肩锁关节间隙平均 3 mm（2～5 mm），个体差异明显，随年龄增长而逐渐减小。喙突与锁骨之间的距离正常为 1.1～1.3 cm，双肩对比 X 线摄片，如果患侧喙锁间隙增宽 3～4 mm，只能提示喙锁韧带损伤或牵拉伤；只有增宽大于 5 mm 时，才提示喙锁韧带断裂，肩锁关节完全脱位时喙锁间隙至少增加 25% 以上。需要注意，拍摄肩锁关节 X 线片所需要的放射线量仅为盂肱关节的 1/3 ~ 1/2，常规的肩前后位片能清晰地显示盂肱关节，但由于 X 线曝光过度导致肩锁关节很暗，难于分辨，易漏诊微小骨折。因此，应要求放射科拍摄肩锁关节而不是常规肩部前后位 X 线片。

（1）肩锁关节前后位片：由于常规肩前后位片锁骨远端和肩峰与肩胛骨的骨嵴发生重叠，锁骨远端微小骨折容易被漏诊。因此，Zanca 推荐，将球管头向倾斜投照 10° ~ 15°，可清晰地显示肩锁关节，避免任何重叠。目前，该方法已被常规用于肩锁关节损伤的评估，在标准 X 线片怀疑有细小骨折或游离体时特别有价值（图 6-42）。

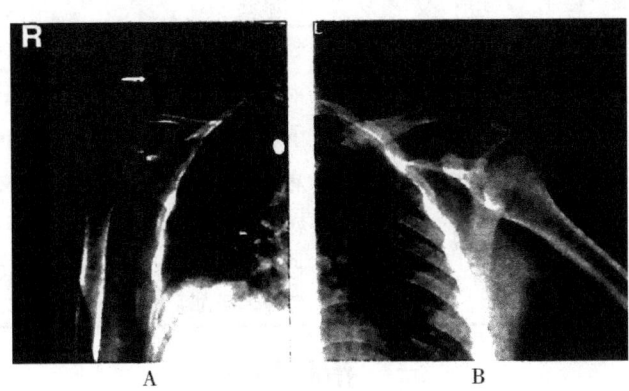

图 6-42　肩关节与肩锁关节前后位片

常规肩前后位片能清晰显示盂肱关节，但曝光过度导致肩锁关节很暗，难于分辨（A）；当曝光量减至 1/3 时，球管头向倾斜 15°，能完全显示肩锁关节，并可避免肩锁关节下角与肩峰重叠（B）

（2）应力位片：在双腕关节上方悬挂 3 ~ 5 kg 重物的应力下摄片，可以明确锁骨外端向上方突出的程度。为准确诊断涉及肩锁关节和喙锁韧带的损伤，必须在双侧腕部捆绑约 4 kg 重物的悬垂状态下，摄双肩的重力牵引位片进行比较。如喙突与锁骨间距离加大及骨折端移位程度加剧，则表明喙锁韧带断裂。注意如果手抓重物摄片因肌肉收缩会影响移位观察。应力摄片对于区分Ⅱ型和Ⅲ型损伤最有帮助，在Ⅱ型损伤，锁骨和肩峰有部分重叠，Ⅲ型损伤则不出现这种情况。

（3）侧位片：当怀疑肩锁关节脱位时，需要拍摄腋位的侧位片。将片盒放置于肩部上方，尽量向内（中线）以显露锁骨外侧 2/3，此时可显露前后位上易漏诊的锁骨后方脱位及细小骨折。

（4）Stryker 位：喙突骨折是肩锁关节损伤的一种变异形式。尽管在常规 X 线片上分辨喙突骨折有一定困难，但在肩锁关节完全脱位时，喙锁间隙与健侧相比却正常，这时就要考虑喙突骨折的可能性。观察喙突骨折最好拍摄 Stryker 位片。

二、X 线诊断与分型

根据损伤程度的不同，Tossy 把肩锁关节脱位分为 3 型，Rockwood 在此基础上发展为 6 型，两者均较常用。

（1）肩锁关节脱位的 Tossy 分型：见表 6-4。
（2）肩锁关节损伤的 Rockwood 分型：见表 6-5。

在Ⅰ型和Ⅱ型损伤中，喙锁韧带尚未受损。在Ⅲ型损伤中，喙锁韧带破裂，肩锁关节脱位，但三角肌和斜方肌仍附着于肩带上。Ⅳ型到Ⅵ型损伤很少见，软组织损伤相当大。临床检查时，Ⅲ型损伤上抬肘部能使脱位复位，而Ⅳ、Ⅴ型则无法复位，这是两者的鉴别要点。

表 6-4　肩锁关节脱位的 Tossy 分型

分型	临床表现
Ⅰ型（轻度压痛和肿胀）	肩锁韧带扭伤而未断裂，关节囊部分损伤，关节稳定。X 线检查无阳性发现，有时可发现软组织肿胀。锁骨下缘在肩峰突起下缘延长线上

续表

分型	临床表现
Ⅱ型（半脱位）	肩锁韧带和关节囊断裂，喙锁韧带完整，锁骨外端半脱位（前后方向不稳定，轻度向上移位）。X线示锁骨外端轻度向上移位，与健侧对比，关节腔增大，锁骨下缘在肩峰突起下缘延长线的上方
Ⅲ型（完全脱位）	肩锁韧带和喙锁韧带均断裂，锁骨外端完全脱位（高耸，患肩及上肢下沉）。X线示锁骨外端明显移位，喙锁间隙明显加宽，锁骨下缘超过肩峰上缘

表 6-5　肩锁关节损伤的 Rockwood 分型

类型	肩锁关节	肩锁韧带	喙锁韧带	三角肌和斜方肌	临床表现
Ⅰ	完整	扭伤	完整	完整	轻度暴力作用于肩部，肩锁韧带和喙锁韧带扭伤，但保持完整
Ⅱ	移位	撕裂	扭伤/完整	完整	中到重度暴力作用于肩部，肩锁韧带断裂，喙锁韧带完整
Ⅲ	移位	撕裂	撕裂	通常完整	重度暴力作用于肩部，肩锁和喙锁韧带均断裂
Ⅳ	移位	撕裂	撕裂	撕脱	肩锁和喙锁韧带均断裂，锁骨远端后脱位进入或穿透斜方肌
Ⅴ	移位	撕裂	撕裂	撕脱	剧烈暴力作用于肩部，肩锁和喙锁韧带均断裂，锁骨远端肌肉止点全部撕脱，锁骨远端与肩峰间移位明显
Ⅵ	锁骨向下移位（极罕见）				锁骨远端向下脱位，锁骨脱位至喙突下方、联合健后方

三、治疗原则

（1）仅肩锁韧带损伤而无喙锁韧带损伤者，非手术治疗可获得良好的结果。

（2）肩锁与喙锁韧带均损伤并发三角肌和斜方肌撕裂者，均需要手术治疗。

（3）对肩锁与喙锁韧带均损伤但三角肌和斜方肌完整者，手术治疗尚有争议。年青、从事体力劳动及对美观有极高要求者，宜选择手术治疗。

第六节　胸锁关节脱位

胸锁关节是联结上肢带和躯干的唯一滑膜关节，由锁骨近端、胸骨上端和第一肋胸骨端构成的鞍状关节，其间有完整的软骨盘。胸锁关节面呈长圆形较小，关节腔前后不一，是产生退行性变的潜在因素。胸锁关节的活动度大，参与上肢的每一个运动，虽缺乏骨性稳定性，但由于有强大的韧带结构保护，因而胸锁关节脱位少见，仅占所有肩部脱位的3%，前脱位是后脱位的20倍。多数为肩部损伤间接导致，偶可由直接暴力引起后脱位，通常损伤的暴力极大。

一、影像学诊断与分类

根据锁骨内端移位的方向可分为前脱位和后脱位。根据病因可分为外伤性脱位和病理性脱位。胸锁关节损伤需要摄X线片协助诊断。标准的正位摄片应该是垂直于前后位的投照，此时如果锁骨内侧端上下移位大于锁骨胸骨端宽度的50%时，就应该考虑为胸锁关节脱位。如果移位严重、锁骨内侧端移至胸骨前方，或在罕见的锁骨移到胸骨后面而危及大血管时，X线摄片有肯定的诊断价值，但对移位较小的脱位前后位与斜位X线片则帮助不大。普通前后位X线片难以显示锁骨内端的移位情况，侧位X线片由于有胸廓上口重叠，锁骨内侧与第一肋骨重叠使脱位难以发现，因此需要拍摄特殊位置的X线片。由于锁骨内端主要为前后方向的移位，因此胸锁关节在头足方向的侧位X线片可清楚地显示锁骨的前后移位。Hobbs投照法是近于头足方向成90°的投照方法；而Serendipity投照法则是向头侧倾斜40°位摄片，投照中心指向胸骨，通过比较锁骨内端的位置协助诊断。

（1）Hobbs投照法：患者站在投照床边，高度以可使上身倾于投照床上为宜。X线片盒放在投照床上，患者前侧的肋弓倚住片盒（图6-43）。患者上身倾斜以便于其颈项部屈曲与台面大致平行。两侧屈曲的肘关节跨过片盒并支撑头和颈部。球管在颈项部的上方，X线束穿过颈椎使胸锁关节投影在片盒上。

（2）Serendipity投照法：Serendipity发现在行胸锁关节头尾侧摄片时，投照角度向头侧倾斜40°可获得最佳的影像。投照时，患者平卧于投照床上，球管以胸骨柄为中心与垂直轴呈40°倾斜角（图6-44、图6-45）。将胶片盒放在投照床上，压在患者上肩部和颈部之下，以便X线束以胸骨柄为中心并使双侧锁骨同时投影在胶片上（图6-46）。球管距患肩儿童115 cm，距胸部肥厚的成人150 cm。

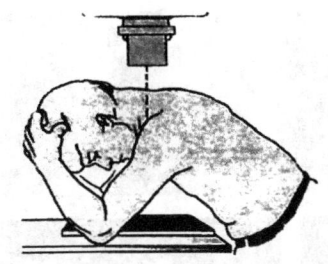
图6-43　胸锁关节Hobbs投照法

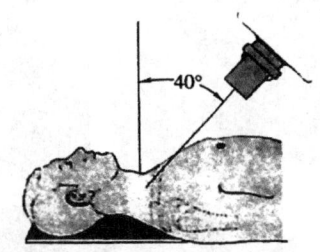
图6-44　胸锁关节Serendipity投照法

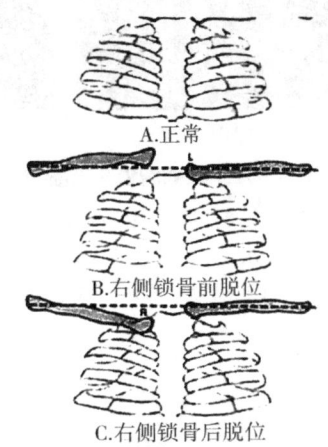
图6-45　胸锁关节脱位的示意

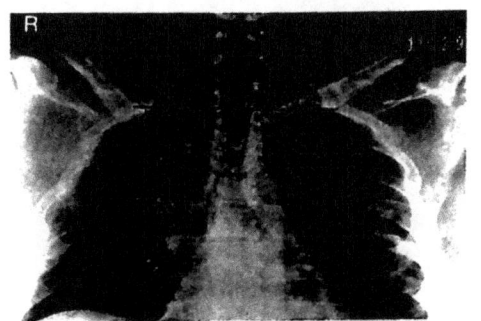
图6-46　Serendipity摄片法拍摄的X线影像

见右锁骨的胸骨端向后脱位。与健侧相比，右锁骨的胸骨端向下移位

X线断层摄片在诊断胸锁关节损伤方面比常规X线更有价值。CT扫描可以清楚地发现骨折或脱位，是诊断胸锁关节损伤和疾病的最好方法。MRI则能详细反映胸锁关节及周围软组织情况，有助于鉴别23岁以下人群的胸锁关节脱位和骨骺损伤。

Allman胸锁关节脱位的分级，分为3级，Ⅰ级：胸锁韧带轻度扭伤，关节囊部分破裂；Ⅱ级：胸锁韧带和关节囊扭伤，肋锁韧带完整；Ⅲ级：胸锁韧带、肋锁韧带和关节囊损伤。

二、治疗原则

胸锁关节损伤，前脱位常采用非手术治疗；后脱位因为其可导致死亡，故应早期、迅速诊断和治疗，使其复位。如果复位不成功，应考虑切开复位。锁骨内侧骨骺在人体长管状骨中闭合最晚，直至23~25岁锁骨融合。成年人在23岁以前胸锁关节损伤，不论前脱位还是后脱位通常是骨骺损伤，不需要特殊治疗就可以自愈。

三、典型病例

典型病例如图 6-47 所示。

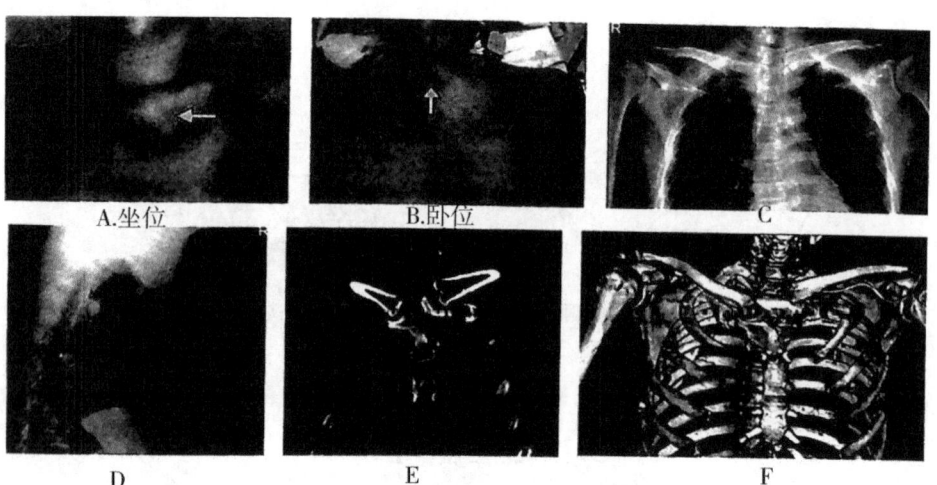

图 6-47　左侧胸锁关节脱位

不同体位外观像，与右侧比较，左锁骨的胸骨端明显隆起（A、B）；常规前后位 X 线片示右胸锁关节前脱位，右胸骨粉碎性骨折显示欠佳（C），侧位 X 线片因骨性结构重叠，锁骨肩峰端的移位情况及胸骨骨折的粉碎程度显示不清楚（D），CT 平扫与三维重建可清楚地显示胸锁关节前脱位及胸骨骨折的粉碎性程度（E、F）

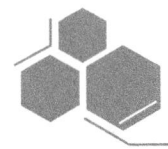

第七章 胸椎骨折脱位

第一节 胸椎的解剖特点

一、解剖

胸椎不同于腰椎，胸椎脊柱是一个完整坚固的骨韧带复合体，它还包括胸骨和肋骨，其完整性使胸椎脊柱更为稳定。每一根肋骨都通过肋椎关节和肋横关节与胸椎连接。肋骨的前半部分通过放射状韧带与椎体和椎间盘相连。肋横关节由三组韧带支持：①前组：连接肋骨颈上部和上位椎体横突下缘；②中间组：连接肋骨颈后部和相邻横突前部；③后组：向上下连接肋骨至横突基底。从脊柱头侧开始，胸椎椎体后缘高度大于前缘，因此胸椎呈生理性后凸。同腰椎相比，胸椎小关节呈冠状位，允许其自由旋转。小关节由后方短、宽、重叠排列的椎板保护，能够防止过伸。由上至下，椎板逐渐增宽。在上胸椎，椎板间相对距离小于5 mm，至T_{12}椎板最厚。胸椎椎弓根长度为15～25 mm不等；在下胸椎，其长度变短。胸椎椎弓根直径变化较大，在上胸椎，其直径仅为5 mm。接近胸腰连接区，前纵韧带（ALL）的张力逐渐增大，与椎间盘一起共同发挥抗旋转和移位作用。尽管后方韧带张力明显，但胸椎屈曲稳定性主要依赖于肋椎关节。胸椎椎间盘纤维环紧附着于前、后纵韧带，Sharpey纤维连接椎体终板周围纤维。下胸椎已出现向腰椎的解剖过渡。腰椎脊柱典型表现是小关节呈矢状排列，因此其旋转运动下降而矢状面运动增加。

胸椎脊柱为生理性后凸，椎管及胸髓均较颈椎和腰椎为细。由于存在生理性后凸，当受到屈曲或垂直暴力时，均易造成屈曲型损伤，表现为椎体前部压缩，胸椎在骨折处后凸增大，成角畸形，严重时椎体后壁碎裂，骨块可向后移动，从前方损伤或压迫脊髓。只有椎板骨折下陷，才会从后方损伤和压迫脊髓。

临床上，胸椎骨折的评估和治疗受以下三个因素影响：①肋横向连接；②胸椎生理后凸；③胸椎管狭窄。肋横向连接、胸骨及胸椎体提供坚固结构，具有很强的稳定性。在生理状态下，胸椎所承受的应力很小，轻度的外力，可被胸廓的吸收作用衰减，不至于引起骨折和脊髓损伤，高能损伤方可破坏此种保护结构。因此，胸椎遭受严重损伤的机会与脊柱其他节段相比是较少的，一旦出现胸椎骨折多有严重暴力所致。与腰椎小关节不同，胸椎小关节起源方向为冠状方向，抗旋转稳定性差。多个平面的肋骨和横突骨折提示脊柱不稳，常并发肺和邻近血管损伤。由于胸椎管较细，当骨折脱位损伤脊髓时，脊髓的避让空间很小，易出现完全性的脊髓损伤。

二、胸椎骨折的致伤原因

（1）间接暴力。
（2）直接暴力。
（3）肌肉突然收缩引起的损伤。
（4）其他。

第二节 胸椎骨折的分类

（一）基本分类

1. 稳定性骨折　单纯的骨折，多不伴有后部韧带的损伤，且骨折在搬运和自身活动中无移位倾向，一般多为屈曲压缩型骨折，椎体前部压缩不超过50%，椎体后部完整，后方韧带无损伤，多不伴有神经损伤。

2. 不稳定性骨折　胸椎严重创伤后，出现骨折或骨折脱位，并伴有韧带结构的严重损伤，脊柱稳定结构被破坏，因而在搬运或脊柱活动时，损伤部位不稳定，有位移倾向。若同时伴有后纵韧带和纤维环的损伤，则更加不稳定。

（二）McAfee分类

McAfee等在研究了100例有潜在不稳定性骨折或骨折脱位患者的CT片后，确定了中部骨－韧带复合结构破坏的机制，在此基础上发展出了一种新的分类系统。我们已发现这种简单化了的分类方法对胸腰椎损伤的分类很有用。

1. 楔形压缩型骨折

楔形压缩型骨折由向前的屈曲力引起，造成单纯前柱破坏。除非有多个相邻椎体节段受损，此型损伤一般很少引起神经损伤。

2. 稳定爆裂型骨折

稳定爆裂型骨折由压缩性负荷引起，造成前柱和中柱破坏，后柱的完整性不被破坏。

3. 不稳定爆裂型骨折

压缩造成前柱和中柱破坏伴有后柱断裂。后柱可以因为压缩、侧方屈曲或旋转力量而造成破坏。因为不稳定，所以有创伤后脊椎后凸相引起进行性神经损伤症状的倾向。若前柱和中柱是因为压缩引起的破坏，则后柱的破坏不可能是因为牵开性力量引起。

4. Chance骨折

Chance骨折是由围绕前纵韧带前方的一个轴的屈曲力所造成的椎体水平撕脱骨折，整个椎体被强大的张力拉裂开。

5. 屈曲牵拉型损伤

屈曲轴位于前纵韧带后方，前柱被压缩力破坏，而中柱和后柱则被牵张力破坏。因为黄韧带、棘间韧带和棘上韧带通常是断裂的，所以这种损伤是不稳定性的。

6. 平移型损伤

这种损伤是整个椎管断裂，表现为椎管排列紊乱，通常是剪力造成了三柱均被破坏。在受累节段，椎管的一部分发生横向移位。

（三）Magerl分类

Magerl等人根据骨折的损伤机制把骨折分为压缩（A）、分离（B）和扭转（C）三个类型，以下又分出一些亚型，胸椎骨折常见于以下三种损伤。

1. 屈曲型损伤（A_1、A_2）

胸椎损伤大部分由屈曲轴向载荷所致。旋转轴位于脊柱前方时，自然生理后凸影响了损伤机制。此时，胸椎体前方高度丧失，后中柱也发生损伤。椎体压缩>50%，同时伴后柱损伤产生脊柱不稳。后柱损伤包括多根肋骨骨折、棘突间距增宽，椎弓可有或无损伤。若不积极治疗，可产生进行性后凸畸形和神经损伤。多个邻近节段骨折时可产生急性后凸畸形，多发生在胸椎。后凸畸形 >23°，需复位固定。不全性神经损伤是前路减压的相对适应证。尽管无神经性损伤的骨折可保守治疗，但胸椎局部成角 >43°，则晚期预后较差。

2. 胸椎骨折脱位

胸椎骨折脱位属高能损伤，可产生完全性神经损伤，无神经损伤极为少见。脊髓完全损伤时，一般不会恢复。单纯的椎板切除减压是胸椎损伤的禁忌证，可导致脊柱进一步不稳，不完全性脊髓损伤经胸前路减压或经后路的侧前方减压可使神经损伤恢复。因正常胸椎生理后凸保护，轴向载荷所致的真正爆裂型或纵向劈裂型骨折发生率较低，此时，轴向载荷不能作用于中柱，无碎骨片进入椎管。胸椎骨折脱位的影像学表现与胸腰段脊柱损伤相似，包括椎体后部高度丧失、骨块突入椎管、椎弓根间距增宽。中柱损伤也可见于爆裂脱位类型。由于胸椎椎管面积小，脊髓难以忍受骨块压迫，完全性脊髓损伤发生率高，若脊髓损伤为不全性，宜采用前路或经后路的侧后方减压。胸椎骨折脱位属灾难性损伤，常由直接暴力所致，损伤机制一般是创伤直接作用于胸椎产生剪切。不管受伤机制如何，骨折脱位和创伤均是固定的适应证。

3. 伸直型损伤

胸椎伸直型损伤较少见，常由后背直接受到打击所致，一般发生完全性脊髓损伤。此型损伤由剪切暴力所致，导致纤维环和前纵韧带完全撕裂，常伴硬膜撕裂和脊髓横切。

第三节　胸椎骨折的临床表现

胸椎骨折首先要有明确的外伤史，通常暴力的强度较大，常伴有胸部外伤和其他部位的并发损伤。

（一）胸椎骨结构损伤

创伤后可出现胸椎局部的疼痛，检查时可见局部的肿胀及皮下淤血，胸椎脊柱畸形，严重的骨折脱位局部可棘突序列不连续及局部的空虚感。局部有压痛和叩痛，常可触及棘突的漂浮感。但在骨折程度较轻时，体检不易发现骨折部位。

（二）神经系统的损伤

胸椎的严重损伤可伴有相应节段的脊髓损伤，表现为感觉运动功能的障碍及大小便功能障碍。脊髓损伤分为完全性和不完全性损伤，不完全性脊髓损伤时，在脊髓损伤节段以远有一些运动或感觉功能得到保留，而完全性脊髓损伤则表现为损伤节段以远的运动和感觉功能完全丧失。在起初 24～48 h 表现为脊髓休克，即支配区以下的感觉和运动功能彻底丧失，48 h 以后，脊髓功能逐渐恢复。球海绵体反射阳性或肛门反射的恢复是脊髓休克结束。脊髓休克恢复后，如果损伤平面以下仍然无运动和感觉，说明是完全性脊髓损伤的标志。

第四节　胸椎骨折的影像学检查

（一）X 线片检查

X 线片检查是胸椎骨折最基本的检查方法，通常拍摄胸椎的正侧位 X 线片，有时根据需要拍斜位 X 线片。胸椎骨折在正位 X 线片上可见骨折椎体的高度降低，横径增宽，可以发现横向的脱位以及侧弯。侧位 X 线片可见椎体楔形改变，骨折局部的后凸畸形，有时可以发现爆裂的椎体骨块向后方椎管移位。骨折脱位时可见小关节的正常解剖关系紊乱，椎体序列发生明显的改变，以上位椎体向前或向侧方移位比较多见。

（二）脊髓造影

脊髓造影可以观察胸椎骨折或骨折脱位对椎管和脊髓的压迫情况，脊髓造影时可见局部造影剂的充盈缺损甚至不完全或完全梗阻。脊髓造影后做 CTM 检查，观察骨折块对硬膜囊和脊髓的压迫情况，比

CT 平扫的效果要清晰。

（三）CT 扫描

可以在横断面上观察损伤组织的情况，可以观察骨折的碎裂情况、骨折的类型和损伤的范围，显示后缘有无骨块向椎管内移位，以及骨块对椎管的占据情况和脊髓的受压情况。CT 检查对于确定治疗方案具有至关重要的作用。

（四）磁共振检查（MRI）

MRI 可以清晰地显示骨骼及软组织的损伤情况，特别对脊髓及软组织具有其他检查难以替代的价值，它可以显示脊髓的受压情况，脊髓损伤的部位和病变程度，如出血、水肿、血肿、萎缩、变性。MRI 可以显示后方韧带的损伤情况，判断有无后柱损伤。另外，MRI 还可以帮助我们判断骨折是否为陈旧骨折。

第五节　胸椎骨折的治疗原则

胸椎骨折的治疗关键是有效地恢复脊柱的稳定性，解除脊髓的压迫，减轻或避免脊髓的继发性损伤。

（一）急诊处理

（1）注意观察生命体征，保持呼吸通畅，吸氧，维持有效血容量。
（2）详细的全身体检，包括神经系统检查以判断是否并发神经损伤。
（3）如确定脊髓损伤，在伤后 8 h 以内，应尽快行甲泼尼龙冲击治疗。
（4）完善 X 线片、CT 或 MRI 等影像学检查以明确诊断。

（二）适应证

屈曲型损伤前方压缩少于 50% 且不伴有后柱受累时，为稳定骨折。对于稳定性骨折且不伴有神经症状的，适于保守治疗。保守治疗包括卧床、悬吊牵引和姿势复位等，伤后 4～8 周可戴支具下地活动，定期拍片复查。

当原始 X 线片显示前柱的压缩大于 50% 或伴有后柱的损伤时，为不稳定骨折。如果神经系统检查正常，适于后路脊柱内固定并融合术。骨折与骨折-脱位需给予复位和内固定，以恢复脊柱的稳定性，便于早期下床活动。建议应用节段性内固定。

（三）手术时机

髓损伤的手术时机问题也有很多争议。但是大多数作者一致同意，进行性神经损伤是急诊减压手术的指征。对完全性脊髓损伤或静止的不完全性脊髓损伤患者，一些学者主张延迟几天再做手术，以等待脊髓水肿消除；其他学者则主张早期手术固定。目前文献中尚无确切的证据说明早期手术减压和固定可以促进神经恢复或者神经恢复因为延迟数日手术而受影响。Bohlman 和 Transfeldt、Bradford 和其他一些学者的研究提供了这样的证据：脊髓损伤一年以后行前路减压手术，神经功能也可以得到恢复。我们认为对神经功能正常的不稳定性脊椎损伤患者或有非进行性神经症状加重的患者，应该尽早行开放复位和内固定手术。

（四）减压术

对减压术的作用也有争论。压迫神经的后突骨碎片可以间接地通过后侧置入相应的固定物加以解除，也可以直接通过侧后方或前方入路探查椎管来解除。椎管间接减压的方法一般包括安放后侧固定物（Harrington、Edwards、Cotrell Dubousset 固定器械以及多种椎弓根内固定系统）。这些手术是利用撑开器械或内固定系统本身的撑开作用以及完整的后纵韧带使向后突入椎管的骨片复位。很多学者都证明这种手术的效果极好，并且大多数的骨科医生都熟悉这种手术。若手术延迟数周或更长时间，则效果不佳，因为此时椎管无法单独通过后路器械固定来间接地进行复位。另外，伴有较多碎骨片突入椎管的粉碎性骨折，无法通过撑开器械完全复位。利用术中脊髓造影作为后突骨片复位的证据是不适宜的，可以在椎板减压后，使用术中 B 超来观察骨块的复位情况。

侧后方手术对胸腰椎结合部位和腰椎处的椎管减压是有效的，尽管胸椎脊髓周围的空间较小，这种手术可能会增加神经损伤的机会，但多数的胸椎病例也是适用的。这种手术包括全椎板切除和用高速磨钻去除一侧椎弓根，通过侧后方使硬膜前方部位减压。前路手术可以直接对硬膜囊减压，但这是一种对许多骨科医生都比较生疏的手术。术中内脏和血管结构可能受损伤，这一入路引起后遗症的可能性较多。此外，前路减压及髂骨支撑植骨后，如果不做前路内固定，骨折不能立即获得稳定。前路内固定器械的作用发展很快，并且这种器械在维持脊柱稳定方面被证明是安全有效的，在一些患者已不必进行后路固定。当前路减压和支撑植骨后如果后路不稳定，可以进行后路器械固定和融合术以增加稳定性。在这种情况下，我们提倡早期后路器械固定，以期达到骨折的解剖学复位。椎管减压通过术中脊髓造影或超声检查来证实。如果仍有神经受压的遗留部位，要进行侧后方减压。术后做损伤节段的椎体 CT 扫描和矢状位重建，以进一步判定椎管开放情况。如果有不完全性神经损伤存在，并且明显遗留有神经受压，我们建议分期做前路减压融合术。

（五）椎管狭窄与选择手术的关系

McAfee、Denis、Trafton 和 Boyd 及其他一些学者的研究证实，椎管受累的程度和神经损伤的严重性之间并无确定的相关性。由于椎管直径不同、脊髓在胸椎和腰椎的局部血液供应情况不同和马尾在腰骶椎区域的血供不同，因此骨折和骨折脱位所造成的神经损伤在一定程度上取决于损伤的节段。椎管在胸椎处小，血供稀少，所以胸椎的严重骨折和骨折—脱位常造成严重的神经损伤。而腰骶椎区域的骨折和骨折—脱位可以移位很明显，但无或只有很轻微的神经损伤。这不单是因为椎管在此区域较大，而且因为脊髓大约中止于第一腰椎处。马尾比上端的脊髓更能耐受损伤。Delamarter 等在狗的实验研究中发现，马尾神经受压后的神经症状和体征是逐渐出现和加重的，并且损伤的程度与椎管受累多少成稳定的正比关系。马尾受压 50% 以上造成皮质诱发电位的完全缺失、出现神经功能障碍和组织学异常。

Denis 等报道 29 例经保守治疗的爆裂性骨折患者，其中有 6 例（21%）出现了神经方面的并发症。Krompinger 等报告，经保守治疗的爆裂性骨折患者的晚期 CT 分析结果显示，椎管的骨性压迫已有明显的吸收。重新塑形的过程与患者年龄和损伤时间有关，并且按照骨依应力塑形的原则进行。这些患者未出现神经损伤症状。对胸腰椎爆裂性骨折的治疗需要根据不同患者的情况具体分析，后突骨片引起椎管受累的程度本身并不能单独作为手术减压的指征。虽然一些学者主张，对所有椎管受累程度达到 50% 的爆裂性骨折患者，无论有无神经受累都要进行手术减压，以预防晚期神经功能损害或进行性脊椎后凸，但是对选择的患者施行保守治疗是可以成功的。我们要告知患者手术的危险性和并发症，如减压不彻底、增加神经损伤、内固定失败和需要再次手术取出植入物等。我们治疗胸腰椎损伤的指征是：伴有 50% 以上椎管受累的爆裂性骨折、30°以上的脊椎后凸、晚期的神经损伤、明确的不稳定性骨折和骨折脱位。

第六节　胸椎骨折的手术技术

（一）后路手术

1. Harrington 内固定系统

应用原来用于治疗脊柱侧弯的 Harrington 棒治疗胸椎骨折和骨折-脱位时，对需要用器械固定的节段数和后路融合的长度问题仍存在不同的意见。Dickson、Harrington、Er-win、Whitesides、Shah 以及 Meyer 的初期工作提示应该固定骨折节段以上和以下的各两个完整的椎体，以提供足够长的力臂进行复位和维持复位。Purcell、Markolf 和 Dawson 提倡将钩安放在不稳定点上方的三个椎板和下方的两个椎板，以增加稳定性和降低因为脊椎倾斜引起的上钩脱钩的可能性。Edwards 和 Levine 主张将钩安放在聚乙烯棒套上方和下方 3~5 cm 处，以获得骨折解剖学复位所需的足够的力臂。大多数作者认为，应该在后侧器械固定的同时进行后路融合。如果不进行融合，内固定器械最后将被损坏。Kahanovitz、Bullough 和 Jacobs 证明脊椎内固定不做关节融合将成为后期出现有症状的脊椎关节炎的一个诱因。不做关节融合的内固定已经证明可以导致不可逆转的典型的骨关节炎的大体和组织形态学上的改变。"长棒短融合"的优点可能被未融合仅固定节段的退行性改变所抵消。在动物和人体都发现了在已经用器械固定而未融合的节段上有关节炎的改变。这种关节的退行性改变是否能产生明显的症状还不确定。然而，Akbarnia 等的结论是，在短距离关节融合中，用两根预弯的长 Harrington 撑开棒固定，可以增加椎体高度和改进因为胸腰椎骨折而引起的创伤后脊柱后凸，而不影响关节融合节段以外关节的活动。他们指出，融合节段以外关节的长期退行性改变在临床上似乎并不重要。生物力学和临床的研究结果很明确地表明，保留活动节段对活动范围大的腰椎重要，而对胸椎就不那么重要了。目前正在进行广泛的研究和资料搜集，以进一步明确在治疗胸椎骨折中，应该用器械固定的恰当节数、融合的长度和植入物所需的刚度。

（1）Harrington 撑开固定器械：Harrington 将他的固定器械应用于稳定胸腰椎骨折，很多其他学者也报道了使用这种植入物在治疗不稳定胸腰椎骨折中取得的满意效果，其中包括 FlesCh 等、Dickson、Harrington 和 Erwin 以及 Bradford 等。Harrington 棒已经得到了广泛的承认，但是，在它开始使用时人们未能考虑到脊柱的矢状轮廓，特别是腰椎，并且对不稳定性平移损伤的固定在力学方面上是不够的。临床和生物力学的资料都已经证明了传统的直 Harrington 棒的缺陷。最常见的并发症是脱钩，发生率大约为 10%。McAfee 等为确定不同的内固定器械在生物力学方面的优缺点提供了有价值的资料。他们认为 Harrington 撑开系统中最根本的失败部位是骨与金属的界面处，他们主张在治疗需要抵抗纵向压缩力的损伤和平移损伤时，包括骨折、脱位等，应该使用节段性钢丝固定的 Harrington 撑开器械。Luque 节段性脊柱固定器械可以更有效地稳定损伤节段以抵抗剪力和扭力，并且没有过牵的危险。McAfee 和 Bohlman 证明技术因素或不恰当地使用 Harrington 器械使胸腰椎骨折的处理复杂化了。他们指出通过过度牵开力量来对椎管减压可以出现一系列的严重并发症。若想通过后侧过度牵开使椎管前方的骨片或间盘碎片复位，则可能发生过度牵开、固定失败和医源性神经损伤。在他们的患者中最常见的并发症是 Harrington 撑开棒固定后椎管减压失效。原始的直 Harrington 棒最终得以改进，棒的预弯和使用方形头棒和钩使这种植入物成功地应用于胸腰椎损伤的复位和稳定。为了成功地应用 Harrington 撑开系统，前纵韧带应该完整。这个系统需要三点固定原则进行骨折复位，特别是在腰椎以维持正常的腰椎前凸，需要进行适当的预弯。以往在治疗胸腰椎损伤中使用 Harrington 棒的经验最丰富。一般来说，这种植入物也是脊柱专科医生最熟悉的。我们发现早期固定（48 h 内）可以使大多数的患者恢复解剖学对位；当手术延迟到 48 h 至 10 d，通常无法获得解剖学复位，但是效果仍然不错；若手术延迟到 2 周以后进行，则椎管面积几乎无改善。对一些超过 2 周未治疗的爆裂骨折，单纯通过后路 Harrington 撑开棒无法获得满意的复位，而需要通过前路减压加支撑植骨来减压，可以将 Hamngton 棒后路固定作为二期手术进行。可以进行前路减压、支撑植骨和前路内固定，一期手术完成。

手术方法：患者俯卧于加垫的脊柱手术架或手术台上，常规皮肤消毒铺巾。以损伤节段的棘突为中心做一后正中皮肤切口，用 1∶500 000 的肾上腺素溶液在皮肤、皮下、竖脊肌直到椎板层浸润以减少出血。向深部扩大切口显露损伤节段以上和以下三个节段的后侧结构，向外解剖到横突尖，细心止血保持干净的术野。通过 X 线片确定损伤的节段，确认出损伤水平以上的三个完整椎板的关节，切除关节囊，为上钩准备安插部位，并保证头侧椎体的下关节突部位不会因为安插 Harrington 钩而劈裂。然后在关节处安插两个钩，也可以安插两个分叉钩或带脊钩以增加稳定性，在损伤水平以下两个椎体处辨认出椎板间隙，从下位椎板的上缘去除黄韧带，切除一小块椎板，为在椎板上安放下钩准备。然后在椎板深部安插两个钩。若一侧椎板或一侧椎体受累较严重，则首先在对侧安插第一根撑开棒。插入棒时使骨折复位，然后插入对侧的棒，注意不要使骨折过牵。我们认为应将两棒撑开到合适为止。如果患者神经功能正常或有不完全性神经损伤，目前推荐在安插后路固定器械时，使用体感诱发电位监测仪，这可以在骨折复位和撑开脊柱时对脊髓进行生理学监测。通过手术台拍摄侧位 X 线片以评定对位和复位情况。我们倾向于切除一小块椎板，充入生理盐水后通过超声确定减压情况。单独通过插入撑开棒以获得后突骨块的完全复位是不可靠的。如果术中超声检测证明复位不完全，并且有不完全性神经损伤，就要行侧后方减压，即用高速磨钻去除一部分椎板和椎弓根，用反向刮匙从硬膜前方去除后突的骨片。然而，若获得了解剖学复位或残留的压迫较小而患者神经功能正常，则进行后方和侧后方融合，对脊髓完全损伤的患者的融合范围要包括整个固定物的长度，而对神经功能正常或不完全脊髓损伤的患者，其融合范围只局限于损伤水平上、下各一个椎体。我们倾向于用自体髂骨移植，如果需要也可以加入异体骨移植。在棒的棘齿端头侧钩的下方加 C 形垫片以预防复位的丢失，尽量减少最上端钩的下方所暴露的棘齿的数量，以减少晚期发生棒与棘齿结合部位折断的可能性。彻底冲洗伤口，插入封闭的负压引流管，按照常规缝合伤口。如果器械固定部位是在下腰椎，我们主张使用按照腰椎的前突预弯成形的方形头比 Harrington 棒，并且使用改良的万头钩。这可以保持正常的腰椎前凸和增加稳定性。在胸椎和胸腰椎结合部位，传统的圆形头 Harrington 棒和方形头棒均可以使用。

术后处理：患者术后开始卧床休养，而后逐渐适应已经塑形的双瓣胸腰骶椎支架。除了在床上休息外，支架要穿 12~16 周，鼓励早期活动和康复锻炼。

（2）Harrington 压缩固定器械：可以用于胸椎骨折，特别是在有后柱因张力而破坏的情况下。有小号（1/8 英寸，1 英寸 =2.54 cm）和大号（3/16 英寸）两种带螺纹的压缩棒可以为骨折愈合和后外侧脊柱融合提供牢固的固定。我们发现它们在固定屈曲牵开型损伤和 Chance 骨折中最为有用。在用于胸椎时，Harrington 压缩棒应该与安放在横突基底周围的钩结合使用，包括 Keene 钩和衬套的 Harrington 压缩器械的改良产品可以使植入更简单、更节省手术时间。研究已经证实，压缩棒不应该与椎板下钢丝合用，因为钢丝可能将椎板下钩拉至深面的神经结构，引起医源性的神经损伤。安放在横突上的钩要比安放在椎板下的钩所产生的力量小，但不易损伤神经结构。Stauffer 和 Neil 的生物力学研究及 Pinzur 等的研究发现，在治疗屈曲与旋转相结合的损伤时压缩棒要比撑开棒的力量强。压缩棒在屈曲和侧弯时容易使横突骨折而导致手术失败，也容易在伸展时因脱钩而失败。与传统的 Harrington 压缩棒相比，使用 Edwards 的反棘齿压缩棒更好，因为它们更容易安插，而且效果相同。

2. Luque 固定器械

Luque 固定器械比传统的 Harrington 固定器械能提供更牢固的内固定和抗旋转力量。这种器械曾被用于矫正脊柱侧弯畸形，也可用于胸椎骨折和脱位的固定。McAfee 已经证明 Harrington 棒的抗扭转性能较差，而可以承受最大能量的系统是 Luque 节段系统。生物力学测试发现，Luque 节段性脊柱固定器械的失效是由于固定节段以上或以下的骨折脱位引起。Ferguson 和 Allen 报道在使用 Luque 固定棒治疗的 54 例骨折和脱位患者中，有 1 例在金属-骨界面失败，7 例矫正丢失。未发生平移稳定性的丢失或旋转畸形。正如生物力学所证明的那样，Luque 系统的薄弱点是不能抵消纵向负荷，所以它不能为不稳定的爆裂性骨折提供牢固的固定。此系统似乎最适合于治疗伴有完全神经损伤的胸椎的平移损伤。当用于神经功能正常或有不完全神经损伤的患者时，穿椎板下钢丝时一定要小心，避免损伤神经。Wilber 等报道在 20 例用 Luque 器械治疗的患者中，有 3 人出现了暂时性的感觉改变，1 人出现了严重的感觉损伤。他们将在胸椎和胸腰椎椎板下穿钢丝列为增加脊髓损伤危险性的相关因素。我们对使用 Luque 棒治疗胸椎骨折的经验有限，但是赞成使用双侧 Luque 棒或者使用牢固的 Luque 长方形结构，每个节段用 16 号钢丝捆扎。

手术方法：患者俯卧，显露脊柱需要做固定的节段。对胸腰椎的骨折—脱位，我们主张使用牢固的 Luque 长方形结构或者使用双棒固定，范围为上方三个节段、下方三个节段。用针鼻咬骨钳去除覆盖在需要固定的每个节段的椎板间隙中的软组织以显露黄韧带。腰椎段因为有脊柱前凸，所以在椎板间隙处椎板经常呈叠瓦状。用咬骨钳去除这些骨组织。用咬骨钳咬开黄韧带，用小的椎板咬骨钳将其去掉。需要用器械固定的间隙中的黄韧带都要去除。将 16 号钢丝做成襻，将襻弯成两个直角，将钢丝襻从每个椎板下穿过，两个弯处的距离应该与准备固定的椎板的宽度相等。从头侧向尾侧方向穿过钢丝。在固定器械的上端和下端用双根钢丝襻，中间节段使用单钢丝襻。将中间节段的钢丝襻分开，这样每个椎板下有两根钢丝，将其牵向伤口的两侧。在穿钢丝时小心不要用力使钢丝挤压硬膜。切除两侧的关节，椎板去皮质后在关节周围植骨；插入 Lugue 棒，小心使每个棒的短臂或横臂压在长臂或纵臂下以预防旋转和植入物旋转后的移位。小心将钢丝围绕棒拧紧，使脊柱与棒固定在一起。我们常从棒的中间开始拧紧钢丝，然后依次向两侧拧紧其他钢丝。爆裂性骨折可以通过 Harrington 撑开器复位，用双 L 型棒固定以防止塌陷。常规做侧后方关节融合，插入负压引流管后，逐层缝合伤口。

术后处理：通常术后不需要外固定。术后不久就可以不用支具固定开始康复训练。必须强调指出，我们对用这种手术治疗神经功能正常或有不完全性神经损伤患者的经验甚少，我们只将它使用于完全性神经损伤伴有不稳定平移损伤的患者。

3. 椎弓根螺钉固定器械

使用椎弓根螺丝钉和钢板固定胸腰椎骨折早在 1961 年就有 Roy-Camille 和其他人应用。治疗脊柱骨折的椎弓根螺丝钉和内固定钢板经 Steffee、Sitkowki、Luque、Roy-Camille 以及其他人加以发展，并在许多中心进行了观察研究。欧洲的外科医生应用椎弓根螺丝钉很广泛，并且施行这种手术的经验很快就扩展到了北美。椎弓根螺丝钉属于三类植入物。这类螺丝钉包括经小关节突安插入椎弓根内或关节内或侧块内的螺丝钉。FDA 已经允许二类椎弓根螺丝钉在治疗Ⅲ度或Ⅳ度脊柱滑脱中补充融合时使用，但规定在达到融合后一定要取出内固定。前路椎体（颈椎、胸椎和腰椎）螺钉属于二类植入物，可以按说明书在椎体上使用。大量的试验已经表明基于后路椎弓根螺钉的固定器械在治疗脊柱骨折和其他退行性疾病中是有效的。使用这些固定物之前，一定要把可能的危险性和它的优点与患者深入地谈清楚，并获得患者的首肯。依照我们的临床经验，椎弓根螺钉固定治疗下腰椎骨折非常有效，融合率高而植入物的断裂概率很低。我们认为这种内固定系统只应由有经验的精通脊柱解剖的脊柱外科医生使用，这样可以减少包括椎弓根骨折、硬膜撕裂、神经根损伤、脊髓损伤和血管损伤等并发症的发生率。近年来 Lenke 等发表了徒手全胸椎椎弓根螺钉技术，加上脊柱导航技术应用逐渐成熟，胸椎特别是中上胸椎的置钉技术已为很多脊柱外科医生所掌握。椎弓根螺钉固定系统具有牢固的节段性固定作用，可以固定更少的节段的同时，具有更强矫形复位作用，现在已经完全取代了传统的器械。

（1）AO 脊柱内固定系统：AO 脊柱内固定系统已经被欧洲的许多中心成功地使用。Magerl 和 Dick 研制和改进了这种固定器械。AO 脊柱内固定系统使用 5～7 mm 的椎弓根 Schanz 螺钉和 7 mm 全螺纹不锈钢棒（现在均使用钛合金材料）。螺丝钉为白攻螺钉，有 35 mm 长的螺纹。螺纹棒两端扁平，长度从 70 mm 到 300 mm 不等。连接部分可以在矢状平面上活动，这样在将 Schanz 螺钉固定于棒上之前，可以改变其角度。螺母上有一个突起可以使其卡入扁平螺纹上固定。这种系统有轴向、角度和旋转调节能力，并可对受损的脊柱节段做节段性固定。AO 内固定器械结合了 Magerl 和 Dick 研制的脊柱骨骼外固定器械的优点和可以完全植入的优点。它看起来在爆裂性骨折的椎管减压方面是有效的，而且在大多数情况下，只需固定脊柱的两个活动节段。在严重的骨折并伴有脱位时需向上向下各延长固定一个节段，这样骨折固定更牢固，复位效果明显。

（2）SOCON 内固定系统：骨折的复位，首先在骨折椎的上下椎分别打入椎弓根螺丝钉，安装夹钳和连杆，然后安装复位延长杆，杆的远端和近端都有槽沟，用于放置撑开和压缩器械。复位时在两侧同时使用两对撑开和压缩器械，可以做各种方向的矫形，而且可以双侧同时做复位。根据骨折的不同情况，可以选择不同的复位方式。前柱压缩时，可固定近端，压缩远端。前柱和中柱都有压缩时，可固定远端，撑开近端。必要时也可以远近端同时撑开。位置满意后，旋紧夹钳的螺母，拆卸复位器。

（二）前路手术

正如前述，通过前路可以安全、直接地进行脊髓或马尾的减压。如果后路韧带或骨结构功能不全，髂骨支撑植骨就不能提供直接的稳定性。目前已研制出了很多种内固定器械，包括 Z-plate、Kaneda 固定器械、TSRH 内固定系统、Zielke 固定器械、改良 Kostuick-Harrington 固定器械和不同的钢板螺丝钉固定器械等。近年来，各大厂商均对胸椎前路内固定器械进行了更新改造，并且出现了一些可以通过小切口甚至胸腔镜安装的内固定器械，如 MACS-TL。对不加后路固定的单纯前路固定器械的稳定性目前正在进行多项研究予以评定。前路固定器械的缺点包括手术显露过程并发症的增加及较大内固定物可能造成的血管损伤；如果发生了并发症，从脊柱的前侧取出内固定物的手术比取出后路内固定物困难得多；并且，若后路支持结构功能不全，则不可能单独通过前路固定器械矫正脊柱的生理前凸；同时，对于脱位的矫正效果较差。此外，还需要用大量的骨移植材料桥接前路减压后留下的骨缺损，所以必须从髂骨取大量的移植骨或使用骨库的异体骨植骨。生物力学研究显示使用前路内固定器械可以促进移植骨的愈合。前路减压和内固定的优点：可以更充分地清理椎管、进行神经组织减压、避免损伤对脊柱的动力稳定非常重要的后侧肌肉组织、避免后路脊柱内固定经常伴有的软组织刺激，还可以避免脊髓、神经根或硬膜囊的副损伤，而不像后路手术那样，在复位操作或对硬膜囊进行减压时可能造成医源性损伤。

1. Kaneda 前路脊柱固定器械

Kaneda 前路脊柱固定器械适用于从 T_{10}~L_3 的骨折，并且只能作为椎体侧方固定器械使用。这种器械的设计最多可以包括 4 个活动节段的固定。手术方法（Kaneda 和 Gamnes）：将患者放置在适于做左侧腹膜后手术或胸腰联合手术的位置。在有异常的解剖或需要右侧广泛减压时，可能需要从右侧进行手术。患者取左侧或右侧卧位，用体位垫和带子将患者固定牢，通过细心摆放患者位置纠正任何脊柱的畸形，保护好周围神经。根据损伤所在的节段确定手术大路和切口。胸腰接合部以上的节段通过损伤节段上方两个节段的肋上胸腰切口最容易达到。显露损伤节段上下各一个椎体后，在所有相关节段，距离主动脉 1 cm 处辨认、游离、夹闭并结扎节段血管。从相关的各椎体上钝性分离髂腰肌。一定要小心，避免损伤生殖股神经、交感神经、输尿管和腹主动脉。椎体切除：去掉损伤节段上下的椎间盘组织和终极，如果可能，要保留前侧和对侧皮质的完整。将切除的椎体碎块，用作自体植骨的材料。进行前路充分减压。安放脊柱钢板：四齿 Kaneda SR（光滑杆）脊柱钢板是安放 Kaneda SR 螺丝的模板，并且此设计可防止螺丝钉在轴向负荷作用下向椎体内移动。每个钢板均有 A（前方）、P（后方）和 C/R（尾侧/嘴侧）英文字母的标记可以帮助正确安放。当正确安放好钢板后，要使得前侧的杆比后侧的杆长，有三种规格的钢板，小号、中号和大号。选择能够最大限度地覆盖椎体侧面的钢板，并且所有的四个齿均保持在椎体边缘内一定距离。不要使齿穿透进入上方或下方的椎间隙中。在每个椎体上安放并压紧钢板。安放脊柱螺丝钉：螺丝钉的作用是固定纵向杆。每个闭合的或开放的螺丝钉都通过 VHG（V 形槽、凹形底）连接头与纵向杆相连，使用锁定螺丝锁定。螺丝钉的直径为 6.25 mm，长度的规格很多，从 30 mm 开始，以 5 mm 的间隔直至 60 mm。两个开放的螺丝钉不能用于同一脊柱钢板上。通过测量术前 X 线片、用尺子测量椎体切除部位或完整椎体的宽度来确定所需螺丝钉的长度。与椎体终板平行并与椎体后壁呈 10° 安放后侧螺丝钉。与同一终板平行，也与椎体的后壁平行地安放前侧螺丝钉。使用同一个终板作为安放所有螺丝钉的参照标志，使所有螺丝钉和杆达到垂直对线。拧入每个螺丝钉直到钉尾陷入钢板表面内，并且使螺丝钉头对齐以使杆通过。确保螺丝钉与椎体双侧皮质的固着，并且每个螺丝钉的钝头穿出椎体对侧皮质大约 2 mm。通过直接触摸或 X 线片确认螺丝钉已正确安放。畸形矫正和骨移植：在上下螺丝头之间安放椎体撑开器，进行椎体撑开，直到恢复其正确的解剖学位置为止。前纵韧带或后纵韧带被拉紧说明椎体高度和前凸角/后凸角都得到了矫正。如果前纵韧带妨碍后凸畸形的矫正，可以将其切断。测量植骨床的大小，从髂骨嵴上取一块适当长度的三侧皮质骨的植骨块。正确的植骨块尺寸对确保植骨块在上下椎体之间的压力是非常重要的，并且可以使植骨块接受解剖负荷，也可以维持椎体正确的解剖排列。植骨块的大小选择不当可能会导致固定器械的断裂和临床效果不佳。从同侧安放皮质骨支撑植骨块，轻轻敲入椎体间。保护好椎管前壁，在缺损的前侧安放肋骨支撑植骨块。在前侧缺损处进一步填塞植骨碎块。去掉撑开器。杆的安放：用尺子测量后侧最上方螺丝钉的上缘和后侧最下方螺丝钉的下缘之间的距离，再加上使杆从螺丝连接头边缘穿出 2 mm 的长度，按照需要的长度截断杆，将其插入，并与两个后侧的螺丝钉相连接。为防止影响穿杆，要安放好锁定螺丝的深浅，使其在插入杆之前不会突进 VHG 连接头中。轻轻将一个螺丝向外旋出有助于杆的安插，然后再将该螺丝旋回到正确的位置。在前两对螺丝上重复这个步骤。用所有的固定螺丝钉将杆把持在 VHC 的开口内，但是不要拧得太紧。相对最下方的那个螺丝钉或者相对最上方那个螺丝钉安放后杆，拧紧固定螺丝。用持杆钳在距离未固定螺丝大约 2 cm 的位置钳住杆，作为压缩的一个固定点。在松的螺丝和持杆钳的外侧安放压缩钳，在可靠地加压之后拧紧固定螺丝。前杆也按照此步骤进行操作。可靠的加压是为了保证解剖负荷能通过植骨块固定器械。如果植骨块未承受压力的话，可以导致金属固定器械的断裂和临床效果不佳。安放横向连接器：横向连接器可以稳定固定器械，每个结构使用两个横向连接器。将一大小适当的横向连接器固定至自持式 1/8 英寸的扳手上，松开螺栓，将连接器的上半部分与下半部分扭至垂直位置。通过两级杆间放人下半部分。旋转 1/8 英寸扳手或 penfield 扳手使连接器的下半部分达到最终的位置，再将连接器移到固定器械的一端，轻柔向上提拉将杆与下半部分咬合并轻轻旋紧螺栓，再用组合式 1/8 英寸的扳手最后旋紧。同样方法安装第二个连接器。安装完固定装置后，至少以 1ib·in 的扭矩将纵杆的锁定螺丝和横向连接器的锁定螺栓拧紧。按常规方法关闭切口。根据使用的入路分别进行膈肌修补或安放胸腔闭式引流管。

术后处理：患者术后穿戴胸腰脊柱支具，限制活动 4～6 个月。

2. Z-plate-ATL 前路固定系统

这种固定器械是为处理胸腰椎爆裂性骨折和肿瘤而研制的。钢板、螺栓和螺丝钉系统可以承受前侧负荷，可以进行撑开复位和对植骨块进行加压，固定相对容易。Z-plate-ATL 与 MRI 和 CT 相容。

手术方法（Zdeblick）：当使用这种前路固定器械治疗胸椎骨折时，按左侧入路的要求摆放体位，如果需要，也可以从右侧入路进行手术。使患者完全侧卧位，并且保证在整个手术过程中体位都不会改变。摆体位和固定患者时，小心防止过度压迫某些部位和神经麻痹。显露将要用器械固定的节段后，去除病变部位上下方的椎间盘组织。切除椎体并进行椎管减压，如果有需要此时可以进行复位。用测深尺测量切除椎体上方和下方椎体的冠状方向直径。用这个距离确定所要使用螺栓和螺丝钉的长度。Z-plate-ATL 系统的螺栓和螺丝应可固定于对侧皮质。若需要进行脊柱复位，则借助螺栓定位器，用直锥准备第一枚螺栓的进入位置。第一枚螺栓应放在后侧的下方位置。在确定这个进钉点时需要小心，尽量少阻挡下方椎间盘间隙的活动。如果不需要进行脊柱复位，使用适当的模板确定所需要的钢板长度。确定上方的沟槽位置后，将模板安放在相应的位置上，用直锥准备第一枚螺栓的插入点。将第一枚螺栓安放在下后方的位置上，要精心确定这枚螺栓的安放位置，尽量避免影响下方椎间盘间隙的活动。标记好第一枚螺栓的位置后，去掉模板。用单向棘轮手柄改锥，与下方终板平行并斜向前（离开椎管方向）大约 10°拧入第一枚螺栓。在已经安装的螺栓上安放模板，模板的沟槽置于上方。通过后方的沟槽确定上后螺栓的位置，此螺栓应安放于接近椎体上方终板的位置。用直锥或弯锥攻出第二枚螺栓的进入点。需要指出的是，如果患者需要复位，因为不正常的解剖关系不能使用模板，对这种患者应该按照前述方法，用单向棘轮改锥，按与上方终极平行而向前倾大约 10°（离开椎管方向）拧入第二枚螺栓。如果需要，这时可以进行复位。在脊柱后方用手施加压力，用标准的椎板撑开器抵在椎体终板上撑开，使用 Z-plate-ATL 撑开器抵在暴露的螺栓上进行撑开。达到最后需要的撑开幅度后，去除椎板撑开器，用卡尺测量椎体切除部分以确定骨移植的长度。在终板处为骨移植做准备，并切取植骨块。在用 Z-plate-ATL 撑开器抵住螺栓上的螺丝部分维持撑开位置，同时在椎体切除的间隙中植入植骨块（撑开器不在椎体切除的间隙中，术者可以在椎体上下方终极的任何部位进行操作）。用 3/16 英寸的杆/板把持器，将适当尺寸的 Z-plate-ATL 固定装置安放在已经拧入的螺栓上。带槽端朝向上方。尽量减少对上方椎间盘间隙活动的影响，并且可以最大限度地加压，尽可能选择短的钢板。要特别注意去除椎体终板的侧方突起，为安放钢板准备出较平的表面，此时可以使用高速磨钻或咬骨钳。将螺母（取自已经拧入的螺栓）套入套杆式螺母旋进器上，螺母的环管一定要朝向手柄。使用两个套杆式螺母旋进器，此时应将两个螺母分别套在两个旋进器杆上，将螺母旋进杆末端的大角形突起插入下方螺栓的大角形凹陷内。握住旋杆手柄防止其旋转，顺时针方向旋转套管，直到螺母开始旋入螺栓上。这时只用手指的力量拧紧螺母。此时套杆式螺母旋进器应该由助手维持在原位，因为它稍后还要使用。将第二个套杆式螺母旋进器的大角形端插上方螺栓的大角形凹陷内，握住旋杆的手柄对抗扭力，顺时针方向旋转套管，直到螺母开始旋入螺杆上为止。不要将此螺母拧得太紧，也不要去除套杆式螺母旋进器。滑动 Z-plate-ATL 加压器的蹄形铁末端卡住两个套杆式螺母旋进器底部。为了确保压缩力均匀分布通过椎间盘间隙，在施加和维持压缩力时助手一定要把持住旋进杆的手柄保持两者平行。在把持住旋进杆手柄后，用螺母旋进器扳手拧紧上方的螺母。拧紧上方螺母后，把持住旋进杆手柄上的抗扭转把手，用同样的方法拧紧下方的螺母。必须注意在拧紧螺母时一定要维持压缩力。用指针式扭矩扳手和 7/16 英寸末端开口的爪形卡口将两个螺母拧紧，扭矩最少达到 80 ib·in。同时应该在套杆式螺母旋进器上施加抗扭力。去除加压器。然后拧入两个前方螺丝钉，使用锥钻导管和直锥准备安放下方和上方螺丝钉的钉孔。这些螺丝钉钉孔应该斜向后方 0°～10°。用单向棘轮改锥将螺丝钉拧入已经准备好的螺钉孔中（为固着到对侧皮质骨，这些螺丝钉应该比拧入的螺栓长 5 mm）。用 Z-plate-ATL 折压器将螺母管环压到螺栓的无丝部分上。止血，安放负压引流管后，按常规方法缝合切口。

术后处理：通常在术后第三天使用 TLSO 塑形支架，可以带支具行走。支具固定 12 周或直到 X 线片显示骨性融合为止。

3. Macs-TL 内固定系统

适用于胸椎骨折、肿瘤以及间盘突出等前路内固定术，它的优点是操作简便，使用配套器械，可以经小切口或胸腔镜下安装。安装过程与 Z Plate 类似，首先，侧卧位，常规显露骨折椎及上下椎体侧面，在骨折椎上下椎体后缘的前方分别垂直打入一枚多轴撑开螺钉，安装撑开器并撑开骨折椎，切除骨折椎及相邻的椎间盘，刮除相邻椎体的终板软骨，取合适长度的整块髂骨或填充自体骨的钛网（Mesh），打入椎体间。取下撑开器，安装连接钛板，旋紧螺母，在上下椎体各安装一枚稳定螺钉，旋紧后自动锁定。

术后处理：通常在术后第三天使用 TLSO 塑形支架，可以戴支具行走。支具固定 12 周或直到 X 线显示骨性融合为止。

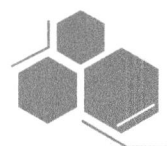

第八章 下肢损伤

第一节 髋臼骨折

一、概述

髋臼骨折主要由于压砸、撞挤、轧碾或高处坠落等高能量损伤所致，多见于青壮年。由于其解剖复杂、骨折往往移位严重、手术暴露和固定困难等原因，以往治疗髋臼骨折多采用保守方法，但其最终的治疗结果往往不令人满意。因而，髋臼骨折的诊断和治疗对于多数骨科医师来说仍然具有挑战性，Le-tournel 和 Judet 等经过长期艰苦的工作，为髋臼骨折的诊断和治疗奠定了基础。目前，采用外科手术治疗髋臼骨折已成为治疗的主要方法。

分型：关于髋臼骨折的分类已有多种方法，其中以 Letournel-Judet 分型最为常用。现重点对 Le-tournel-Judet 分型及 AO 分型作一介绍。

1. Letournel-Judet 分型

Letournel 和 Judet 主要根据解剖结构的改变进行分型，而不像大多数骨折分型那样，要考虑骨折的移位及粉碎程度，以及是否合并脱位等因素。根据髋臼前后柱和前后壁不同骨折组合，Letournel 和 Judet 将它们分为两大类、10 个类型的骨折。

（1）单一骨折：即涉及 1 个柱或 1 个壁的骨折，或 1 个单一骨折线的骨折（横断骨折），共有 5 个单一的骨折类型。

①后壁骨折：多见髋关节后脱位，髋臼后方发生骨折并有移位，但髋臼后柱主要部分未受累及。后壁骨折最常见，约占髋臼骨折的 23%。其放射学上有如下特点：前后位，可见一骨块影，与脱位股骨头重叠，臼后缘线缺如。其余 5 个放射学标记均完整。这种骨折与髋关节后脱位伴髋臼骨折不同：前者骨块大，多在 3.5 cm×1.5 cm 以上，后者骨块小；前者无弹性固定，只需将伤肢伸直外展即可复位，但屈曲内收，可再脱位，后者手法复位后较稳定。闭孔斜位，对于后壁骨折最为重要：a. 可显示后壁骨折的大小；b. 股骨头可能处于正常位置，或处于半脱位及脱位；c. 前柱和闭孔环是完整的。髂骨斜位：a. 显示髂骨后缘、髋臼前缘及髂骨翼完整；b. 后壁骨折块和髂骨翼相重叠。CT 扫描检查：a. 可判断骨折块的大小、移位程度；b. 显示股骨头的位置；c. 最重要的是显示有无边缘压缩骨折；d. 关节内有无游离骨折块。

②后柱骨折：多见于髋关节中心性脱位，少数见于髋关节后脱位，其骨折发生率约为 3%。骨折始于坐骨大切迹顶部附近，于髋臼顶后方进入髋臼关节面，向下至髋臼窝、闭孔及耻骨支，但并不累及髋臼顶。后柱骨折的放射学特点如下：前后位，髂坐线、后缘线断裂，髋臼顶、髂耻线、前缘及泪滴完整；

股骨头随骨块向内移位。闭孔斜位，显示前柱完整，偶尔可看到股骨头后脱位。髂骨斜位，清楚地显示后柱骨折移位程度，而前缘完整。CT扫描检查：a.在髋臼顶部的骨折线为冠状面；b.显示股骨头伴随后柱骨折的移位程度；c.通常可看到后柱向内旋转。

③前壁骨折：见于髋关节前脱位，其发生率最低，约为2%。骨折线通常从髂前下棘的下缘始，穿过髋臼窝底，达闭孔上缘的耻骨上支。其放射学上有如下表现：前后位，前缘出现断裂；髂耻线在其中部断裂。闭孔斜位，完整地显示斜方形的前壁骨折块；后缘完整；显示闭孔环断裂的部位——坐耻骨切迹处。髂骨斜位，显示髋骨后缘及髂骨翼完整；可见前壁骨折面。CT扫描检查：显示前壁骨折的大小及移位程度。

④前柱骨折：前柱骨折的发生率为4%~5%。骨折线常起于髂嵴，终于耻骨支，使髋臼壁与髋臼顶前部分离，也可起于髂前上棘与髂前下棘之间的切迹而向耻骨角延伸。此外，当骨折线位置较低时则由髂腰肌沟向耻、坐骨支移行部延伸并累及前柱下部。其典型的放射学表现为：前后位，髂耻线和前缘断裂；泪滴常常向内移位；闭孔环在耻骨支处断裂。闭孔斜位，对前柱骨折很重要，可看到股骨头随前柱骨折的移位程度、闭孔环断裂的部位；髋后臼缘完整。髂骨斜位，髋骨后缘完整；可看到竖起的骨块的截面。CT扫描检查：显示前柱有移位程度和方向，可看到后柱是完整的。

⑤横断骨折：典型的横断骨折系骨折线横形离断髋臼，将髋骨分为上方的髂骨和下方的坐、耻骨。骨折可横穿髋臼的任何位置，通常位于髋臼顶与髋臼窝的交界处，称为顶旁骨折；有时骨折线也可经髋臼顶，称为经顶骨折；偶尔骨折线也可经过髋臼窝下方，称为顶下骨折。发生横断骨折其坐、耻骨部分常向内侧移位而股骨头向中央脱位。横断骨折占整个髋臼骨折的7%~8%。其放射学表现为：前后位，4个垂直的放射学标记（髂耻线、髂坐线、前缘和后缘）均断裂；闭孔环完整，股骨头随远折端向内移位。闭孔斜位，为显示横断骨折的最佳位置，可看到完整的骨折线；闭孔环完整；显示骨折向前或后移位的程度。髂骨斜位，显示后柱骨折的移位程度及后柱骨折在坐骨大切迹的位置。CT扫描检查：可判断骨折线的方向，在矢状面骨折线呈前后走向。

（2）复合骨折：至少由2个单一骨折组合起来的骨折为复合骨折。

①"T"形骨折：系在横行骨折基础上合并下方坐、耻骨的纵形骨折，这一纵形骨折垂直向下劈开闭孔环或斜向前方或后方，当纵形骨折线通过坐骨时闭孔可保持完整。与横形骨折相似的是，发生"T"形骨折时髋臼顶多不累及。"T"形骨折约占髋臼骨折的7%。其放射学表现复杂，主要表现是在横形骨折的基础上存在着远端前后柱的分离，所以，除横形骨折的所有放射学表现外，还有以下特点：前后位片上远端的前后柱有重叠，泪滴和髂耻线分离；闭孔斜位上看到通过闭孔环的垂直骨折线；髂骨斜位上可发现通过四边体的垂直骨折线。CT扫描检查：前后方向骨折线的基础上，有一横形骨折线将内侧部分分为前后两部分。

②后柱合并后壁骨折：此类型骨折的发生率为4%~5%。其放射学表现如下：前后位，髂耻线和前缘完整，髂坐线断裂并向骨盆入口缘的内侧移位，可发现有股骨头的后脱位及后壁骨折块。闭孔斜位，可清楚地显示后壁骨折的大小及闭孔环的破裂；髂耻线完整。髂骨斜位，显示后柱骨折的部位及移位程度；证实前壁骨折完整。CT扫描检查：所见同后壁骨折及后柱骨折。

③横断合并后壁骨折：约占19%，在所有复合骨折中，仅次于双柱骨折而排在第2位。其放射学表现为：前后位，常见股骨头后脱位，有时可见股骨头中心脱位；4个垂直的放射学标记（髂耻线、髂坐线、前缘和后缘）均断裂；泪滴和髂坐线的关系正常，闭孔环完整。闭孔斜位，可清晰显示后壁骨折的形状和大小；显示横断骨折的骨折线及移位闭孔环完整。髂骨斜位，可显示后柱骨折部位及移位程度；髂骨翼和髋臼顶完整。CT扫描检查：所见同后壁骨折及横断骨折。

④前壁或前柱合并后半横形骨折：指在前壁和（或）前柱骨折的基础上伴有1个横断的后柱骨折，其发生率为6%~7%。前后位及闭孔斜位，可显示骨折线的前半部分，髂耻线中断并随股骨头移位，髂坐线及髋臼后缘线则因横断骨折而中断。髂骨斜位，显示横断骨折位于髂骨后缘。

⑤完全双柱骨折：2个柱完全分离，表现为围绕中心脱位股骨头的髋臼粉碎骨折。其发生率高，约占23%。前后位，股骨头中心脱位，髂耻线、髂坐线断裂，髋臼顶倾斜，髂骨翼骨折，闭孔环断裂。闭

孔斜位，可清楚地显示分离移位的前柱骨折，移位的髋臼顶上方可见形如"骨刺"的髂骨翼骨折断端，此为双柱骨折的典型特征。髂骨斜位，显示后柱骨折的移位及髂骨的骨折线。CT扫描检查：可显示髂骨翼骨折；在髋臼顶水平，前后柱被一冠状面骨折线分开。

2. AO分型

在Letournel-Judet分类的基础上，AO组织根据骨折的严重程度进一步将髋臼骨折分为A、B、C三型。

A型：骨折仅波及髋臼的1个柱。

A1：后壁骨折。

A2：后柱骨折。

A3：前壁和前柱骨折。

B型：骨折波及2个柱，髋臼顶部保持与完整的髂骨成一体。

B1：横断骨折及横断伴后壁骨折。

B2："T"形骨折。

B3：前壁或前柱骨折伴后柱半横形骨折。

C型：骨折波及2柱，髋臼顶部与完整的髂骨不相连。

C1：前柱骨折线延伸到髂骨嵴。

C2：前柱骨折线延伸到髂骨前缘。

C3：骨折线波及骶髂关节。

二、诊断

临床主要表现为髋关节局部疼痛及活动受限，如并发股骨头脱位则表现为相应的下肢畸形与弹性固定。当发生髋关节中心脱位时，其疼痛及功能障碍均不如髋关节前、后脱位，体征也不明显。脱位严重者可表现患肢短缩。同时应注意有无合并大出血、尿道或神经损伤，以及其他部位有无骨折。

三、治疗

对于髋臼骨折，在治疗前应对患者进行全面、详细的评估，这些评估包括患者的一般状况、年龄、是否合并其他损伤及疾病、骨折的情况、是否合并血管神经的损伤等。髋臼骨折多为高能量损伤，合并胸腹脏器损伤以及其他部位的骨折比例较高，常因大出血导致休克，在治疗上应特别强调优先处理那些对于生命威胁更大的损伤及并发症。关于髋臼骨折的治疗目前意见尚未完全统一，多数意见主张对骨折块无移位或较小移位者应行下肢牵引，对骨折块移位较大或股骨头脱位者则先行闭合复位及下肢牵引，对效果不满意者则应尽早行手术复位及内固定治疗，对无法行早期手术治疗者可非手术治疗，后期视病情行关节重建手术。

（一）非手术治疗

1. 适应证

（1）年老体弱合并全身多脏器疾病，不能耐受手术者。

（2）伴有严重骨质疏松者。

（3）手术区域局部有感染者。

（4）无移位或移位<3 mm的髋臼骨折。

2. 非手术治疗的方法

患者取平卧位，采用股骨髁上或胫骨结节牵引，牵引重量不可太大，以使股骨头和髋臼不发生分离为宜。牵引时间一般为6～8周，去牵引后不负重做关节功能锻炼，8周后渐开始负重行走。

（二）手术治疗

1. 适应证

对髋臼骨折移位明显、骨折累及髋臼顶负重区或股骨头与髋臼对合不佳者，应手术复位及内固定。髋臼骨折的移位程度较难掌握，目前多数意见将3 mm作为标准，当骨折移位超过3 mm时一般应手术治疗。如骨折线位于髋臼顶负重区，尽管髋臼骨折移位较轻，但髋关节的稳定性较差，此时仍应考虑手术治疗。

2. 手术时机

除开放性损伤或股骨头脱位不能复位外，对髋臼骨折一般不做急诊手术。Letournel 根据从髋臼受伤到接受手术治疗的时间，将髋臼骨折、手术治疗分为三个时间段进行临床对比研究认为，内固定在 2 周内完成的髋臼骨折，其治疗效果优良率超过 80%；如果时间超过 21 d，由于有明确的病理改变出现在髋臼的周围软组织中，增加了手术显露、复位和固定的难度，影响术后效果。因此，多数学者认为，最佳手术时机一般为伤后 5 ~ 7 d。

3. 术前准备

术前应对患者进行全面、细致的检查，对影像学资料应周密分析，根据骨折类型，确定手术方案，做到对手术途径、步骤以及术中可能遇到的困难心中有数。术前患者应常规备皮及清洁肠道，留置导尿，术前应用抗生素。

4. 手术入路

Letournel 认为任何手术入路都无法满足所有类型髋臼骨折的需要，若手术入路不当，则可能无法对骨折进行复位的固定，对于一特定类型的髋臼骨折而言，总有一个合适的手术入路。常用的主要手术入路有 Kocher-Langenbeck 入路、髂腹股沟入路、延长的髂股入路等。

一般来说，髋臼骨折类型是选择手术入路的基础。

（1）对于后壁骨折、后柱骨折及后柱合并后壁骨折，一定选择后方的 Kocher-Langenbeck 入路。

（2）对于前壁骨折、前柱骨折及前壁或前柱合并后半横形骨折，应选择前方的髂腹股沟入路。

（3）对于横断骨折，大部分可选用 Kocher-Langenbeck 入路，如果前方骨折线高且移位大时，可选髂腹沟入路。

（4）对于横断伴后壁骨折，大部分可选用。Kocher-Langenbeck 入路，如果前方骨折线高且移位大时，可选前后联合入路。

（5）对于"T"形骨折和双柱骨折，则应进行具体分析，大部分"T"形骨折可经 Kocher-Langenbeck 入路完成，大部分双柱骨折可经髂腹股沟入路完成。

5. 术中复位与内固定

髋臼解剖复杂，骨折固定困难，需要专用的复位器械和内固定物，最常用的器械包括各种型号的复位钳和带有柄的 Schanz 螺钉等。复位钳主要用于控制骨折块的复位，Schanz 螺钉拧入坐骨结节可控制后柱或横行骨块的旋转移位。而内固定材料为各种规格的重建钢板和螺钉。髋臼骨折的复位没有固定的原则，每一具体的骨折类型采取不同的方法。一般应先复位并固定单一骨折块，然后再将其他骨折块与已固定的骨折块固定到解剖复位。钢板放置前一定要准确塑形，以减少骨折端的应力。在完成固定后，检查髋关节的活动，同时注意异常声音或摩擦感，如有异常，可能有螺钉进入关节内。术中应行 C 臂透视以检查骨折复位及内固定情况。

术后伤口常规负压引流 24 ~ 72 h。如果复位和固定牢靠，术后一般不需牵引。尽早开始髋关节功能锻炼，有条件者应使用连续性被动运动（CPM）器械进行锻炼，注意预防深静脉血栓形成（DVT）及肺栓塞。术后应定期复查 X 线片，以了解骨折愈合情况。开始负重时间应视骨折严重程度及内固定情况而定，但完全负重时间不应早于 2 个月。

第二节　骨盆骨折

一、概述

骨盆位于躯干与下肢之间，是负重的主要结构；同时盆腔内有许多重要脏器，骨盆对之起保护作用。骨盆骨折可造成躯干与下肢的桥梁失去作用，同时可造成盆腔内脏器的损伤。随着现代工农业的发展和交通的发达，各种意外和交通事故迅猛增加，骨盆骨折的发生率也迅速增高，在所有骨折中，骨盆骨折占1%～3%，其病死率在10%以上，是目前造成交通事故死亡的主要因素之一。

（一）发病机制

引起骨盆骨折的暴力主要有以下三种方式。

1. 直接暴力

由于压砸、碾轧、撞挤或高处坠落等损伤所致骨盆骨折，多系闭合伤，且伤势多较严重，易并发腹腔脏器损伤及大量出血、休克。

2. 间接暴力

由下肢向上传导抵达骨盆的暴力，因其作用点集中于髋臼处，故主要引起髋臼中心脱位及耻、坐骨骨折。

3. 肌肉牵拉

肌肉突然收缩致使髂前上棘、髂前下棘及坐骨结节骨折。

（二）分类

由于解剖上的复杂性，骨盆骨折有多种分类，依据不同的标准，可有不同的分法。如依骨折的部位分为坐骨骨折、髂骨骨折等，依骨折稳定性或是否累及骨盆负重部位而分为稳定与不稳定骨折，依致伤机制及外力方向分为前后受压及侧方受压骨折，依骨折是否开放分为开放或闭合骨折。目前主要的分类方法有：

1. Tile 分型

Pennal 等于1980年提出了一种力学分型系统，将骨盆骨折分为前后压缩伤、侧方压缩伤和垂直剪切伤。Tile 于1988年在 Pennal 分型的基础上提出了稳定性概念，将骨盆骨折分为 A 型（稳定）、B 型（旋转不稳定但垂直稳定）、C 型（旋转、垂直均不稳定），这一分型系统目前被广泛应用。

A 型：可进一步分为2组。A1 型骨折为未累及骨盆环的骨折，如髂棘或坐骨结节的撕脱骨折和髂骨翼的孤立骨折；A2 型骨折为骨盆环轻微移位的稳定骨折，如老年人中通常由低能量坠落引起的骨折。

B 型：表现为旋转不稳定：B1 型骨折包括"翻书样"骨折或前方压缩损伤，此时前骨盆通过耻骨联合分离或前骨盆环骨折而开放，后骶髂的骨间韧带保持完整。Tile 描述了这种损伤的分期。第一期，耻骨联合分离小于2.5 cm，骶棘韧带保持完整；第二期，耻骨联合分离>2.5 cm，伴骶棘韧带和前骶髂韧带破裂；第三期，双侧受损，产生 B3 型损伤 B2-1 型骨折为有同侧骨折的侧方加压损伤；B2-2 型骨折有侧方加压损伤，但骨折在对侧，即"桶柄状"损伤，韧带结构通常不因伴骨盆内旋而遭到破坏。

C 型：旋转和垂直均不稳定。包括垂直剪切损伤和造成后方韧带复合体破坏的前方压缩损伤。C1 型骨折包括单侧的前后复合骨折，且依后方骨折的位置再分为亚型；C2 型骨折包括双侧损伤，一侧部分不稳定，另一侧不稳定；C3 型骨折为垂直旋转均不稳定的双侧骨折。Tile 分型直接与治疗选择和损伤的预后有关。

2. Burgess 分类

1990年，Burgess 和 Young 在总结 Pennal 和 Tile 分类的基础上，提出了一个更全面的分类方案，将骨盆骨折分为侧方压缩型（LC）、前后压缩型（APC）、垂直压缩型（VS）、混合型（CM）。APC 与 LC 每型有三种损伤程度。APC-Ⅰ型为稳定型损伤，单纯耻骨联合或耻骨支损伤。APC-Ⅱ型损伤为旋转不稳定合并耻骨联合分离或少见的耻骨支骨折，骶结节、骶棘韧带及骶髂前韧带损伤。APC-Ⅲ型损伤常合并骶髂后韧带断裂，发生旋转与垂直不稳定。LC-Ⅰ型损伤产生于前环的耻坐骨水平骨折以及骶骨压缩骨折。所有骨盆的韧带完整，骨盆环相当稳定。LC-Ⅱ型损伤常合并骶后韧带断裂或后部髂嵴撕脱。由于后环损伤不是稳定的嵌插，产生旋转不稳定。骨盆底韧带仍然完整，故相对垂直稳定。LC-Ⅲ型损伤又称为"风卷样"骨盆。典型的滚筒机制造成的损伤首先是受累侧骨盆因承受内旋移位而产生 LC-Ⅱ型损伤。当车轮碾过骨盆对侧半骨盆时其产生外旋应力（或 APC）损伤。损伤方式不同，典型的损伤方式为重物使骨盆滚动所造成。垂直剪切损伤（VC）为轴向暴力作用于骨盆，骨盆的前后韧带与骨的复合全部撕裂。髂骨翼无明显外旋，但其向上和向后移位常见。混合暴力损伤

（CMI）为由多种机制造成的损伤。此分类系统对临床处理上有三点意义：①提醒临床医师注意勿漏诊，特别是后环骨折；②注意受伤局部与其他合并伤的存在并预见性地采取相应的复苏手段；③能使得临床医师根据伤员总体情况和血流动力学状况以及对病情准确认识，选择最适合的治疗措施，从而降低病死率。

3. Letournel 分类

Letournel 将骨盆环分为前、后 2 区域。前环损伤包括单纯耻骨联合分离、垂直骨折线波及闭孔环或邻近耻骨支、髋臼骨折。

（1）经髂骨骨折未波及骶髂关节。
（2）骶髂关节骨折脱位伴有骶骨或髂骨翼骨折。
（3）单纯骶髂关节脱位。
（4）经骶骨骨折。

4. Dennis 骶骨解剖区域分类

Ⅰ区：从骶骨翼外侧至骶孔，骨折不波及骶孔或骶骨体。
Ⅱ区：骨折波及骶孔，可从骶骨翼延伸到骶孔。
Ⅲ区：骨折波及骶骨中央体部，可为垂直、斜形、横形等任何类型，全部类型均波及骶骨及骶管。此种分类对合并神经损伤的骶骨骨折很有意义。Ⅲ区骶骨骨折其神经损伤发生率最高。

二、诊断

（一）临床表现

1. 全身表现

主要因受伤情况、合并伤、骨折本身的严重程度及所致的并发症等的不同而不尽相同。

低能量致伤的骨盆骨折，如髂前上棘撕脱骨折、单纯髂骨翼骨折等，由于外力轻、无合并重要脏器损伤、骨折程度轻及无并发症的发生，全身情况平稳。高能量致伤的骨盆骨折，特别是交通事故中，由于暴力大，受伤当时可能合并颅脑、胸腹脏器损伤，且骨折常呈不稳定型，并发血管、盆腔脏器、泌尿生殖道、神经等损伤，可出现全身多系统损伤的症状体征。严重的骨盆骨折可造成大出血，此时主要是出血性休克的表现。

2. 局部表现

不同部位的骨折有不同的症状和体征。

（1）骨盆前部骨折的症状和体征：骨盆前部骨折包括耻骨上、下支骨折，耻骨联合分离，坐骨支骨折，坐骨结节撕脱骨折。此部骨折时腹股沟、会阴部耻骨联合部及坐骨结节部疼痛明显，活动受限，会阴部、下腹部可出现瘀斑，伤侧髋关节活动受限，可触及异常活动及听到骨擦音。骨盆分离、挤压试验呈阳性。

（2）骨盆外侧部骨折的症状和体征：包括髂骨骨折，髂前上、下棘撕脱骨折。骨折部局部肿胀、疼痛、伤侧下肢因疼痛而活动受限，被动活动伤侧肢可使疼痛加重，局部压痛明显，可触及骨折异常活动及听到骨擦音。髂骨骨折时骨盆分离、挤压试验呈阳性，髂前下棘撕脱骨折可有"逆行性"运动，即不能向前移动行走，但能向后倒退行走。

（3）骨盆后部骨折的症状和体征：包括骶髂关节脱位、骶骨骨折、尾骨骨折脱位。症状和体征有骶髂关节及骶骨处肿胀、疼痛，活动受限，不能坐立翻身，严重疼痛剧烈，局部皮下瘀血明显。"4"字试验、骨盆分离挤压试验呈阳性（尾、骶骨骨折者可阴性）。骶髂关节完全脱位时脐棘距不等。骶骨横断及尾骨骨折者肛门指诊可触及尾、骶骨异常活动。

（二）诊断

1. 外伤史

询问病史时应注意受伤时间、方式及受伤原因、伤后处理方式、液体摄入情况、大小便情况，对女性应询问月经史、是否妊娠等。

2. 症状

见临床表现。

3. 体格检查

（1）一般检查：仔细检查患者全身情况，明确是否存在出血性休克、盆腔内脏器损伤，是否合并颅脑、胸腹脏器损伤。

（2）骨盆部检查：①视诊：伤员活动受限，局部皮肤挫裂及皮下瘀血存在，可看到骨盆变形、肢体不等长等；②触诊：正常解剖标志发生改变，如耻骨联合、髂嵴、髂前上棘、坐骨结节、骶髂关节、骶尾骨背侧可发现其存在触痛、位置发生变化或本身碎裂及异常活动，可存在骨擦音，肛门指诊可发现尾骶骨有凹凸不平的骨折线或存在异常活动的碎骨片，合并直肠破裂时，可有指套染血。

（3）特殊试验：骨盆分离、挤压试验阳性，表明骨盆环完整性破坏；"4"字试验阳性，表明该侧骶髂关节损伤。特殊体征：Destot 征——腹股沟韧带上方下腹部、会阴部及大腿根部出现皮下血肿，表明存在骨盆骨折，Ruox 征——大转子至耻骨结节距离缩短，表明存在侧方压缩骨折，Earle 征——直肠检查时触及骨性突起或大血肿且沿骨折线有压痛存在，表明存在尾骶骨骨折。

4. X 线检查

X 线是诊断骨盆骨折的主要手段，不仅可明确诊断，更重要的是能观察到骨盆骨折的部位、骨折类型，并根据骨折移位的程度判断骨折为稳定或不稳定及可能发生的并发症。一般来说，90% 的骨盆骨折仅摄骨盆前后位 X 线片即可诊断，然而单独依靠正位 X 线片可造成错误判断，因为骨盆的前后移位不能从正位 X 线片上识别。在仰卧位骨盆与身体纵轴成 40°～60° 角倾斜，因此骨盆的正位片对骨盆缘来讲实际上是斜位。为了多方位了解骨盆的移位情况，Pennal 建议加摄入口位及出口位 X 线片。

（1）正位：正位的解剖标志有耻骨联合、耻坐骨支、髂前上、下支、髂骨嵴、骶骨棘、骶髂关节、骶前孔、骶骨岬及 L5 横突等，阅片时应注意这些标志的改变。耻骨联合分离 >2.5 cm，说明骶棘韧带断裂和骨盆旋转不稳；骶骨外侧和坐骨棘撕脱骨折同样为旋转不稳的征象；L5 横突骨折为垂直不稳的又一表现。除此之外，亦可见其他骨性标志，如髂耻线、髂坐线、泪滴、髋臼顶及髋臼前后缘。

（2）出口位：患者取仰卧位，X 线球管从足侧指向骨盆部并与垂直线成 40° 角投射，有助于显示骨盆在水平面的上移及矢状面的旋转。此位置可判断后骨盆环无移位时存在前骨盆环向上移位的情况。出口位是真正的骶骨正位，骶骨孔在此位置为一个完整的圆，如存在骶骨孔骨折则可清楚地看到。通过骶骨的横形骨折，L5 横突骨折及骶骨外缘的撕脱骨折亦可在此位置观察到。

（3）入口位：患者取仰卧位，球管从头侧指向骨盆部并与垂直线成 40° 角，入口位显示骨盆的前后移位优于其他投射位置。近来研究表明，后骨盆环的最大移位总出现在入口位中。外侧挤压型损伤造成的髂骨内旋、前后挤压造成的髂骨翼外旋以及剪切损伤都可以在入口位中显示。同时入口位对判断骶骨压缩骨折或骶骨翼骨折也有帮助。

对于低能量外力造成的稳定的骨盆骨折的 X 线表现一般比较易于辨认。而对于高能量外力造成的不稳定骨盆骨折，需综合不同体位的 X 线以了解骨折的移位情况，若发现骨盆环有一处骨折且骨折移位，则必定存在另一处骨折，应仔细辨认。

5. 骨盆骨折 CT 扫描

能对骨盆骨及软组织损伤，特别是骨盆环后部损伤提供连续的横断面扫描，能发现一些 X 线平片不能显示的骨折和韧带结构损伤。对于判断旋转畸形和半侧骨盆移位有重要意义，对耻骨支骨折并伴有髋臼骨折特别适用。此外，对骨盆骨折内固定，CT 能准确显示骨折复位情况、内固定物位置是否恰当以及骨折愈合情况。CT 在显示旋转和前后移位方面明显优于普通 X 线片，但在垂直移位的诊断上，X 线片要优于轴位 CT 片。

6. MRI

MRI 适用于骨盆骨折的并发损伤，如盆内血管的损伤、脏器的破裂等，骨盆骨折急性期则少用。

7. 数字减影技术（DSA）

对骨盆骨折并发大血管伤特别适用，可发现出血的部位同时确认血管栓塞。

三、治疗

(一) 急救

骨盆骨折多为交通事故、高处坠落、重物压砸等高能量暴力致伤，骨盆骨折患者的病死率为 10%～25%。除了骨折本身可造成出血性休克及实质脏器破裂外，常合并全身其他系统的危及生命的损伤，如脑外伤、胸外伤及腹部外伤等。对骨盆骨折患者的急救除了紧急处理骨折及其并发症外，很重要的一点是正确处理合并伤。

1. 院前急救

据报道严重创伤后发生死亡有 3 个高峰时间：第 1 个高峰发生在伤后 1 h 内，多因严重的脑外伤或心血管血管损伤致死；第 2 个高峰发生在伤后 1～4 h，死因多为不可控制的大出血；第 3 个高峰发生在伤后数周内，多因严重的并发症致死。急救主要是抢救第 1、第 2 高峰内的伤员。

抢救人员在到达事故现场后，首先应解脱伤员，去除压在伤员身上的一切物体，随后应快速检测伤员情况并做出应急处理。一般按以下顺序进行：①气道情况：判断气道是否通畅、有无呼吸梗阻，气道不畅或梗阻常由舌后坠或气道异物引起，应予以解除，保持气道通畅，有条件时行气管插管以保持通气；②呼吸情况：若伤员气道通畅仍不能正常呼吸，则应注意胸部的损伤，特别注意有无张力性气胸及连枷胸存在，可对存在的伤口加压包扎及固定，条件允许时可给予穿刺抽气减压；③循环情况：判断心跳是否存在，必要时行胸外心脏按压，判明大出血部位压迫止血，有条件者可应用抗休克裤加压止血；④骨折情况：初步判定骨盆骨折的严重程度，以被单或骨盆止血兜固定骨盆，双膝、双踝之间夹以软枕，把两腿捆在一起，然后将患者抬到担架上，并用布带将膝上下部捆住，固定在硬担架上，如发现开放伤口，应用干净敷料覆盖；⑤后送伤员：一般现场抢救要求在 10 min 之内完成，而后将伤员送到附近有一定抢救条件的医院。

2. 急诊室内抢救

在急诊室内抢救时间可以说是抢救的黄金时间，如果措施得力、复苏有效，往往能挽救患者的生命。患者被送入急诊室后，首先必须详细了解病情，仔细全面地进行检查，及时做出正确的诊断，然后按顺序处理。McMurray 倡导一个处理顺序的方案，称 A-F 方案，即：

A——呼吸道处理。

B——输血、输液及出血处理。

C——中枢神经系统损伤处理。

D——消化系统损伤处理。

E——排泄或泌尿系统损伤处理。

F——骨折及脱位的处理。

其核心是：优先处理危及生命的损伤及并发症；其次，及时进行对骨折的妥善处理。这种全面治疗的观点具有重要的指导意义。

(1) 低血容量休克的救治：因为骨盆骨折最严重的并发症是大出血所致的低血容量休克，所以对骨盆骨折的急救主要是抗休克。

①尽可能迅速控制内外出血：对于外出血用敷料压迫止血；对于腹膜后及盆腔内出血用抗休克裤压迫止血；对于不稳定骨盆骨折的患者，经早期的大量输液后仍有血流动力学不稳，应行急症外固定以减少骨盆静脉出血及骨折端出血。对骨盆骨折的急诊外固定的详细方法将在下面讨论。有条件者可在充分输血、输液并控制血压在 90 mmHg 以上时行数控减影血管造影术 (DSA) 下双侧髂内动脉栓塞。

②快速、有效补充血容量：初期可快速输入 2 000～3 000 mL 平衡液，而后迅速补充全血，另外可加血浆、右旋糖酐等，经过快速、有效的输血、输液，如果患者的血压稳定、中心静脉压 (CVP) 正常、神志清楚、脉搏有力、心率减慢，说明扩容有效，维持一定的液体即可。如果经输血、输液后仍不能维持血压或血压上升但液体减慢后又下降，说明仍有活动性出血，应继续输液特别是胶体液。必要时行手术止血。

③通气与氧合：足量的通气及充分的血氧饱和度是抗低血容量休克的关键辅助措施之一，应尽快给予高浓度、高流量面罩吸氧。必要时行气管插管，使用加压通气以改善气体交换，提高血氧饱和度。

④纠正酸中毒及电解质紊乱：休克时伴代谢性酸中毒。碳酸氢钠的使用最初可给予每千克 1 mmol/L，以后在血气分析结果指导下决定用量。

⑤应用血管活性药物：一般可应用多巴胺，最初剂量为 $2 \sim 5\ \mu g/(kg \cdot min)$，最大可加至 $50\mu g/(kg \cdot min)$。

（2）骨盆骨折的临时固定：Moreno 等报道，在不稳定骨盆骨折患者中，即刻给予外固定较之不行外固定，输液量明显减少；而 Riemer 等的研究表明，即刻外固定可明显降低骨盆骨折患者的病死率。骨盆外固定有多种方法，简单的外固定架主要用于翻书样不稳定骨折；对于垂直不稳定骨折由于其不能控制后方骶髂关节复合体的活动，则不适用，应用 Ganz C 型骨盆钳可解决上述问题。有学者在不稳定骨盆骨折的急救中应用自行创制的骨盆止血兜，可明显降低骨盆骨折的病死率，其主要作用是通过对骨折的有效固定，减少骨折的活动、出血，更有效地促进血凝块形成；对下腹部进行压迫止血，其独特的结构便于搬动患者。

（二）进一步治疗

1. 非手术治疗

（1）卧床休息：大多数骨盆骨折患者通过卧床休息数周可痊愈。如单纯髂骨翼骨折患者，只需卧床至疼痛消失即可下地活动；稳定的耻骨支骨折及耻骨联合轻度分离者卧床休息至疼痛消失可逐步负重活动。

（2）牵引：牵引可解痉止痛、改善静脉回流、减少局部刺激、纠正畸形、固定肢体、促进骨折愈合，并方便护理。骨盆骨折中应用牵引治疗一般牵引重量较大，占体重的 1/7 ~ 1/5，牵引时间较长，一般 6 周内不应减重，时间在 8 ~ 12 周，过早去掉牵引或减重可引起骨折再移位。牵引方法一般采用双侧或单侧下肢股骨髁上牵引或胫骨结节牵引。对垂直压缩型骨折可先用双侧股骨髁上或胫骨结节牵引，以固定骨盆骨折，并纠正上、下移位，向上移位的可加大重量，3 d 后摄片复查，待上、下移位纠正后，加骨盆兜带交叉牵引以矫正侧向移位，维持牵引 8 ~ 12 周。对前后压缩型骨折基本处理方法同上，但须注意防止过度向中线挤压骨盆，造成相反的畸形。对侧方压缩型骨折，应行双下肢牵引，加用手法整复，即用手掌自髂骨嵴内缘向外按压，以矫正髂骨内旋畸形，然后再行骨牵引。如为半骨盆单纯外旋，同时后移位，可采用 3 个 90° 牵引法，即在双侧股骨髁上牵引，将髋、膝、距小腿 3 个关节皆置于 90° 位，垂直牵引。利用臀肌做兜带，使骨折复位。

（3）石膏外固定：一般用双侧短髋"人"字形石膏，固定时间为 10 ~ 12 周。

2. 手术治疗

（1）骨盆骨折的外固定术：外固定术最适用于移位不明显、不需要复位的垂直稳定而旋转不稳的骨折。而对垂直剪切型骨折常需配合牵引、内固定等。如单侧或双侧垂直剪切型骨折，可先行双侧股骨髁上牵引，待骨折复位后行外固定，可缩短牵引住院时间。对耻骨联合分离或耻骨支、坐骨支粉碎骨折并发一侧髋臼骨折及中心脱位者，可先安装骨盆外固定器，然后在伤侧股骨大粗隆处行侧方牵引。6 周后摄 X 线片证实股骨头已复位即可去牵引，带外固定下地，患肢不负重，8 周后除去外固定器。对一些旋转及垂直均不稳的骨折一般后部行切开复位内固定，骶髂关节用 1 ~ 2 枚螺钉或钢板加螺钉固定，前部用外固定架固定耻骨联合分离或耻骨支骨折。术后 3 ~ 4 周可带外固定架下床活动。

（2）骨盆骨折的内固定：对于不稳定型骨盆骨折的非手术治疗，文献报道后遗症达 50% 以上，近年来随着对骨盆骨折的深入研究，多主张切开复位，其优点是可以使不稳定的骨折迅速获得稳定。

①骨盆骨折内固定手术适应证：Tile（1988）提出内固定的指征为：a. 垂直不稳定骨折为绝对手术适应证；b. 合并髋臼骨折；c. 外固定后残存移位；d. 韧带损伤导致骨盆不稳定，如单纯骶髂后韧带损伤；e. 闭合复位失败，耻骨联合分离 >2.5 cm；f. 无会阴部污染的开放性后环损伤。Matta 等认为骨盆后部结构损伤移位 >1 cm 者或耻骨移位合并骨盆后侧部失稳，患肢短缩 1.5 cm 以上者应采用手术治疗。

②手术时机：骨盆骨折内固定手术时机取决于患者的一般情况，一般来说应等待患者一般情况改善

后，即伤后 5～7 d 行手术复位为宜。14 d 以后手术复位的难度明显加大。如患者行急诊剖腹探查，则一部分耻骨支骨折或耻骨联合分离可同时进行。

第三节　髋关节脱位

髋关节由髋臼和股骨头构成，是典型的杵臼关节，髋臼周围有纤维软骨构成髋臼盂唇，增加髋臼深度，股骨头软骨面约占球形的 2/3。髋关节周围有坚强的韧带和强壮的肌群，有很好的稳定性以适应其支持体重和行走功能，因此髋关节脱位多为高能量损伤造成。按照股骨头脱位后的方向可以把髋关节脱位分为前脱位、后脱位和中心性脱位，以后脱位最常见。

一、髋关节后脱位

（一）概述

后脱位占髋关节脱位的 85%～90%，多由间接暴力引起，当髋关节屈曲 90° 时，内收内旋股骨干，使股骨颈前缘与髋臼前缘形成杠杆支点，当股骨干继续内收内旋时，股骨头受杠杆作用离开髋臼，造成后脱位，或外力作用于膝部沿股骨干方向向后，或外力作用于骨盆由后向前，亦可使股骨头向后脱位，有时合并髋臼后缘或股骨头骨折。

（二）诊断

1. 病史要点

患者往往有明显的外伤史，如高空坠落、车祸等，有些患者能够回忆受伤时髋关节处于屈曲位，受伤后患者感髋部疼痛，不能活动。

2. 查体要点

（1）髋关节处于屈曲、内收、内旋弹性固定位，下肢有短缩畸形，大粗隆向后上脱位可达 Nelaton 线之上，患侧臀部可以触及股骨头。

（2）注意检查坐骨神经功能。

3. 辅助检查

（1）常规检查：拍摄受伤侧髋关节的正侧位 X 线片，明确髋关节脱位的类型和有无髋臼后壁或股骨头骨折。

（2）特殊检查：术前对怀疑有髋臼或股骨头骨折的患者行 CT 检查可以对骨折情况明确诊断，判断是否需要手术固定骨折，复位后关节不匹配者 CT 检查可以发现是否有碎骨片残留于关节内。

4. 分类　常用的是 Thompson 和 Epstein 分类。

Ⅰ型：脱位伴有或不伴有微小骨折。

Ⅱ型：脱位伴有髋臼后缘的单个大骨块。

Ⅲ型：脱位伴有髋臼后缘的粉碎骨折，有或没有大碎片。

Ⅳ型：脱位伴有髋臼底骨折。

Ⅴ型：脱位伴有股骨头骨折。

对于Ⅴ型骨折脱位，Pipkin 又分为 4 个亚型（图 8-1）。

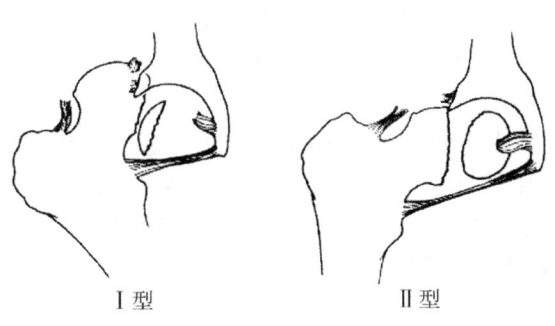

Ⅰ型　　　　　　Ⅱ型

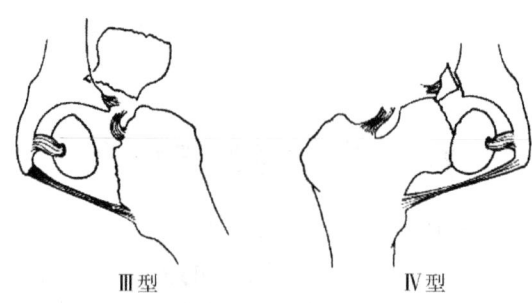

图 8-1 Pipkin 分型

Ⅰ型：髋关节后脱位伴股骨头中央凹尾端的骨折。
Ⅱ型：髋关节后脱位伴股骨头中央凹头端的骨折。
Ⅲ型：Ⅰ型或Ⅱ型后脱位伴股骨颈骨折。
Ⅳ型：Ⅰ型或Ⅱ型后脱位伴有髋臼骨折。

5. 诊断标准

（1）患者多有明显外伤史，髋关节多在屈曲位受伤。
（2）查体髋关节处于屈曲、内收、内旋弹性固定位，下肢有短缩畸形。
（3）X 线显示股骨头脱出于髋关节后方，CT 可以明确有无合并骨折及骨折的详细情况。

（三）治疗

1. 保守治疗

所有类型的新鲜髋关节后脱位患者不论是否合并骨折，均应麻醉下急诊手法复位，脱位时间越长，发生股骨头缺血坏死和创伤性关节炎的可能性越大。复位方法有 Allis 法、Stimson 法和 Bigelow 法，下文以 Thompson 和 Epstein 分类介绍治疗方法。

（1）Ⅰ型脱位：复位后再拍摄 X 线片，观察髋关节间隙是否与正常侧一致，若关节间隙变宽，提示翻转的髋臼缘或骨软骨块残留于关节内，行 CT 检查明确诊断后手术清除关节内碎块。许多结构阻碍复位，如梨状肌、闭孔内肌、上下腘肌、股骨头脱出后关节囊的"纽孔样"嵌顿等，若复位不成功避免反复复位，应及时切开复位。

复位之前，应检查患者有无坐骨神经损伤，复位后亦应对坐骨神经的功能进行记录。复位成功后患者皮肤牵引 3~4 周后，扶拐杖下地，2~3 个月不负重，以免缺血的股骨头塌陷，1 年内定期复查注意有无股骨头坏死。

（2）Ⅱ～Ⅳ型脱位：应争取在 12 h 内复位，若复位成功，临时骨牵引，伴有的骨折可延迟 5~10 d 再行手术治疗，对于手法复位不成功的患者要及时切开复位。

（3）Ⅴ型脱位：Pipkin Ⅰ型或Ⅱ型损伤闭合复位往往成功，复位后复查 X 线片和 CT 证实为同心网复位，股骨头骨折解剖复位，继续骨牵引 6 周。无法闭合复位或非同心网复位，应行手术治疗，Pipkin Ⅲ型或Ⅳ型损伤往往需要手术治疗。

2. 手术治疗

（1）Ⅰ型脱位：手法复位不成功或非同心圆复位需切开复位，通常采用髋关节后方入路，通过关节囊的撕裂处显露髋臼，清理里面的血块和碎片，清除所有阻挡物后复位关节，术中注意保护坐骨神经。

（2）Ⅱ～Ⅳ型患者：手法复位不成功的患者要及时切开复位。手法复位成功者，骨折可延迟 5~10 d 再行手术治疗，期间摄 X 线片和 CT 检查，进一步明确骨折情况，对于Ⅱ型脱位后壁骨折大于 1/2 和Ⅲ型、Ⅳ型脱位的骨折参照髋臼骨折的手术方法。

（3）Ⅴ型脱位：Pipkin Ⅰ型或Ⅱ型损伤无法闭合复位、复位后大的股骨头骨块位于关节外或不是同心圆复位，应行手术治疗。术中清除小骨折块，大的骨折块采用拉力螺钉或可吸收螺钉固定，再复位骨折。Pipkin Ⅲ型脱位的治疗尚有争议，年轻患者多采用切开复位、股骨颈骨折内固定、带血管骨移植，老年人建议行人工髋关节置换，Pipkin Ⅳ型脱位年轻患者多采用切开复位髋臼复位内固定和股骨头骨折复位内固定，老年人行人工髋关节置换。

（四）预后评价

髋关节后脱位后，如果没有发生股骨头缺血坏死和创伤性关节炎，预后通常良好。早期轻柔的复位以缩短股骨头血供受损的时间，是防止股骨头缺血坏死的重要措施，髋关节脱位后股骨头缺血坏死率在10%～20%，创伤性关节炎的发生率约在25%。髋关节脱位后可发生异位骨化，特别是必须实行手术复位时，发生率约在3%，幸运的是，异位骨化通常不会致残。

（五）研究进展

目前，随着人工全髋关节置换术的大量开展，全髋关节置换术后的髋关节脱位也日益增多，如何治疗这类特殊的髋关节脱位是摆在骨科医生面前的难题。Forsythe等比较了初次置换的人工全髋关节脱位闭合复位成功后与没有脱位的人工全髋的功能，虽然在WOMAC或SF-12功能评价中没有明显差别，但未脱位组的生活评分和满意度高于脱位组。人工全髋关节初次脱位后大多数学者主张非手术治疗，在良好的麻醉肌松下轻柔地复位，需要注意的是，经历了全髋关节置换的患者大多有骨质疏松，牵引复位时特别要防止股骨骨折。如果全髋关节经历了2～3次以上的脱位，很可能存在关节不稳定的因素，要通过详细体检、X线片、CT等检查仔细分析原因，这时多需要手术治疗。Khan等试图通过分析以往文献选择是手术复位还是闭合复位治疗全髋关节置换术后的髋关节脱位，但发现这些文献中的研究缺乏随机对照原则，作者提倡一个多中心的随机对照研究以保证大样本量，获得可信的研究结果。

二、髋关节前脱位

（一）概述

前脱位不常见，占创伤性髋关节脱位的10%～12%。髋关节前脱位的原因以外力杠杆作用为主，当患髋因外力强力外展时，大粗隆顶端与髋臼上缘相接触，患肢再继续外旋，迫使股骨头从前下方薄弱的关节囊脱出，造成股骨头向前下方脱出。

（二）诊断

1. 病史要点

患者髋关节受伤时多处于外展外旋位，当受到外伤后髋部疼痛，呈外展外旋屈曲位弹性固定，不能活动。

2. 查体要点

（1）髋关节处于外展外旋屈曲弹性固定位，在闭孔或腹股沟附近可以触及股骨头，髋关节功能丧失，被动活动引起肌肉痉挛和疼痛。

（2）注意检查股神经功能和股动脉搏动。

3. 辅助检查

（1）常规检查：拍摄受伤侧髋关节的正侧位X线片，明确髋关节脱位的类型。

（2）特殊检查：对怀疑有髋臼前壁或股骨头骨折的患者应行CT检查。

4. 分类

Epstein根据股骨头脱位后的位置分为闭孔型和耻骨型。

5. 诊断标准

（1）患者多有明显外伤史，髋关节多在外展外旋位受伤。

（2）查体髋关节处于屈曲、外展、外旋弹性固定位。

（3）X线显示股骨头脱出于髋关节前下方，CT可以明确有无合并骨折及骨折的详细情况。

（三）治疗

1. 保守治疗

前脱位多可以通过手法复位成功，适当地纵向牵引大腿，用帆布吊带向侧前方牵拉大腿近端，同时向髋臼推股骨头即可复位。

2. 手术治疗

当有股直肌、髂腰肌、关节囊嵌入阻碍复位时，可以通过Smith-Peterson入路行切开复位。

（四）预后评价

髋关节前脱位合并骨折较少，故预后较好。

第四节 股骨颈骨折

一、概述

股骨颈骨折常发生于老年人，随着我国人口老龄化，其发病率日渐增高，以女性较多。造成老年人发生骨折的因素有以下几个方面：①由骨质疏松引起的骨强度的下降；②老年人髋部肌群退变，反应迟钝，不能有效地抵消髋部的有害应力；③损伤暴力，老年人的骨质疏松，所以只需很小的扭转暴力，就能引起骨折，而中青年患者，需要较大的暴力，才会引起骨折。

股骨颈骨折后约有 15% 发生骨折不愈合，20%～30% 发生股骨头缺血坏死，这是由它的血供特点决定的。成人股骨头的血供有三个来源：股网韧带内的小凹动脉，它只供应股骨头少量血液，局限于股骨头的凹窝部；股骨干的滋养动脉升支，对股骨颈血液供应很少；旋股内、外侧动脉的分支是股骨颈的主要血液供应来源。旋股内外侧动脉来自股深动脉，在股骨颈基底部关节囊滑膜反折处形成一个动脉环，并分四支进入股骨头，即骺外侧动脉（上支持带动脉）、干骺端上动脉、干骺端下动脉（下支持带动脉）和骺内侧动脉，骺外侧动脉供应股骨头外侧 2/3～3/4 区域，干骺端下动脉供应股骨头内下 1/4～1/2 区域。股骨颈骨折后，股骨头的血供受到严重影响。实验发现，头下骨折，股骨头血供下降 83%；颈中型骨折，股骨头血供下降 52%。因此，股骨颈骨折后容易造成骨折不愈合和股骨头缺血坏死，这使得它的治疗遗留许多尚未解决的难题。

二、诊断

1. 病史要点

所有股骨颈骨折患者都有外伤病史，骨折多由外旋暴力引起，不同患者引起骨折的暴力程度不同，对于中青年患者，需要较大的暴力造成骨折，而对于伴有骨质疏松的老年患者，只需要较小的暴力就会引起骨折，随着暴力程度的不同，产生不同的移位。

骨折后患者局部疼痛，行走困难，但有一部分患者，在刚承受暴力而骨折时，断端会表现为嵌插型，或者无移位的骨折，骨折线接近水平位。此时，患者虽有疼痛，仍能行走，若不能及时诊断患者继续行走，暴力持续下去，"嵌插"就变成"分离"，骨折线也变成接近垂直位，产生移位。因此，对于伤后仍能行走的患者，不能认为不会发生股骨颈骨折，如果不给予恰当的治疗，所谓"嵌插"骨折可以变成有移位的骨折。

2. 查体要点

（1）畸形：伤侧下肢呈 45°～60° 的外旋畸形。

（2）疼痛：患髋有压痛，有轴向叩击痛。

（3）功能障碍：下肢不能活动，行走困难。

（4）患肢缩短，Bryant 三角底边缩短，股骨大粗隆顶端在 Nelaton 线之上（图 8-2），Kaplan 点移至脐下，且偏向健侧。

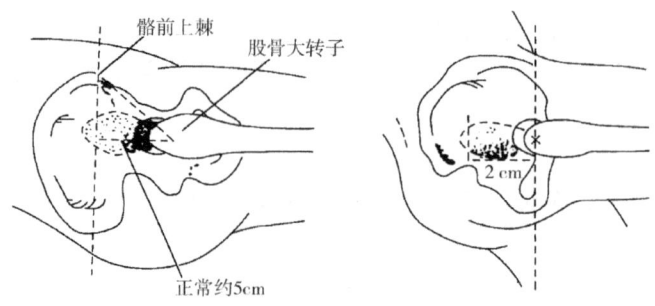

图 8-2 Bryant 三角和 Nelaton 线

3. 辅助检查

（1）常规检查：常规拍摄髋关节的正侧位 X 线片，观察股骨颈骨折的详细情况并指导分类，需要注意的是，有些无移位的骨折在伤后立即拍摄的 X 线片上看不见骨折线，容易漏诊。对于临床上怀疑有股骨颈骨折而 X 线片暂时未见骨折线者，可立即行 CT、MRI 检查或仍按嵌插骨折处理，等待 1～2 周后再摄片，因骨折部位骨质吸收，骨折线可以显示出来。

（2）特殊检查：对于隐匿难以确诊的股骨颈骨折，早期诊断可以采用 CT、MRI 检查，CT 检查时要注意采用薄层扫描，并行冠状面的二维重建，以免漏诊；MRI 检查对于早期的隐匿骨折显示较好，敏感性优于骨扫描，扫描时在脂肪抑制像上能清晰地看到骨折后水肿的骨折线。

4. 分类

（1）按骨折线的部位：①股骨头下型骨折；②经股骨颈骨折；③基底骨折。头下型骨折，由于旋股内、外侧动脉的分支受伤最重，因而影响股骨头的血液供应也最大；基底骨折，由于两骨折段的血液供应的影响最小，故骨折较易愈合。

（2）按移位程度（Garden 分型）：这是目前临床常用的分型方法，包括：①不完全骨折（Garden Ⅰ 型）；②无移位的完全骨折（Garden Ⅱ 型）；③部分移位的完全骨折（Garden Ⅲ 型）；④完全移位的完全骨折（Garden Ⅳ 型）（图 8-3）。

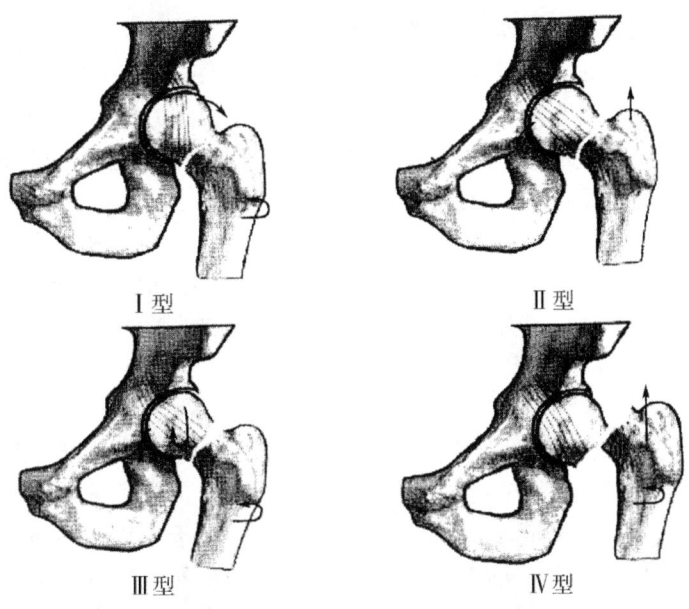

图 8-3　股骨颈骨折 Garden 分型

（3）按骨折线方向：①内收型骨折；②外展型骨折。内收骨折是指远端骨折线与两髂嵴连线所形成的角度（Pauwels 角）大于 50°，属不稳定骨折；外展骨折是指此角小于 30°，属于稳定骨折，但如果处理不当，或继续扭转，可变为不稳定骨折。目前，这种分类方法对临床治疗指导作用有限，已较少采用。

5. 诊断标准

（1）患者多有外伤史。

（2）查体局部疼痛，多有下肢外旋畸形和活动受限。

（3）X 线片显示骨折。

（4）对难以确诊的患者采用 CT 或 MRI 检查。

6. 鉴别诊断

（1）股骨转子间骨折：有髋部外伤病史，局部疼痛，外旋畸形明显，多大于 60°，甚至达到 90°，但单纯根据外旋畸形判断骨折不够准确，需摄 X 线片明确诊断。

（2）股骨颈病理性骨折：只需要很小的暴力就能引起骨折，有的患者有肿瘤病史，拍摄 X 线片提示局部骨质异常,对怀疑病理性骨折而 X 线显示不清者,行 CT 扫描。

(3)髋关节骨折脱位:髋关节骨折脱位有明显的脱位特征,髋关节处于屈曲、内收、内旋弹性固定位或外展外旋屈曲弹性固定位,X 线片可明确诊断。

三、治疗

1. 保守治疗

由于股骨颈骨折保守治疗存在卧床时间长、并发症多、骨折容易移位等问题,目前多主张手术治疗。保守治疗适用于个别年龄过大、体质差,有严重的器质性病变,无法耐受手术者,可采用皮牵引,保持下肢于中立位。1 个月疼痛缓解后,骨折虽未愈合,但仍能扶腋杖下地活动。

2. 手术治疗

目前,大多数的股骨颈骨折需要手术治疗。

(1)治疗原则:对所有 Garden Ⅰ 型或 Ⅱ 型骨折,采用内固定治疗;小于 60 岁患者的 Garden Ⅲ 型或 Ⅳ 型骨折,采用复位内固定加肌骨瓣移植术;对于 60 岁以上患者有明显移位的 Garden Ⅲ 型或 Ⅳ 型骨折,全身情况能够耐受手术者,建议行人工髋关节置换术;陈旧性股骨颈骨折不愈合者,建议行人工髋关节置换术。

(2)手术方法:手术方法很多,较常用的是在 X 线辅助下手术。

①三枚空心加压拉力螺钉固定:对于 Garden Ⅰ 型、Ⅱ 型骨折及小于 60 岁患者的 Garden Ⅲ 型或 Ⅳ 型骨折,AO 的空心加压螺钉固定成为治疗的标准手术。它具有操作方便、固定牢靠的优点,通常采用三枚空心加压拉力螺钉,固定时注意使螺钉在股骨颈内呈倒等腰三角形旋入并使螺纹越过骨折线,以发挥拉力螺钉的加压作用和负重时骨折断端间的动力加压作用,螺钉尖端距离股骨头软骨面下以 5 mm 为宜,以防发生切割作用。

②动力髋螺钉系统(dynamic hip screw,DHS)或与此类似的滑动式钉板固定装置:此类内固定钢板多适用于靠近股骨颈基底部的骨折,使用 DHS 时多在主钉近端的股骨颈内再拧入一枚螺钉,以增强抗旋转能力,固定牢靠。

③人工髋关节置换术:对于骨折明显移位的 Garden Ⅲ 型或 Ⅳ 型骨折,年龄大于 60 岁,全身情况能够耐受手术者,行人工髋关节置换术可以使患者早期下床活动,避免内固定失败后再次手术的风险。对于原有骨关节炎等疾病导致髋关节疼痛的股骨颈骨折患者,目前也推荐采用人工髋关节置换术。人工髋关节置换术又分为人工全髋和人工股骨双动头置换两种术式。对于老年患者选用人工全髋置换还是人工股骨头置换需要根据患者的预期寿命、活动范围、身体状况和骨质质量综合判断。有学者主张对于大于 75 岁以上患者可以选择人工双动头置换术,75 岁以下患者宜选择人工全髋置换术。

四、预后评价

股骨颈骨折的主要并发症是骨折不愈合和股骨头缺血性坏死,在无移位的病例组中,不愈合甚少见;但在有移位的股骨颈骨折中,有 20% ~ 30% 发生不愈合。此外,骨折不愈合还与年龄、骨折部位、复位程度等相关,骨折不愈合的总发生率为 15%。

股骨头缺血性坏死主要与骨折部位和移位程度相关,骨折部位越高、移位越明显发生率越高。股骨头缺血坏死后常继发创伤性髋关节炎,导致关节疼痛、跛行、功能障碍。

五、研究进展

股骨颈骨折是老年人常见的一种骨折,股骨颈骨折后,股骨头的血液供应可严重受损,骨折后股骨头坏死与否主要与其残存血供和代偿能力有关。因此,股骨颈骨折应早期复位及内固定手术,以利于使扭曲受压与痉挛的血管尽早恢复。复位要求对位良好,复位优良者发生股骨头缺血坏死的概率明显小于复位不良者。选择内固定物时应以对血供损伤小、固定牢固类型为佳。对于多数患者我们推荐早期闭合复位，透视下 3 枚加压压心螺钉内固定。

对于老年人移位的股骨颈骨折采用内固定还是人工髋关节置换还存在一些争议。最近的研究倾向于对这类患者实行人工髋关节置换术。Rogmark 等在对 14 项随机对照研究（2 289 例患者）的荟萃分析显示，对于 70～80 岁有移位的股骨颈骨折患者一期行人工髋关节置换术优于内固定术，相对于内固定治疗关节置换术的并发症少，关节置换可以获得较好的功能，减少患者痛苦。

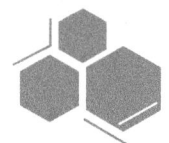

第九章 膝部损伤

第一节 胫骨平台骨折

胫骨平台骨折又叫胫骨髁骨折，是较为常见的骨折，在全身骨折中约占 0.3%，男性多于女性，好发于青壮年。胫骨髁部为海绵骨构成，其外髁皮质不如内髁皮质坚硬，因受损伤时多为膝外翻位，故胫骨外髁的骨折多发生于内髁骨折。

胫骨上端宽厚，横切面呈三角形，其扩大部分为内髁和外髁，成浅凹状，与股骨下端的内、外髁相连接。其平坦的关节面称为胫骨平台。胫骨的骨性关节面从前向后有约 10° 的倾斜面。在两侧平台之间位于髁面隆起的部分为胫骨嵴，是半月板和前交叉韧带的附着点。胫骨结节位于胫前嵴，关节面下 2.5～3 cm，为髌腱的附着点。胫骨平台被透明软骨所覆盖，内侧平台厚约 3 mm，外侧厚约 4 mm，内侧平台较大，从前缘向后缘呈凹状，外侧平台较小，从前边到后边呈凸状。由于成人胫骨扩大的近侧端骨松质罩于骨干上，支持它的骨皮质不够坚强，与股骨髁比较则股骨髁支持的骨皮质较厚，结构较坚强，胫骨髁显得相对较薄弱。虽然两者损伤机制相同，但胫骨平台骨折则较多见。

胫骨平台是膝关节内骨折好发处。内外侧副韧带、前后交叉韧带及关节囊为膝关节的稳定性提供保障。由于胫骨上端骨质较疏松，一旦发生挤压塌陷，则骨折不易整复，从而影响膝关节面的平整，导致膝关节功能失调和创性关节炎的发生。

胫骨上端有股四头肌及腘绳肌附着。此二肌有使近侧骨折端向前、内移位的倾向，小腿主要附着在胫骨后外侧，中下 1/3 无肌肉附着，仅有肌腱通过，中下 1/3 骨折时易向前内侧成角，常穿破皮肤形成开放性骨折。

胫骨的血液供应由滋养动脉和骨膜血管提供。滋养动脉由胫后动脉，在比目鱼肌起始处，胫骨后侧斜行向下，经中上 1/3 交界处的滋养孔进入后外侧骨膜，此动脉发出三个上行枝与一个下行枝。胫前动脉沿骨间膜而向下发出很多分支供应骨膜。在骨折的愈合中哪一条血管起主要作用，目前观点不一致。多数学者认为通常是滋养动脉起主要作用，骨膜血液的供应只有在当胫骨骨折后滋养动脉的髓内供应受到破坏时，才起主要作用。

一、病因病理

直接暴力如车祸所致直接碰撞、压轧引起的高能损伤。间接暴力为外翻、垂直应力、内翻应力所致，以间接暴力损伤为多见。

外翻应力所致的外髁骨折，当患者站立，膝外侧受暴力打击或间接外力所致，如高处坠落，足着地时膝外翻位或外力沿股骨外髁撞击胫骨外髁所致，可合并内侧副韧带、半月板损伤。

垂直应力沿股骨向胫骨直线传导，两股骨髁向下冲压胫骨平台，引起胫骨内外髁同时骨折，可形成"Y"或"T"型骨折并向下移位，胫骨平台多有塌陷。

内翻应力使股骨内髁下压胫骨内侧平台，造成内髁骨折，致使骨折块向下移位、塌陷，可合并外侧副韧带、半月板损伤。

胫骨平台骨折的部位与受伤时膝关节所处的状态有关。膝关节处于伸直位时，多造成整个单髁骨折。膝关节处于屈曲位时，骨折多局限于平台中部或后部。膝关节处于屈曲且小腿外旋位，外翻应力致伤时可造成胫骨外髁前部骨折。膝关节处于屈曲且小腿内旋位，内翻应力致伤时可造成胫骨内髁前部骨折。

二、临床表现及诊断

（1）有明显的外伤史。

（2）伤后膝关节明显肿胀、疼痛和功能丧失，膝关节有异常内外翻活动，很容易在胫骨髁部触及骨折线或轻度翘起的骨块边缘。

（3）可有骨擦音及异常活动。侧副韧带部位的肿胀、压痛常表明侧副韧带的损伤，前后抽屉试验阳性，常表明前后交叉韧带损伤。

（4）有移位的骨折出现肢体短缩、成角及足外旋畸形。损伤严重时可出现骨筋膜室综合征。检查时应注意足背动脉搏动情况，以及有无腓总神经损伤征象。

（5）拍摄膝关节正、侧位X线片可确定骨折类型及损伤移位程度。

三、分类

由于暴力的方向、大小、作用时间不同，且患者的骨质情况各异，因此胫骨平台骨折呈现出多种形态。可以是压缩、劈裂、粉碎，也可以是1/4髁、单髁、双髁骨折或裂纹骨折，也可以是下陷、内翻、外翻等多种类型，有时合并膝关节韧带、血管、神经损伤。近年来，胫骨平台骨折分类已有了进一步的发展，所有分类都是基于骨折的部位、移位程度等。

对骨折分类的目的是根据其特点不同，应便于记忆及指导治疗、容易交流。

一种好的分类应当是便于记忆、简单明了、易交流，既能说明骨折的严重程度，又能指导临床治疗，便于判断预后。

1976年，Hohl将胫骨平台骨折分5型：Ⅰ型-无移位骨折、Ⅱ型-局部压缩、Ⅲ型-劈裂骨折、Ⅳ型-全髁骨折、Ⅴ型-双髁骨折（图9-1）。1983年Hohl、Moore又将此种骨折的分型改进为以下5型：Ⅰ型-劈裂骨折、Ⅱ型-整个平台骨折、Ⅲ型-边缘撕脱骨折、Ⅳ型-边缘压缩骨折、Ⅴ型-四部分骨折（图9-2）。

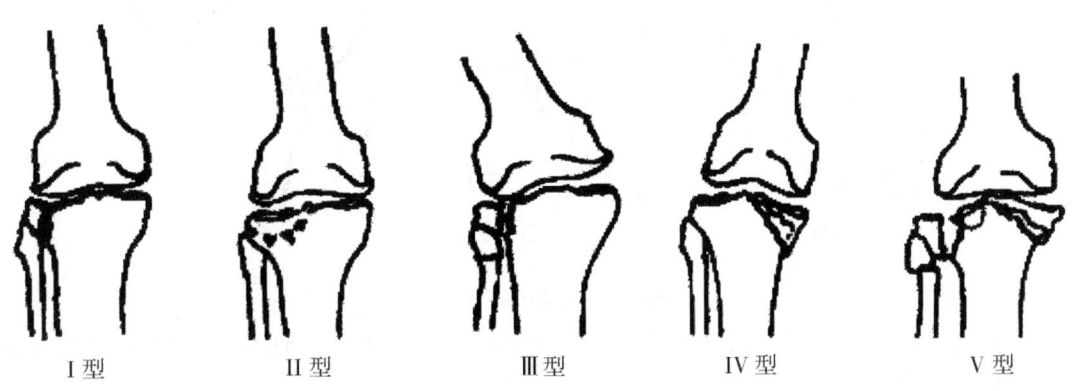

图9-1　Hohl分型（1976）

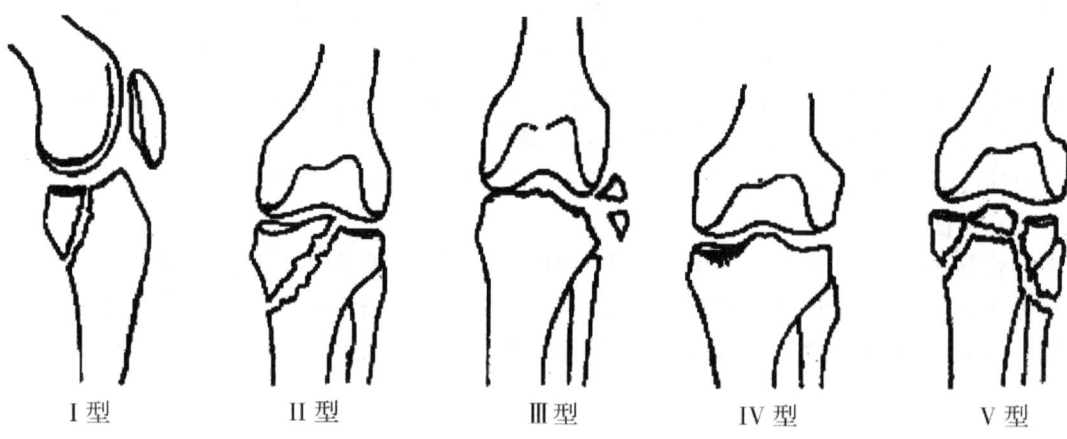

图 9-2 Hohl、Moore 分型（1983）

AO 内固定研究协会（AO/ASIF）将胫骨平台骨折分型为劈裂、压缩、劈裂压缩、Y 形、T 形、粉碎性骨折。膝关节周围骨折被分为部分与完全骨折。干骺部损伤没有累及关节面的为 A 型骨折，部分关节面损伤的称为 B 型骨折，累及关节面并与骨干分离为 C 形。Y 形、T 形骨折较为客观，临床上也常应用。除 A 型外，还有 18 个亚型，较难记忆，临床应用较麻烦（图 9-8）。

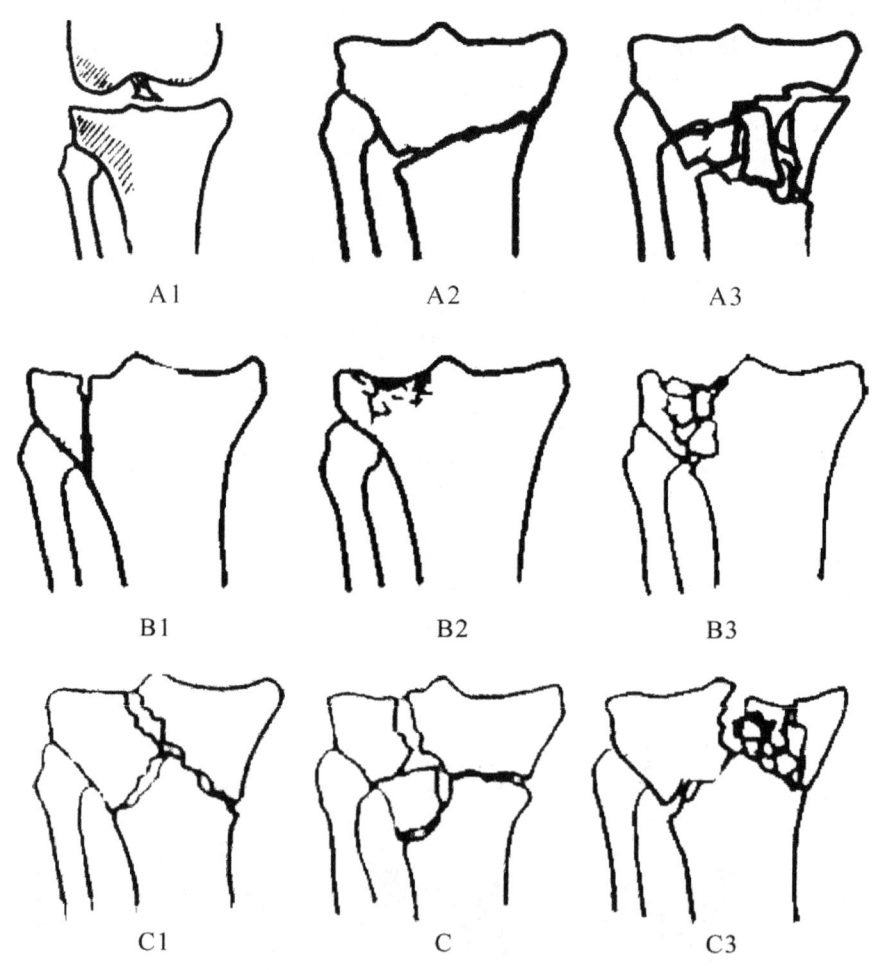

图 9-3 AO/ASIF 分型

Schatzker 提出的分类方法是目前大多数临床医生所推崇的方法。他将胫骨平台骨折分为 6 型：Ⅰ、Ⅱ、Ⅲ、Ⅳ、Ⅴ、Ⅵ型（图 9-4）。

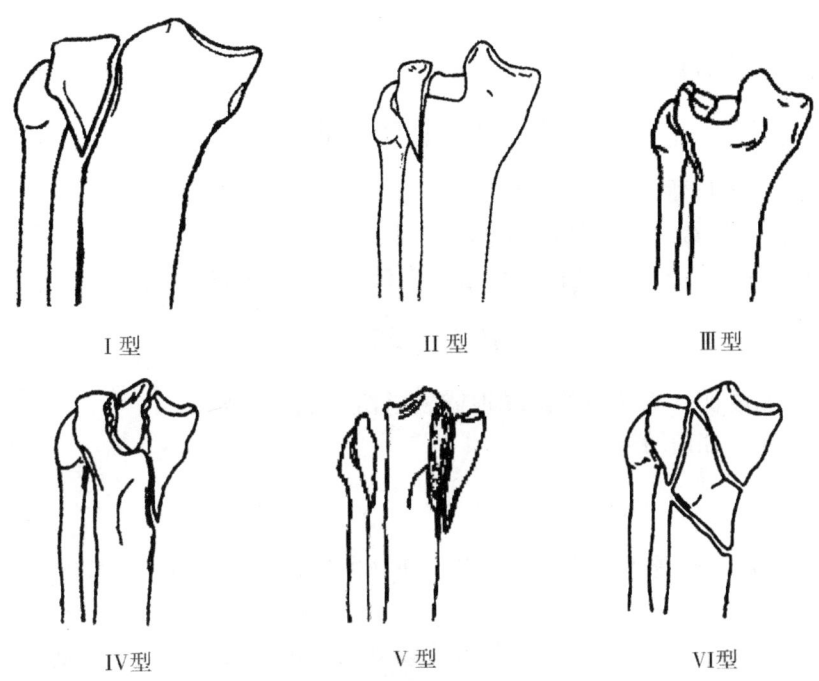

图 9-4　Schatzker 分型

Ⅰ型：为无关节面压缩的外侧平台纵向劈裂或单纯楔形骨折，好发于年轻人，年轻人松质骨坚强，足以抵抗压缩力，当骨折移位时，外侧半月板常破裂或周边分离，有可能嵌入骨折断端。

Ⅱ型：为外侧平台的劈裂并压缩骨折，外翻力与轴向压力联合造成此种骨折，好发于 40 岁以上，因为 40 岁以上患者的软骨下骨软弱导致关节面外形的压缩与外髁的劈裂。

Ⅲ型：为单纯外侧平台压缩骨折，可累及关节面各个部分，常有中心压缩，取决于压缩的部位、大小程度以及外侧半月板的覆盖，外侧、后侧压缩常较中心压缩不稳定。

Ⅳ型：内侧平台骨折（骨折和或膝关节脱位），多由内翻力和轴向压联合造成，常见于高能创伤，合并韧带、腘血管、腓神经损伤。

Ⅴ型：双侧平台骨折伴不同程度的关节面压缩和髁移位，以内侧胫骨髁伴有外侧平台压缩或劈裂骨折最常见。

Ⅵ型：内侧平台骨折合并干骺端骨折，致胫骨髁部与骨干分离，常见于高能损伤，常合并有下肢、膝软组织损伤、血管、神经损伤。

国内有学者根据关节内骨折应良好复位的指导原则，将胫骨平台骨折按治疗需要简化为 3 型（图 9-5）。

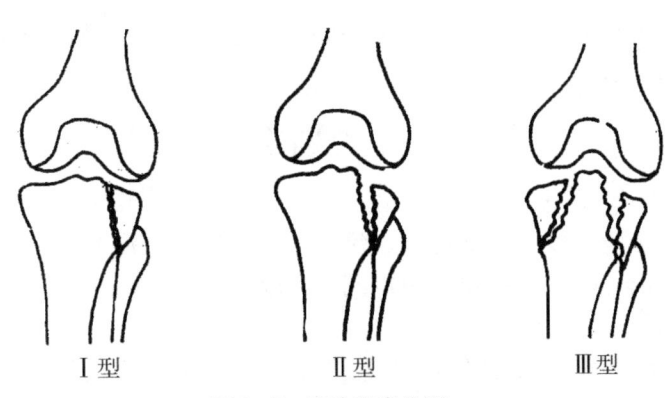

图 9-5　国内学者分型

Ⅰ型：轻度移位。单髁或双髁骨折，无移位或移位在 5 mm 以内，塌陷在 2 mm 以内，对关节功能影响较少。

Ⅱ型：中度移位。单髁或双髁骨折，关节面塌陷在 10 mm 以内，骨折移位及劈裂。

Ⅲ型：重度移位。单髁或双髁骨折，关节面塌陷在 10 mm 以上，移位、劈裂及粉碎，膝关节严重不稳定，亦可为双髁"Y"形骨折。

四、临床诊断

伤后患膝剧烈疼痛、明显肿胀、纵轴叩击痛、功能障碍，局部瘀斑明显，可有膝内、外翻畸形。膝部有明显压痛、骨擦音及异常活动。侧副韧带断裂时，侧向试验阳性。若交叉韧带损伤时，则抽屉试验阳性。若腓总神经损伤时，可出现小腿前外侧感觉迟钝或消失、肌群张力减弱或消失。

五、诊断要点

1. 明确外伤史　如撞伤、踢伤或跌倒跪地或碰撞伤、运动伤等。
2. 临床症状与体征　如前所述。
3. 辅助检查

（1）影像学检查：

①X线：怀疑有胫骨平台骨折，应摄包括股骨下 1/3 到胫骨上 1/3 的膝正侧位 X 线片或 40° 内、外斜位 X 线片。

②电子计算机体层摄影（CT）检查：能从躯干横断面图像观察关节较复杂的解剖部位和病变，还有一定的软组织分辨能力；能发现平片很难辨认的小碎骨片。膝关节病变对半月板破裂、前后交叉韧带损伤的诊断有一定的价值。

③磁共振成像术（MRI，又称MR）检查：其图像质量在许多方面已超过 X 线、CT，具有无辐射损害，成像参数多，软组织分辨能力高（明显优于 X 线、CT，且无骨性伪影，血液或其他体液的流动情况亦可观察到，可以不用对比剂），可随意取得横断面、冠状面、或矢状面断层图像等独特优点。它对膝关节前后叉韧带、侧副韧带的完全断裂可以显示，但对无显著移位的撕脱伤和不完全断裂者难以辨认；对半月板的显示也欠佳；对骨骼系统的病灶和钙化灶的显示不如 X 线、CT，空间分辨能力仍低于 X 线、CT，扫描时间长，体内带有磁性金属者不宜做等缺点；主要用于 X 线、CT、B 超难确诊的关节内病变。怀疑合并膝关节韧带损伤时，应行 MRI 检查。

（2）超声波检查：多普勒（Doppler）又称彩超检查，能实时、动态地显示大血管中的血流和组织内的细小流，能判断血流的方向和测定血流速度，常用于检查血管有无断裂、狭窄，准确性很高。怀疑合并血管损伤时，应行彩色多普勒检查。

（3）神经电生理检查（肌电图）：是通过特定电子装置测定神经肌肉的生物电活动，以了解神经肌肉的功能状况，从而间接判断其病理形态学改变。对神经病变有重要价值。怀疑有神经损伤时应及早行肌电图检查。

（4）关节镜检查：能对胫骨平台骨折关节面塌陷的部位、程度及是否合并半月板、交叉韧带损伤的部位、程度做出准确判断并能行治疗。

六、鉴别诊断

1. 髌骨骨折

髌骨位于膝前皮下，位置表浅，髌前肿胀、瘀斑、髌骨压痛，浮髌试验阳性，骨折分离明显者可于骨折间触及凹陷。膝关节正、侧位 X 线摄片可以明确诊断。

2. 小儿青枝骨折

骨折临床症状较轻，局部肿胀压痛轻微，但患儿拒绝站立或行走。应多注意检查，以防漏诊误诊。

七、临床治疗

胫骨平台骨折的治疗原则是尽可能整复平台关节面，膝关节的稳定性和活动功能，矫正膝外翻或内翻畸形，尽早进行膝关节活动功能锻炼。

（一）手法复位

（1）手法复位标准：与健侧肢体相比较可以接受的临床标准是成人内外成角小于7°，向与健侧肢体相比较，从伸直位到屈曲90°位，这个运动小夹板固定弧上的任何一点，内翻不应大于5°，外翻不应大于10°。

①手法复位：患者取仰卧位，应用腰麻或硬膜外麻醉，抽尽膝关节腔内积血，第一助手站于患者大腿外上方，抱住患大腿，第二助手站于患肢足远侧，握踝上部，沿胫骨长轴作对抗牵引。术者两手抱住膝关节内侧，使膝内翻，加大外侧关节间隙，同时以两手拇指用力向上内上方推按复位之外髁骨块，触摸移位，纠正后即用两手相扣胫骨近端，用力挤压并令助手轻轻屈伸膝关节数次使骨块趋于稳定。若内髁骨折用相反方向手法复位。双髁骨折者，两助手在中立位强力相对拔伸牵引，术者用两手掌部分置于胫骨上端内、外髁处相向挤扣复位（图9-6）。

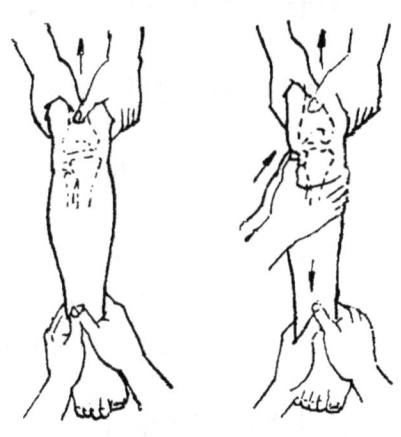

图9-6 胫骨平台骨折复位法

②小夹板固定：取5块小夹板置于膝内、外、后侧、前侧，前侧板2块，小夹板的长度应根据患肢情况而定，加压垫包扎，另用一大夹板加于后托包扎固定，再用2块瓦形破纸壳相扣，扎带相缚，将患肢放平，腘窝部垫软垫，使膝关节微屈位。

③石膏固定：复位后使用大腿、小腿前后石膏托固定4~6周，或用管形石膏固定约4周后去除石膏练习膝关节屈伸活动。

小夹板固定注意事项：抬高患肢，以利于受伤肢体的肿胀消退；严密观察肢端的血运与感觉；在医护人员指导下进行功能锻炼。小夹板固定后，一般4d内，因复位继发性损伤，局部损伤性炎症反应，夹板固定后静脉回流受阻，组织间隙内压力有上升的趋势，故小夹板固定后伤肢会出现肿胀、颜色发紫。固定后1~4d内应严密观察肢端的血运感觉，注意肢端动脉搏动及皮肤温度、颜色、感觉、肿胀程度，脚趾的主动活动等如发现肢端肿胀、疼痛、温度下降（发凉）、颜色紫暗、麻木、屈伸活动障碍并伴剧烈疼痛者，应及时做出处理。1周后组织间隙内压力下降，血液循环改善，肿胀逐渐消退，扎带松弛时应及时放松扎带的松紧度，保持在1 cm的移动度，若出现肢体麻木，血运障碍，肿胀严重，须及时放松扎带；如仍未好转应拆开绷带，重新包扎。若在夹板两端或骨突处出现疼痛点时，应拆开夹板检查，以防发生压迫性溃疡。

常选用前后双面石膏托固定，便于观察与调整。固定注意事项大体上同小夹板固定。

（2）牵引、小夹板固定：适用于无移位骨折、有移位塌陷在2 mm以内或膝关节及周围软组织肿胀严重或有水泡形成、皮肤挫伤严重、开放性伤口等软组织损伤严重的骨折患者。软组织损伤病情好转后同时行小夹板固定。行胫骨下端或跟骨牵引后48 h内行X线照片检查骨折对位情况。牵引时间一般为4~6周。

（二）西医治疗

1. 手术治疗 胫骨平台骨折一般骨性愈合期较长，长时间的外固定对膝功能必将造成一定的影响，同时由于失用性肌肉萎缩和患肢负重等，固定期可发生再次移位。对有移位、塌陷大于2 mm的骨折患者，骨折合并韧带、半月板、神经、血管等并发症的患者都应及早手术治疗。手术入路的选取应患者的具体病情而定，常有外侧弧形切口、内侧弧形切口、正中切口及联合切口，尽量不用"之"形放射状切口，以免交叉处发生皮肤坏死。

（1）外固定支架固定：Malgaigne 在 1840 年代应用金属带捆扎外露的针尾和爪形器治疗骨折，是将固定针穿入骨折之一端，这是最早应用的外固定支架。随后 Rinand 改用两枚针固定近、远折端，并用绳捆扎针尾加压固定。Parkhill 与 Lambotte 改进了固定架的结构，作了一系列的技术改进，扩大了使用的范围，提出了外固定架可加速骨折愈合，对开放性骨折更具有优点。1930 年代 Anderson、Hoffman 设计了更复杂的外固定装置应用于临床。1970 年代 Ilizorov 发明了有多种功能的环形固定器，同时其他的医生也作了一些设计与技术上的改进。国内李起鸿设计的半环式、张启明设计的四边式及孟和设计的固定架都各有其特点。总之外固定架基本分为穿针固定器、环形固定器、组合固定器三种类型。其主要适用于开放性骨折、不稳定的粉碎性骨折、软组织损伤严重的骨折。我们常用孟和外固定架、Bastian 单侧单平面半针固定架治疗小腿部骨折。

胫骨平台骨折伴有软组织严重损伤的患者，外侧显露、钢板内固定可能带来灾难性的后果，应考虑用外固定治疗。

Schatzker Ⅵ型多为严重的粉碎骨折，单纯钢板固定有时不牢固，此时可结合超膝关节外固定架固定。

（2）螺钉、钢板固定：螺钉对劈裂骨折，骨折块的固定可起到良好的固定作用。钢板固定其主要缺点是骨外膜常剥离过多。近年来的钢板已逐渐被加压钢板（Compression Plate）、AO 学派的微创稳定系统（Less Invasive Stability System，LISS）、高尔夫钢板、林可解剖钢板所占主导。因其各有优缺点，术前的选取，要根据具体而定。

临床常根据 Schatzker 分型结合患者的具体情况分别做出不同的处理。

Ⅰ型：为外侧平台纵向劈裂或单纯楔形骨折但无关节面压缩。应切开复位内固定，由于此型常伴有半月板损伤，应同时修复半月板，骨折块可用 2～3 枚空心螺纹钉或骨松质拉力螺钉加压固定，也可采用高尔夫钢板固定、林可解剖钢板固定等（图 9-7）。

Ⅱ型：为外侧平台的劈裂并压缩骨折。此型骨折关节面有塌陷，切开复位时，应通过胫骨骨窗用撬骨棒将塌陷之关节面恢复平整，关节面塌陷区最好略高出正常关节面 1～2 mm，通过骨窗在塌陷之关节面下植自体骨或同种异体骨。也可在膝关节镜下监视关节面的损伤程度与修复程度。内固定可采用高尔夫钢板、林可解剖钢板等（图 9-8）。

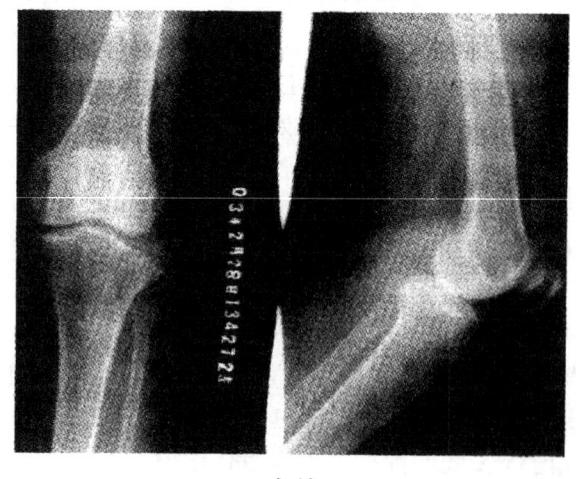

术前　　　　　　　　　　　术后

图 9-7　胫骨平台骨折钢板内固定

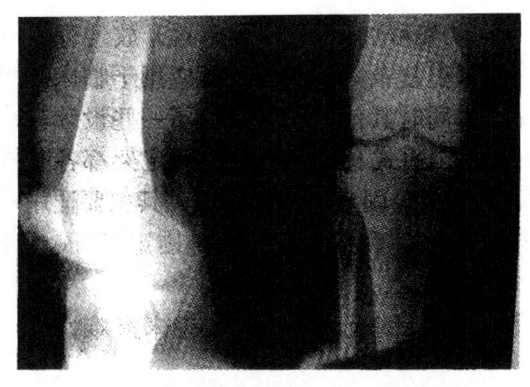 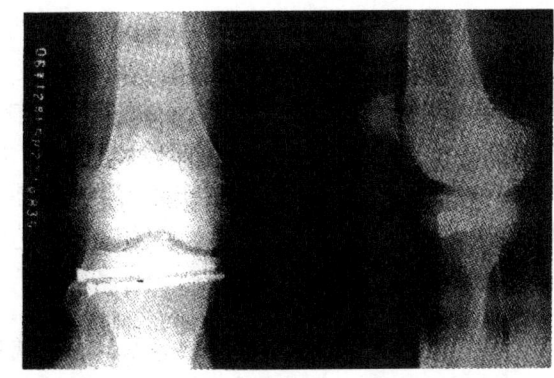

术前　　　　　　　　　　　　　　　术后
图 9-8　胫骨平台骨折拉力螺钉内固定

Ⅲ型：为单纯外侧平台压缩骨折。此型骨折关节面有塌陷，通过胫骨骨窗用撬骨棒将塌陷之关节面恢复平整，关节面塌陷区略高出正常关节面 1～2 mm，在塌陷之关节面下植骨。也可在膝关节镜下监视关节面的损伤程度与修复程度。复位后常用 2～3 枚空心螺纹钉或松质骨拉力螺钉固定，必要时可采用高尔夫钢板固定、林可解剖钢板固定，可起到更好的支撑作用。

Ⅳ型：为内侧平台骨折（骨折伴有或无膝关节脱位）。多为高能损伤，常伴关节脱位、半月板、韧带、血管、神经损伤。由于内侧平台受力较大，单纯使用空心螺纹钉或骨松质拉力螺钉，固定都不牢固，此时固定选用高尔夫钢板、林可解剖钢板固定。合并半月板、韧带损伤者应在膝关节镜下行修复术或摘除术。合并有血管、神经损伤者应行修补术、吻合术等。

Ⅴ型：为双侧平台骨折伴不同程度的关节面压缩和髁移位。骨折线常类似倒"Y"形，关节面塌陷应开窗撬拨复位并植骨，内固定选用"T"形钢板、高尔夫钢板、林可解剖钢板单侧或双侧固定。

Schatzker Ⅵ型：为内侧平台骨折合并干骺端骨折，胫骨髁部与骨干分离。多为严重的粉碎骨折，关节面塌陷应开窗撬拨复位并植骨，内固定选用高尔夫钢板、林可解剖钢板单侧或双侧固定，并可结合超膝关节外固定架固定。

Parker 等认为对于稳定性胫骨平台骨折增加一枚抗旋转螺钉不能提供任何有益的生物力学机制。Keating 等认为钢板内固定配合骨水泥技术能提高劈裂压缩、单纯压缩、双髁骨折的疗效。罗从风等认为 Schatzker Ⅳ型宜选用前正中联合后内侧切口，Schatzker Ⅴ型、Ⅵ型前外侧联合后内侧切口，两切口间皮桥宽度应大于 1 cm。该联合切口避开了胫前缺血区。

（3）膝关节镜：膝关节镜是微创手术，胫骨平台骨折关节镜下的手术指征：伴有关节内结构损伤的各种类型胫骨平台骨折，特别是有关节面不平整者。手术时间以创伤后 2～10 d 为最佳。关节镜下可确定骨折镜下类型以及膝关节韧带半月板损伤、关节面的情况，还可监视内固定过程，防止内固定侵及关节面，并能对合伤进行处理。

2. 开放性骨折治疗

治疗原则是尽可能将开放的胫骨平台骨折变为闭合性骨折。首先是进行基本清创；固定骨折端且最大限度保留损伤部位的血运，为软组织的修复提供稳定环境；预防性抗菌治疗，降低残留细菌的存活度；4～7 d 内应行各种软组织覆盖术；重建防止细菌污染的软组织屏障。如果骨折需内固定，也可在内固定后用健康肌肉软组织覆盖骨折端，令皮肤创口开放，待炎症消退后，再行延迟一期闭合创面或二期处理，最好选用外固定架治疗。

3. 功能锻炼

（1）非手术治疗患者：早期可行跖趾关节、踝关节屈伸活动并行股四头肌舒缩活动，解除固定后在床上膝关节屈伸活动或扶拐不负重步行锻炼，10 周后，经检查骨折牢固愈合后才能下地练习负重，过早负重可能使胫骨平台重新塌陷。

（2）手术治疗患者：胫骨平台骨折复位固定后，即行跖趾、踝关节屈伸活动及股四头肌的舒缩活动。过早负重可能使已复位的关节面重新塌陷，从理论上讲，晚负重可减少平台高度丢失发生率，但胫骨平台骨折是关节内骨折，外固定时间过长，将影响关节功能，且长期不负重也可能因骨质疏松引发平台塌陷。术后早期 CPM 锻炼可加快血肿吸收、消除关节积液，减少关节内间质成分沉积，可减少膝关节的粘连，有利于软骨的修复及代谢。术毕关节腔内置入玻璃酸钠，可减少粘连，促进软骨修复。术后第 1 d 行股四头肌肌力锻炼，防止出现股四头肌萎缩。1 周后行 CPM 锻炼，要求在伸膝位至屈膝 30°间缓慢活动，软组织修复后，再逐渐加大活动范围，主要行膝关节屈伸运动，避免膝关节僵直。术后 10 周行膝关节负重锻炼，此时膝关节屈伸功能基本恢复，骨折多已达影像学愈合，可逐步由部分负重锻炼过渡到完全负重锻炼。

八、预后转归

胫骨髁部位松质骨，血运丰富，骨折愈合较快，6 周左右即可达到临床愈合。骨折的类型、复位的程度、早期功能锻炼的好坏及是否有合并伤等因素，决定骨折的预后。轻、中度移位的骨折预后较好。重度移位的骨折，胫骨髁关节面严重不平整，早期不注意功能锻炼或合并有韧带、半月板损伤又未正确处理的患者，预后较差；晚期可引起创伤性关节炎，一般可通过局部中药熏洗、理疗及对症处理而使症状得到缓解。

九、预防与调护

复位固定后，注意患肢远端血运、感觉、活动情况。在外侧髁部加压垫时，注意防止腓总神经受压。患肢消肿后要及时调整小夹板的松紧度或更换石膏，以免骨折移位，影响疗效。督促患肢尽早进行膝关节屈伸活动，既可防止关节粘连，又可使平台关节面得以在股骨髁滑车关节面的磨造中愈合，使残留错位进一步平复，防止和减轻创伤性关节炎的发生。

第二节 膝关节软骨损伤

一、关节软骨的组织学

（一）组成成分

由水、基质、软骨细胞组成。

1. 水

关节软骨中的 60%～80% 为水，随着负荷的变化，部分水可以形成自由通透、营养软骨细胞、润滑关节。关节软骨发生蜕变后，水的含量减少。

2. 基质

基质主要由胶原及蛋白聚糖组成（图 9-9）。

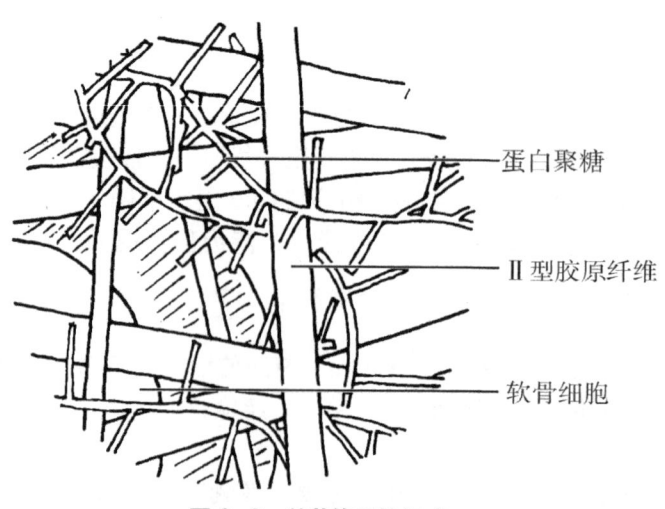

图 9-9　关节软骨的组成

3. 胶原

90%～95%为Ⅱ型胶原，Ⅴ型、Ⅵ型、Ⅸ型及Ⅺ型胶原的含量很少。Ⅰ型胶原主要存在于骨、角膜、皮肤、半月板、纤维环、肌腱中，Ⅱ型胶原存在于关节软骨、脊索及椎间盘的髓核中。

4. 蛋白聚糖

蛋白聚糖可以单体及聚合体的形式存在（图9-10）。单体由蛋白核心及多个硫酸葡胺聚糖组成，聚合体由透明质酸形成的主链及单体形成的侧链构成。

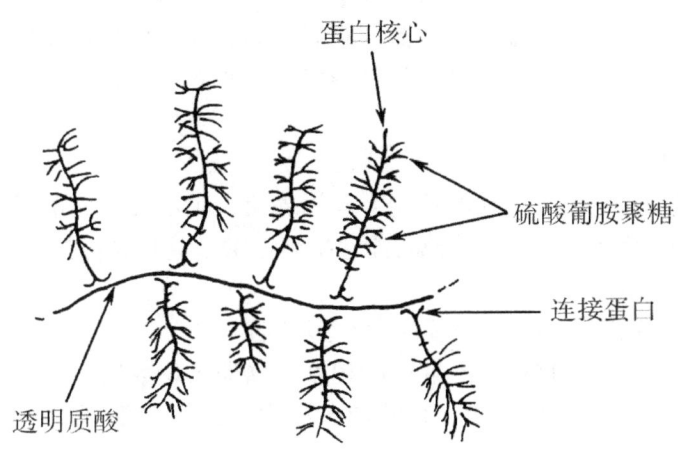

图9-10　蛋白聚糖聚合体的组成

胶原纤维及蛋白聚糖形成品格样网架结构，使得软骨具有抗张强度及弹性。

5. 软骨细胞

软骨细胞源于间充质干细胞，主要功能为合成基质。软骨细胞与基质构成共生关系，软骨细胞合成基质，而基质通过液相机制维持软骨细胞营养。软骨细胞的功能活性与机体的年龄相关，幼年时，软骨细胞增生分化迅速，合成基质速度快；成年后，细胞数量减少，很少分化，功能降低。

（二）关节软骨的组织结构（图9-11）

自表层至深层，存在典型的结构变化，可分为四区，即浅表切线区、中间区、深层区、钙化区。浅表区的胶原纤维与关节面平行，又称为切线区。软骨细胞变长，平行于关节面排列。中间区的纤维粗大，非平行排列，软骨细胞接近球形。深层区的纤维走向与关节面垂直，彼此平行排列，软骨细胞呈球形，柱状排列，垂直于关节面。钙化区的纤维附着于钙化的软骨，形成软骨-骨之间的固定。

胶原纤维、蛋白聚糖及水同时还以软骨细胞为中心呈特征性分布，分为细胞周围区、近细胞区、远细胞区。细胞周围区内很少有胶原纤维而富含蛋白聚糖；近细胞区的胶原纤维呈网状，保护软骨细胞；远细胞区的胶原纤维含量大，排列方向如上所述。

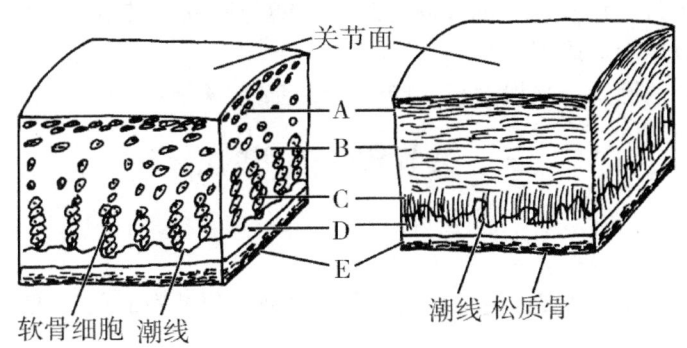

图9-11　关节软骨的结构

A. 浅表切线区（10%～20%）；B. 中间区（40%～60%）；C. 深层区（30%～40%）；D. 钙化区；

E. 软骨下骨

二、关节软骨的生物学特性

(一) 关节软骨的营养关节

软骨的黏弹性特性,产生水分的弥散效应,使得营养成分携带入基质,代谢产物运出。因此,当软骨的机械特性出现异常变化时,软骨细胞的代谢会受到影响,进一步使软骨基质受损,软骨逐渐退变。

(二) 关节软骨的双相特性

关节软骨具有液相及固相的特点,液相由水及电解质组成,固相由胶原及蛋白聚糖组成。当关节软骨受压时,水分透过网状结构的基质溢出,负荷解除后流回,而基质的低通透性防止水分流出过快。据研究,在负荷开始作用的数秒内,75%的应力由液相承担,缓冲负荷,保护固相结构,负荷持续作用时(数百秒至数千秒),由固相承担。

(三) 关节软骨的功能

关节软骨是一种黏弹性物质,最主要的功能为承担载荷,满足关节的全程活动及功能需要,这种功能依赖于其特殊的组成成分及结构特点。其他功能包括减小关节磨损,保护软骨下骨。

(四) 关节软骨的愈合反应

组织愈合的过程分为组织坏死期、炎性反应期、塑形期。

第一期:组织损伤时开始。根据损伤及缺血的程度,立即出现数量不等的细胞死亡,但随后还会有更多的细胞死亡,血肿及血凝块形成,血小板释放各种生长因子及细胞因子,多能干细胞迁移,血管长入。

第二期:血管扩张,血管壁通透性增加,液体、蛋白质、细胞渗出,致密纤维网架形成,炎性细胞及多能干细胞聚集。

第三期:新生血管长入纤维网架,形成肉芽组织,进一步成熟并收缩,形成瘢痕组织。也可以通过细胞化生,复制为原有的组织。

组织愈合的两个要素:特定细胞及血运的存在。前者的作用为清除坏死组织、合成新生组织,这些特定细胞来源于细胞复制及细胞迁移。血运系统不仅是许多生物活性分子的来源,还可形成适当的生物化学环境。

关节软骨的愈合缺陷:关节软骨的损伤反应与上述典型的组织愈合过程有两方面根本的不同。首先是缺乏最为重要的血运系统,另外是软骨细胞被包埋在品格网架样结构中,无法完成迁移。

关节软骨的愈合反应:根据损伤是否穿透软骨下板,反应过程不同。

非全层损伤:损伤区边缘出现坏死区,出现短暂的软骨细胞有丝分裂及分泌基质期,表现为一些小的、增生的软骨细胞丛。但随即停止,没有明显的愈合过程。此种软骨损伤稳定,不会发展为骨关节炎。

全层损伤:由于穿透了软骨下板,血管系统得以介入。纤维凝块充填缺损区,源于血液及骨髓内的细胞聚集、细胞化生,6~12周时形成典型的纤维软骨,其弹性、刚度及耐磨性均较差,很容易出现退变,发展为骨关节炎。另外,修复软骨的胶原纤维束不能与周围纤维整合,存在间隙,在垂直剪切力作用下出现微动,也是导致退变的原因。

影响关节软骨的愈合的因素:缺损大小、持续被动活动、年龄。

三、关节软骨损伤的治疗

(一) 手术修复方法

1. 截骨术

此方法通过转移关节的负重面改善症状,疗效通常是部分及暂时的,大多为3~12年,适用于不适宜做关节置换的年轻患者。

2. 打磨刨削术/清理术

此方法不会促进软骨愈合,但去除了机械性刺激症状(如交锁、弹响、别卡感),减轻了滑膜的炎症反应,可使症状得以暂时的缓解。

3. 间充质干细胞刺激法

通过穿透软骨下板的方法引出深层骨髓内的间充质干细胞、细胞因子、生长因子、纤维凝块，诱发纤维软骨愈合反应。具体的手术方法有很多种，如钻孔（Pride，1959）、微骨折（Rodrigo，1994）、海绵化（Ficat，1979）、软骨成形术（Johnson，1984）等。

这类方法的疗效具有不可预测性，更主要的是：这种愈合反应只产生纤维软骨即 I 型胶原，而鲜有透明软骨所需要的 II、VI、IX 型胶原成分，耐磨性差，即使早期具有好的疗效，也会逐渐减退。

4. 组织移植

目前受到广泛关注的是软骨及软骨细胞移植。软骨移植的关键是移植物必须包含活的软骨细胞。软骨移植与骨移植的根本不同点在于软骨移植物必须靠自身活的软骨细胞不断产生基质来维持移植物的长期存活，而骨移植是提供组织支架，供宿主进行爬行替代。因为软骨没有愈合能力，无法与宿主软骨愈合，所以通常是植入骨 - 软骨块，形成供体骨与受体骨间的愈合。

（1）异体骨软骨移植：优点是移植物来源充分，供体年龄可以选择，移植物可以精确匹配；缺点包括传播疾病（如 HIV）及免疫排斥问题。

软骨本身没有血运，与血液中的免疫系统隔绝；基质内的大分子仅有弱的免疫活性；软骨细胞含有表面抗原，但由于周围基质的遮蔽作用，不会激发免疫反应；骨组织含有免疫活性细胞，所以骨 - 软骨块移植会出现排斥反应，同时也影响骨 - 骨间的愈合。为降低免疫活性，通常采取冷冻的方法，但同时也会减弱软骨细胞的活性。虽然采取安全有效的冷冻方法（如两阶段降温及使用细胞保护剂），但软骨细胞的活性还是会受到影响，移植物远期的结局更容易出现退变。

异体骨软骨移植成功的关键因素包括：①匹配精确（形态，高度），固定牢固；②供体年轻；③避免出现骨吸收。

（2）自体骨软骨移植：自体软骨移植的优点是不存在免疫反应及传播疾病的危险，软骨细胞活性好，骨间愈合可靠；缺点是组织来源有限，存在供区并发症，年龄固定，匹配困难。目前流行的方法之一是镶嵌成形术和马赛克成形术（图 9-12），即在关节面的非重要区域，如股骨外髁的外侧边缘及髁间窝，取多个小的骨软骨栓植入缺损区，如此可以避免大块移植匹配不良的问题。

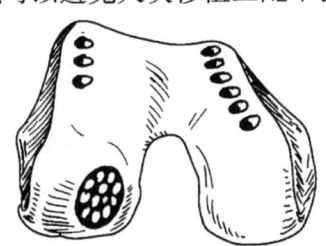

图 9-12 马赛克成形术

（3）软骨膜移植：取肋软骨膜覆盖缺损区。1990 年及 1996 年，Homminga 与 Okamura 分别报道了 30 例及 21 例临床应用，都发现了有透明软骨样组织充填缺损区。

①骨膜移植：此方法的理论基础为受损区的生物学环境可以决定移植物的基因表达。低氧张力可以促使形成软骨，而高氧张力则促使成骨。因此，在血运不丰富的区域移植骨膜可以形成关节软骨。目前临床已有报道，Lorentzon（1996）报道了 18 例。

②间充质干细胞移植：自骨膜及骨髓分离骨软骨祖细胞进行培养，生成大量间充质干细胞植入缺损区。此方法的优点为：间充质干细胞为分化细胞，软骨表达范围比成熟软骨细胞更广，能更准确复制局部区域的显微结构与生化环境。

（4）人工合成基质移植：将体外培养自体或异体软骨细胞种植于通过组织工程学方法合成的人工基质上，同时携带生物活性分子及生长因子，使用关节镜技术植入体内，软骨细胞不断合成 II 型胶原，形成新的关节软骨，人工基质被逐步吸收。作为软骨细胞的载体，许多材料用于人工合成基质，如聚葡萄糖酸（PGA）、聚乳酸（PLA）、碳纤维垫、纤维原材料、胶原凝胶。

（5）药物学调控：目前有很多研究都在致力于生物活性分子对软骨合成及蜕变的影响，如生长因子、骨形态发生蛋白、细胞因子等。

（6）软骨细胞移植：通过切开或关节镜技术，在股骨内髁非主要负重区取软骨片段，在实验室将其切碎，经酶消化，分离软骨细胞，培养增殖。2~3周后，在胫骨近端内侧取骨膜瓣并与关节软骨缺损区缝合，将培养增殖的软骨细胞注入骨膜下方。术后持续被动活动，2~3月后负重。Brittberg（1994）在 New England Journal of Medicine 杂志发表了23例临床报道。Peterson（1997）发表了100例的临床报道。此后至今的5~6年间，在国际上已经完成了大量的这种手术并有专门的国际机构在监察认证。其疗效尚需严格的评估及长期的随访。

（二）关节软骨损伤的临床治疗对策

将软骨缺损分为四组，即小于 $2\,cm^2$ 的股骨髁缺损、大于 $2\,cm^2$ 的股骨髁缺损、髌骨缺损、胫骨缺损。

1. 小于 $2\,cm^2$ 的股骨髁缺损

小于 $2\,cm^2$ 的股骨髁缺损预后最好。如果包含性程度好，可以首先考虑行间充质干细胞刺激术，即清理、钻孔、微骨折法。治疗后3~5年内不会出现退行变及关节病。如果这种方法失效，可以考虑自体软骨细胞移植术，其成功率达到90%。另一种选择为马赛克成形术，可以进行关节镜下的微创操作，费用低。

2. 大于 $2\,cm^2$ 的股骨髁缺损

大于 $2\,cm^2$ 的股骨髁缺损包含性差，退形变发生率很高。对于低运动水平者，可首先考虑间充质干细胞刺激术；如果失效，可行自体软骨细胞移植；对于高运动水平者，自体软骨细胞移植为一期治疗手段，其成功率为90%；失效后可再次行此种手术或者行异体骨软骨移植；如果再次失效可以行人工关节置换术。

3. 髌骨缺损

重要的是同时纠正髌股关节的对线不良，可行联合手术。

4. 胫骨缺损

胫骨缺损难于治疗。这种缺损虽然小，但自体软骨细胞移植及马赛克成形术的疗效均不好，间充质干细胞刺激术是唯一的选择。

对于股骨剥脱性骨软骨炎，首先考虑骨块的可吸收内固定术；如无法固定且缺损小于 $2\,cm^2$，可行钻孔、微骨折或马赛克成形术；如大于 $2\,cm^2$ 且深在、有囊性变，可首先考虑自体软骨细胞移植；如果缺损特别深，可以分阶段治疗，即一期植骨，二期于4~12个月后行自体软骨细胞移植。

四、关节软骨损伤的临床评估

治疗前首先要对软骨损伤进行综合评估。国际软骨修复学会（International Cartilage Repair Society）制订了一套综合评估系统，包括以下因素：

1. 病因

急性或慢性？是否有特殊的急性损伤机制或慢性反复的损伤？

2. 缺损深度

使用 Outerbridge 分型（图9-13）。

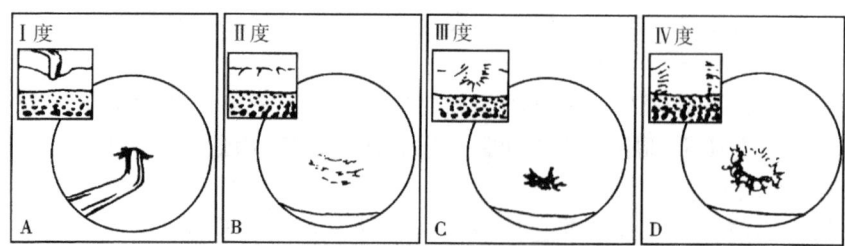

图9-13　Outerbridge 分型
A. Ⅰ度：软化；B. Ⅱ度：纤维化；C. Ⅲ度：非全层裂伤；D. Ⅳ度：全层缺损

0度：正常；

Ⅰ度：软化；

Ⅱ度：纤维化；

Ⅲ度：撕裂；

Ⅳ度：软骨缺损、软骨下骨外露。

另一个重要点是判断潮线是否穿透。如深在的骨软骨损伤、钻孔术、软骨下囊性变都会破坏潮线。缺血、坏死、骨挫伤及梗死，也有助于判断。

3. 缺损大小

要用探针精确测量并记录，以 cm^2 为单位。

小缺损：$<2\ cm^2$；

中缺损：$2 \sim 10\ cm^2$；

大缺损：$>10\ cm^2$。

4. 包含程度

需要观察矢状位 MRI，包含程度差的 X 线表现为关节间隙消失。需要判断其包含程度差的原因，如缺损过大、边缘软骨质量差等。

5. 缺损位置

单髁？双髁？多髁？

6. 韧带完整性

是否有部分或完全撕裂？关节是否稳定？是否做过重建术？

7. 半月板完整性

是否做过半月板部分、次全或完全切除术？是否做过半月板缝合、异体移植术？

8. 力线

是否存在内外翻，严重程度？是否做过截骨术，类型？髌骨的力线是否异常？是否做过矫形术？

9. 既往治疗

是否为初次治疗？以前的治疗方法？是否做过手术？清创术？钻孔术？微骨折术？移植术？马赛克成形术？

10. X 线表现

标准的投照方法为负重位正位 X 线片。记录关节间隙狭窄程度：轻、中、重度及骨赘、囊性变。

11. MRI 表现

缺损深度、骨挫伤、剥脱性骨软骨炎及缺血坏死是否存在？

12. 一般状况、系统病史、家族史

是否存在类风湿病史？检查红斑狼疮、类风湿关节炎、HLA-B27 相关疾病。是否有内分泌疾病，如甲状腺疾患、糖尿病、肥胖？是否有骨关节病、结缔组织病，如 Ehlers-Danlos 或 Marfan 综合征的家族史。

第三节　半月板损伤

半月板曾被认为是肌肉退化后的残留物，没有任何功能。但是随着近 60 年来对半月板的了解越来越多，它被公认为是膝关节生物力学诸环节中的一个重要部分。大量的半月板损伤无论对患者还是医疗消费都具有重要的影响。例如，近年来，全美国每一年中有 850 000 名患者做过至少一次半月板手术，而全球的数字至少是其两倍。可以肯定，一侧或双侧半月板部分或全部缺失会导致后期的关节退变。

一、半月板损伤

（一）实用解剖及生物力学

1. 半月板的大体解剖

半月板是 C 形的纤维软骨盘，与胫骨相延续。弓背向外侧，与关节囊相连，滑膜缘厚、逐渐向中央过渡为薄的游离缘。覆盖 1/2 ~ 2/3 的胫骨关节面。半月板的股骨面呈凹形，加深了胫-股关节的深度。

胫骨面平坦，与胫骨的关节面相匹配。

两侧半月板的形态不同。内侧半月板为半圆形，前后角间的直线距离为 3.5 cm，后角明显宽于前角。前角的附着点在前交叉韧带前 6～8 mm，与内侧髁间棘同处于一条矢状线上。因为位置靠前，所以常为髌下脂肪垫所遮盖。关节镜下如果要观察清楚，就必须适当清除髌下脂肪垫。前角的纤维融合为连接两侧半月板的半月板板间韧带或称横韧带。后角附丽于后交叉韧带胫骨附丽点的前方、外侧半月板后角附丽点的后方，即位于外侧半月板后角与后交叉韧带胫骨附丽点之间。内侧半月板的全长均与关节囊相连。

外侧半月板的形态更接近网形。它覆盖外侧胫骨平台 2/3 的关节面，较内侧半月板多。前后角宽度几乎相等，前后角间的长度稍小于内侧。前后角均附丽于胫骨，前角的附丽点位于外侧髁间棘的前方，非常接近前交叉韧带的胫骨附丽点，后角附丽于外侧髁间棘的后方、后交叉韧带附丽点的前方。外侧半月板与关节囊结合松散，在腘肌腱裂孔处与关节囊分离。外侧半月板的一个特征是存在半月板股骨韧带。起自外侧半月板后角，止于股骨内髁的外侧面，紧邻后交叉韧带的股骨附丽点。位于后交叉韧带前方者称为 Humphrey 韧带，位于其后者称为 Wrisberg 韧带。半月板股骨韧带的大小及发生率都有很大的变异：可以缺如，也可以有一条或两条。由于不恒定性，其确切功能未明，推测半月板股骨韧带可以向前牵拉半月板的后角，增加股–胫关节的适合性。

Brantigan 与 Voshell 认为，外侧半月板直径小、周围厚、体部宽、活动度大，与交叉韧带相连，而内侧半月板正相反，所以内侧半月板更易于损伤。

2. 半月板的显微解剖

半月板由致密的纤维软骨构成。胶原纤维编织成网架结构，纤维软骨细胞充填其间。纤维软骨细胞是成纤维细胞与软骨细胞的混合体。浅层的细胞形态为梭形及纺锤形，类似成纤维细胞。其余部位的细胞接近卵形或多角形，许多特性类似于软骨细胞。

细胞外基质主要由胶原纤维构成，它由纤维软骨细胞分泌并维持恒定。大部分胶原纤维呈环形分布，同时还存在放射状排列的纤维及穿支纤维（图 9-14）。

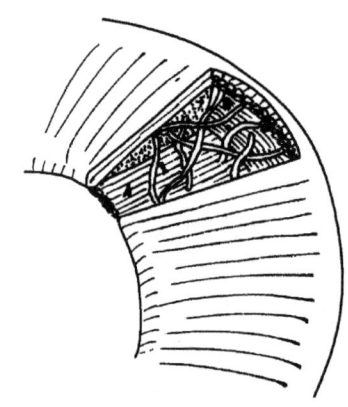

图 9-14 半月板胶原纤维的排列方向：放射状纤维、环形纤维及穿支纤维

胶原纤维的排列方向有其生物力学意义。环形纤维的作用颇类似于木桶周围的铁箍：当木桶受到向外扩张的水压作用时，铁箍的张力可以维持木桶的稳定性。同样，当半月板承受股骨–胫骨间的轴向负荷时，有被挤出关节间隙的趋势，而环状纤维的张力抵消了这种向外的放射状应力，从而维持了半月板的整体稳定性。当半月板出现完全性的放射状裂时，这种作用就完全消失。所以，一个简单的、完全性的放射状裂相当于半月板全切除（图 9-15，图 9-16）。放射状纤维的作用类似于网格中的"结"，可以增加结构的稳定性，协助抵抗压缩应力，防止出现纵向撕裂。胶原纤维分为浅层、表层、中间层，由浅至深纤维逐渐粗大，在结构上更为重要。

Arnoczky 及 Warren 对半月板血运的研究清楚地表明：膝内、外侧动脉的上、下支供应半月板前部及周围关节囊的血运、膝中动脉供应半月板后部的血运，这些血管分支形成半月板周围的毛细血管丛，位于滑膜及关节囊，呈环形分布，发出放射状分支供应半月板的边缘区域。

两侧半月板靠近滑膜缘的 10%～30% 区域接受毛细血管网的血供，前后角的血运更丰富，有一些小血管直接进入。外侧半月板的腘肌腱裂孔处没有直接的血运进入，靠周围的血运供给。

有血运的半月板区域称为红区，即半月板滑膜缘的血供区；靠近游离缘的无血运部分称为白区；二者中间的区域称为红白区，此区靠近红区的一侧有血运，而靠近白区的一侧没有血运。半月板血运分区的概念对于判断半月板的愈合能力及手术操作有重要的意义（图9-17）。

半月板体部的神经分布类似于血运分布，前后角的神经支配比体部丰富。半月板的神经末梢有本体感觉功能，其确切的功能尚未明确。

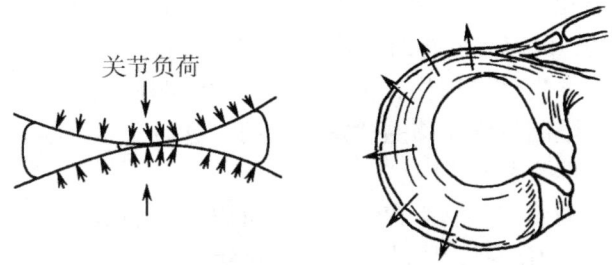

图9-15　半月板的环箍样作用可以抵消半月板向关节间隙外移位的趋势

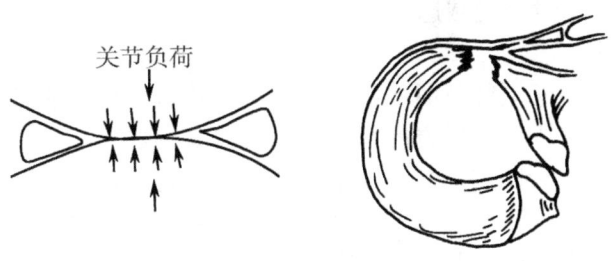

图9-16　当半月板撕裂时，其环箍样作用消失，半月板有被挤出关节间隙的趋势

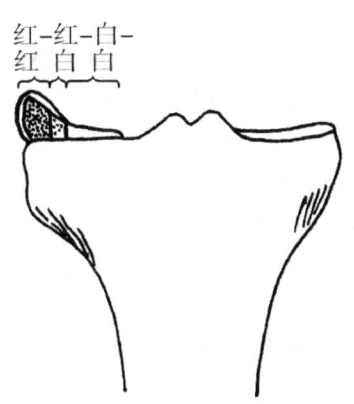

图9-17　半月板血运分区

如前所述，半月板的细胞外基质主要由Ⅰ型胶原构成纤维网架，占90%~95%。Ⅱ型、Ⅲ型、Ⅴ型、Ⅵ型胶原的含量很少，其功能未明。也可能存在弹性蛋白（elastin）。

半月板中存在不同类型的葡胺聚糖（GAG）。其含量随半月板的区域及年龄有所差异，主要包括硫酸软骨素、硫酸角质素、硫酸皮质素、透明质酸。也存在功能未明的非胶原性蛋白。

3. 半月板的生物力学功能

半月板具有液、固态双相的特点。液相主要为间质内的水分，固态主要为胶原组成的细胞外基质。间质内的水分可以通透固态基质内的空隙达到不同程度的形变，适应不同的生物力学要求。与关节软骨一样，半月板也是黏弹性物质，形变的程度可随负荷的大小及速率而变化。

半月板具有重要的生物力学功能，包括承重、分配载荷、稳定关节、润滑关节、本体感觉。

承担股骨-胫骨间的负荷为最基本的功能。半月板可以承担很大的负荷，它与关节的接触面积可随屈伸及旋转活动而变化。如上所述，胶原纤维的走行方向对于半月板的承重功能具有重要的意义。

分配载荷也可认为是吸收振荡。半月板将大的应力分配在较大的接触面积上，从而对关节软骨及软骨下骨起到了保护作用。Walker 及 Erkman 的研究表明：站立位时，半月板承受体重的 40%～60%。许多研究都证实，部分或全部切除半月板使得股骨 - 胫骨间的接触面积减小，导致应力集中。切除内侧半月板可以使接触面积减少 40%。这样，按照 Wolf 定律，关节面将会重新塑形，出现扁平状股骨髁，同时软骨软化、关节间隙变窄、骨赘形成，即出现骨性关节炎。

半月板也有助于稳定股骨 - 胫骨的相对位置关系，即通过加深关节的球臼关系增加股骨 - 胫骨间的适合性，尤其是内侧半月板后角的稳定作用最为重要。半月板对关节各方向的运动，尤其是旋转运动具有稳定作用，如在伸膝最后 20°的胫骨旋转时。半月板切除后对关节松弛度的影响取决于韧带的完整性：韧带完整时影响较小，而一旦并发韧带损伤，关节的不稳定将明显增加。因为内侧半月板与关节囊结合紧密性大于外侧半月板，所以限制胫骨前移的"楔子作用"更加重要。Levy（1989）的研究表明：切除内侧半月板明显加重前交叉韧带的失效程度。

虽然半月板润滑关节作用的确切机制尚存争论，但可以肯定的是，半月板实质部的液体可以渗出。同时半月板也可以均匀分配关节内滑液，协助营养关节软骨。

半月板内分布的神经末梢完成本体感觉功能。虽然目前还没有动物模型的证实，但临床可以发现，半月板切除后，膝关节的本体感觉功能减退。

（二）半月板的损伤机制

创伤性的半月板损伤常发生于屈膝位时的扭转动作。屈膝时，如果股骨强力内旋，可迫使内侧半月板向后及髁间窝区域移动。一旦半月板后方的稳定结构无法抵御这种应力，半月板的后部会被推向关节的中央区域并被股骨、胫骨所挟持固定，此时如果突然伸膝，就会发生后角的纵向撕裂。如果纵裂向前方继续延伸，撕裂的部分就会进一步向髁间窝区域移动并嵌顿，无法复位，形成典型的桶柄样撕裂及关节交锁。撕裂程度及位置取决于受伤时半月板后角与股骨 - 胫骨髁的相对位置。

同样的机制也可见于外侧半月板，但因为外侧半月板活动度大，所以出现桶柄样撕裂的机会比内侧小。外侧半月板曲度大且与外侧副韧带无连接，更易于出现不完全的放射状裂。内侧半月板相对固定，更容易受损。移动度差的半月板（囊性变或是外伤性病变）在轻微外力下即可受损，盘状软骨更易于退变及撕裂，退变半月板的承受能力下降，也易于受损。关节面不吻合、韧带损伤、先天性关节松弛、股四头肌异常都可以导致力学环境的异常，使半月板处于高危状态。

半月板后角的纵裂最为常见，内侧的损伤率是外侧的 5～7 倍。撕裂可以是完全的或不完全的，多数累及半月板的胫骨面。Andrews、Norwood 及 Cross 统计，内侧半月板各部位的损伤中，后角占 78%。后角的小撕裂不会造成交锁，但会导致疼痛、反复肿胀及不稳定感，大的纵裂可以造成交锁。Smillie 认为，只有当撕裂部分向中央区明显移位，造成机械性阻挡时才会出现交锁。如果桶柄样撕裂进一步向前延伸，嵌顿的部分就会离开髁间窝区域向前方移位，导致伸膝受限。如果桶柄样撕裂的前或后部断裂，就会出现带蒂的半月板撕裂瓣。

放射状或斜形裂更常见于外侧半月板，通常位于前中结合部，为作用于半月板游离缘，使前后部分离的应力造成。因为外侧半月板接近圆形、曲率半径小，所以比内侧更易于出现此种撕裂。放射状裂还可见于退变的半月板或半月板囊肿。

包含放射状裂与纵裂的复合裂也会出现并且更易于出现退行性改变。

半月板囊肿通常并发撕裂，外侧的发生率是内侧的 9 倍。常见的原因为创伤后半月板退变，继发黏液性变并在半月板周边形成囊肿。

盘状软骨由于体积的异常庞大及过度活动，在受到压缩及旋转应力时，易于出现间质部的退变或撕裂。

（三）半月板损伤的分类

1. 根据损伤原因分型

可以分为创伤性及退行性两种。创伤性撕裂最常见于经常从事体育运动的年轻患者，为非接触性损伤，常并发 ACL 及 PCL 损伤，最常见的撕裂类型为纵裂及放射状裂。退行性损伤出现于 40 岁以上的患者，没有外伤史，通常并发关节的退行性变，这种损伤没有愈合能力，最常见的损伤类型为水平裂、瓣状裂及复合裂。

2. 根据解剖形态分型

①纵裂，其特殊类型为桶柄样撕裂；②放射状撕裂或斜形裂；③纵裂加放射状裂，特殊类型为瓣状裂；④水平裂；⑤半月板囊肿伴撕裂；⑥盘状软骨撕裂。

（四）半月板损伤的诊断

诊断症状及体征不典型的半月板损伤有时对于有经验的医生也是很困难的。通过综合评估，包括详细的病史、体检、放射学检查、特殊的影像学检查，直至关节镜检查，可以将误诊率减小至5%以下。但有时的确存在这样的情况：术前怀疑半月板损伤而关节镜下却未见或仅见轻微的异常，与症状不相符。此时，常易犯的错误是诊断为过度活动型半月板或脂肪垫肥厚。正确的做法是不要草率地切除不足以解释症状的异常结构。

半月板损伤常并发关节软骨及韧带损伤，应该同时熟悉这些并发症的特点，以免误诊或漏诊。

1. 病史

通常都有明确的外伤史。异常或退变的半月板不一定存在外伤史，这类损伤通常为中老年患者。

2. 症状

症状可以分为两大类。第一类为交锁症状，诊断明确，但需要强调的是，表现为伸膝轻度受限的交锁，有时需要双膝对比才能发现。因为正常情况下，有的膝关节会有5°～10°的过伸，而交锁后仍可以伸膝至0°中立位。只有纵裂才会造成交锁，其中，内侧半月板的桶柄样撕裂最常见，但交锁绝不是桶柄样撕裂的同义语，因为关节内肿物、游离体等都会造成交锁。无论哪一种原因造成的交锁，在经过抽吸关节内积血及一段时间的保守治疗后仍无效者，都应手术治疗。假性交锁（false locking）最常见于关节损伤后，积血刺激后方关节囊及侧副韧带，加上腘绳肌痉挛，引起伸膝受限。抽吸关节内积血及短期的制动可使反应消退，伸膝恢复正常。第二类为非交锁症状，常见的症状为反复关节不适，常伴有关节积液及短暂的功能障碍；也可能存在其他的非特异性症状，如疼痛、轻度肿胀、活动后膝前痛、打软腿、弹响、别卡感等。

打软腿现象本身无助于诊断，因为关节内的其他疾患如游离体、髌骨软化、韧带损伤所致的关节不稳定、肌力弱都可以造成打软腿。半月板损伤造成的打软腿常见于关节扭转时，伴有关节错位的感觉。其他原因所致的打软腿常出现于抗阻力屈膝位，如下楼梯时。

积液表明滑膜受到刺激，无特异性诊断价值。损伤性的积液常为血性，包括半月板血运区损伤；半月板体部或退变的半月板损伤不会积血；带蒂的半月板碎块反复移位，刺激滑膜产生慢性滑膜炎，出现非血性积液。没有积液或积血并不能排除半月板损伤。

3. 体检

最为重要的体征为局限性关节间隙（半月板边缘）的压痛，最常见于后内及后外侧。压痛来源于局部滑膜炎。

4. 诊断性试验

在膝关节屈伸及旋转活动中出现可触及或闻及的弹响都具有诊断价值，需要反复引出并精确定位。如果弹响位于关节间隙，那么半月板损伤的可能性很大。另外需要注意鉴别的是髌股关节的类似弹响。McMurray试验及Apley试验是最常用的试验，目的都在于引出弹响及定位。

McMurray试验最广为熟悉，具体做法如下：患者仰卧位，膝关节全屈位。检查内侧半月板时，一只手触及后内关节间隙，另一只手抓住足部。维持全屈位，尽量外旋或内旋小腿，并内收小腿，逐渐伸膝。当股骨髁滑过半月板撕裂部分时，会引出弹响。在出现弹响前多先有疼痛，出现弹响后疼痛缓解。相反，膝全屈位，小腿外展，内旋或外旋并逐渐伸直，出现疼痛及弹响可以检查外侧半月板损伤。McMurray试验引出的弹响通常为半月板后部的边缘裂，于全屈及屈膝90°位时引出。接近伸膝位时的关节间隙弹响提示半月板的中、前部损伤。出现弹响时的膝关节屈伸位置有助于定位。

股四头肌萎缩常在半月板损伤中存在。

膝关节被动过伸试验产生疼痛，且局限于关节间隙部位时对诊断半月板损伤有一定意义。

有学者是通过4项临床检查来诊断半月板损伤的，即股四头肌萎缩、关节间隙固定压痛点、膝过伸试验阳性以及McMurray试验阳性。在这4项检查中，以固定压痛点与McMurray试验阳性尤为重要。

以Apley命名的研磨试验的具体做法如下：患者俯卧位，屈膝90°，大腿前方压在检查床上。检查者将足下压并旋转小腿，同时做屈伸膝活动，如引出关节间隙弹响及疼痛，则提示半月板损伤；向上方牵引足并旋转小腿，如引出疼痛，则提示韧带损伤。

McMurray及Apley试验阴性不能排除半月板损伤。

另一个试验称为"下蹲试验"，具体做法为：小腿及足交替内外旋位，反复做下蹲动作。内旋位疼痛提示外侧半月板损伤，外旋位提示内侧半月板损伤；关节间隙疼痛对应两侧半月板损伤，其定位作用更准确。

5. X线检查

常规拍摄正侧位及髌股关节切线位片。意义在于排除游离体、剥脱性骨软骨炎及其他关节内扰乱。

6. 关节造影

诊断的准确率与检查者的经验密切相关，有时具有极其重要的诊断意义，但不应作为常规检查。随着CT及MRI的出现，关节造影已经很少使用。

7. 其他

超声、X线断层、CT、MRI均为无创性辅助检查，关节镜检查为微创操作。Polly的前瞻性研究表明，MRI对内侧半月板的准确率为98%，外侧为90%。Manco研究了高解析度CT对半月板损伤的诊断意义：敏感性为96.5%，特异性为81.3%，准确率为91%。

（五）半月板损伤的治疗

1. 非手术治疗

不完全的、小的（<5 mm）、稳定的边缘撕裂，如果不并发关节不稳定，可采取保守治疗而且预后很好。经3~6周的保守治疗后，撕裂可以愈合。症状轻微的半月板撕裂可以采用康复治疗并限制关节活动。

并发关节不稳定者，如果不进行韧带重建，也应保守治疗。因为此时切除半月板，尤其是内侧半月板，会加重关节不稳定。

保守治疗需制动4~6周，可持拐进行足尖点地式负重，加强髋、膝周围肌肉的等长收缩。制动解除后，进行髋、膝、踝肌肉的康复锻炼。保守治疗最为重要的是急性期过后肌力的恢复，尽量通过进行关节活动及一系列锻炼恢复四头肌、腘绳肌、屈髋、外展髋肌力。若症状复发，则需要进行特殊检查，如MRI等，并采取手术治疗。

经保守治疗的陈旧损伤再次急性发作后，不应再采取保守治疗，应手术治疗。对于桶柄状撕裂引起交锁者，不要试图强行复位，因为复位只能缓解疼痛症状，并可能造成撕裂进一步增大，而且这种陈旧撕裂即使复位也不会愈合。

2. 手术治疗

关节镜下手术为常规的治疗方法。

大量的动物实验及临床观察都证实，关节软骨的退变程度及范围直接与半月板的切除量相关。因此要尽量行部分切除术，只切除半月板的病损区域，保留健康的部分。只有当损伤范围过大，实在无法保留时，才行全切除术，但也要尽量保留边缘部分，特别是对于运动员及活动量大的年轻人。但也不要强求保留可能会引起症状的病损区域，因为这种危害要远远超过远期的关节退变。

总之，半月板损伤的治疗原则为遵循缝合、部分切除、次全切除、全切除的次序。在保证半月板残留边缘稳定、光滑的前提下，尽量多保留半月板组织，尽量行关节镜下手术。

（1）半月板缝合术（meniscus repair）：早在1885年，Annandale就报道了半月板的缝合方法。但是直到近20年，由于对半月板的功能及缺失后的结果有了充分的认识，半月板缝合技术才受到广泛重视。

半月板愈合的生物学基础：半月板的愈合能力取决于血运状况，即损伤部分必须要进入红区才有可能愈合，位于白区的损伤基本不会出现愈合反应，但如果设法使之与红区相通，血运就可以进入，愈合就有可能。有许多基础及临床研究都证实，半月板周围的血运区可以产生类似于其他结缔组织愈合的反应。初始阶段为纤维血管瘢痕的形成，需要约 10 周时间。经过数月，甚至数年，逐渐转变为正常的纤维软骨。半月板完全愈合后的强度及生物力学特性尚无法证实。

①半月板缝合的手术指征：最理想的手术指征为急性的、创伤性的、位于血运区的、半月板周围纤维环完整的、半月板体部未受损、长度大于 8 mm 的撕裂（过短的撕裂不会出现症状且有自发愈合的能力）。符合上述标准的最常见撕裂类型为边缘的或接近边缘的纵向撕裂，半月板前角附丽点的骨性撕脱也适于缝合。

相对适应证为非血运区或血运不肯定区域的撕裂。如果要缝合这种撕裂，可采用促进愈合的措施。

其他的相对适应证包括延伸至半月板滑膜边缘的完全性放射撕裂及体部严重受损的撕裂。这种撕裂即使愈合，其最终的生物力学功能也难以肯定。

②半月板的可缝合性：术前判断对于医生及患者都很重要，医生可以进行充分的手术设计，患者也可以做好术后康复的准备。

体育运动损伤（大部分并发 ACL 损伤）的年轻患者（年龄 20 岁左右），可缝合性通常较大。

MRI 对于半月板损伤诊断很可靠，但无法准确判断其可缝合性。最适合缝合的半月板边缘裂，通常在 MRI 上表现为假阴性。最准确的方法为关节镜检查：需要确切辨认损伤类型、位置、程度、半月板滑膜边缘的情况。

进一步要判断血运状况。松止血带观察创缘出血是一种方法。但是创缘不出血或没有肉芽组织也不能断定没有血运，因为关节内的水压同样也可以阻断毛细血管出血，而且位于血运区的撕裂经常没有肉芽组织存在。此时就需要根据撕裂的部位与滑膜边缘的距离进行判断。根据 Arnoczky 及 Warren 的结论：距滑膜缘 3 mm 以内的区域为有血运区，大于 5 mm 者为无血运区，3～5 mm 者血运状况不肯定。因为大多数的纵裂都是斜形的，所以就需要判断是否大部分的撕裂区处于血运区，如果决定缝合位于无血运区或区域难以判断是否有血运的撕裂，应使用促进愈合的技术。

③缝合技术：近 20 年来，出现了许多半月板缝合方法，而且还在不断完善。基本技术分为关节镜下缝合及切开缝合两类，关节镜下缝合又包括自内向外缝合、自外向内缝合、全关节内缝合三种。

无论采用何种缝合方法，必须遵循两个基本原则：第一，处理创缘，包括半月板侧及滑膜缘，切除游离的、不稳定的半月板碎块，打磨创缘；第二，滑膜新鲜化，即打磨半月板周围滑膜，包括半月板股骨侧及半月板胫骨侧。

半月板的愈合还需要一个稳定的力学环境，即半月板缝合后必须稳定，所以缝合强度是需要考虑的一个重要问题。实验结论是垂直缝合的初始强度大于水平缝合（大约是其 2 倍以上），关节内一端打结缝合的强度最小。各种可吸收缝合内固定物中：T 形缝合棒（T-Fix Suture Bar、Smith&Nephew、Endoscopy Division、Andover、Massachusetts）及半月板缝合箭（Meniscus Arrow、Bionx、Blue Bell、Pennsylvania）的初始强度略小于水平缝合。总之，垂直缝合的强度最大，水平缝合次之，可吸收内固定最小。

A. 关节镜下自内向外缝合（arthroscopic insideout repair）：这种技术最先为北美的 Henning 医生于 1980 年代初期开始使用的，随后有 Clancy、Graf、Rosenberg、Cannon、Morgan 等也加以采用。基本原理为：在关节镜监视下将特制的缝合器置入关节内，自内向外穿过半月板撕裂区，缝线在关节囊外打结固定。根据缝合器的不同，又分为以下三种方法：

Henning/Cannon 法：使用双臂、锥形尾端的 Keith 缝合针，采用不可吸收缝线。术中根据情况预弯缝合针，通过短直的套管置入关节内。

Clancy/Graf 法：即双套管法。可同时通过两根针。两根长缝合针带 2-0 可吸收或不可吸收缝线。配置不同曲度的套管，以便接近各种缝合区域。

Rosenberg 法：即单套管法。配备各种形状的系列单套管，可以接近半月板的前、中、后部。缝线采用 2-0 的 Ethibond 缝线或 2-0 的可吸收线。

Henning/Cannon 法的特点是关节镜置于损伤半月板的对侧，缝合操作在同侧，而 Clancy/Graf 法及 Rosenberg 法正相反，即缝合在对侧，关节镜在同侧。

缝合内侧半月板后 1/3 区域时，必须在膝后内侧做辅助切口。以关节间隙为中心，做长 11 cm 的切口。膝关节屈曲 90° 以避开隐神经的髌下支及缝匠肌支，切开深筋膜，显露但不切开关节囊，放置挡板保护膝后方的神经血管束，然后进行缝合。

缝合外侧半月板后 1/3 时也需做类似的辅助切口。膝关节屈曲 90°，在二头肌与髂胫束后缘的间隙进入深层，显露后外关节囊及腓肠肌外侧头，注意保护位于二头肌深方的腓总神经，放置挡板进行缝合。

B. 关节镜下自外向内缝合（arthroscopic outsidein repair）：基本原理为在关节镜监视下使用硬膜外麻醉穿刺套管针自关节外向关节内穿刺，穿过关节囊及半月板裂缘，将缝线通过穿刺针套管引入关节内，接下来的步骤有以下两种方法：① Johnson 的方法：再次进行如上平行穿刺并引入圈套器，将关节内的缝线引出关节外，在关节囊外打结固定完成单纯缝合；② Warren、Morgan、Casscells 的方法：将关节内的缝线端自前方入路引出，在关节外打结后回送入关节内，牵引缝线的关节外一端，使打结后的关节内缝线端固定于半月板体部，可反复进行如上操作。完成多针缝合后，邻近的缝线在关节囊外打结固定。自外向内的缝合方法相对安全，但缝合半月板后方时仍需做辅助切口保护神经血管束。

C. 关节镜下全关节内缝合（arthroscopic all-inside repair）：为 Morgan 首创，适用于缝合距滑膜边缘 2 mm 以内的后角撕裂。这种方法避免了额外的切口，减少神经血管损伤的机会。术中需要使用 70°关节镜，经髁间窝置入后内或后外室。缝合操作通过后入路进行，大直径的缝合套管作为工作通道，使用特制的钩状缝合器进行垂直缝合，使用关节镜下打结技术进行关节内打结固定，根据撕裂长度进行多针缝合，针距 3～4 mm。这种方法的技术要求较高。

近期，人们越来越多的应用全关节内缝合的内固定物，它可以简化手术步骤，方便操作，通常可以降解，或者至少有部分可以降解。

最早的全关节内缝合内固定物为可吸收半月板缝合箭（Meniscus Arrow Bionics）。首先使用特制的穿刺针预制通道，然后将缝合箭通过套管置入预制好的通道内。这种内固定物有很多缺陷，它只能进行半月板股骨侧表面的固定；它的坚硬质地和突出结构会损伤关节软骨；吸收时间过长，会导致移植物断裂、游离体的产生以及滑膜炎等一系列问题。

另一类全关节内缝合的内固定物带有缝线。T 形缝合棒（T-Fix Suture Bar、Smith&Nephew）发明于 1994 年，它由横形的、不可吸收的短棒及与之垂直相连的缝线组成。通过空心套管针，穿过撕裂区置入。横形短棒部分顶压在撕裂区的对侧，即半月板的滑膜缘，缝线部分暂留置于关节内。如此可多针缝合，相邻两缝线在关节内打结固定。现阶段应用最广泛的是 Rapid-Loc（Mitek Products、Westwood、MA）和 FasT-Fix（Smith&Nephew Endoscopy、Andover、MA）。Rapid-Loc 发明于 2001 年，它通过套管将锚钉部分穿过撕裂区，用推结器将头帽和预置滑结推进关节，固定撕裂的半月板。2001 年，Smith& Nephew 发明了 FasT-Fix，这是 T-Fix 的改进型，它的缝合强度可以和垂直褥式缝合相媲美。FasT-Fix 包括两个 5 mm 的锚钉，中间连接缝线以及预置滑结。它类似于自内向外缝合技术，只是前端锚钉需要由引导针引入。应用引导针穿刺半月板撕裂处，前端锚钉和相连缝线都穿过撕裂半月板。移除引导针，将后方锚钉插入同一位置并将预置滑结推入打紧，完成缝合。FasT-Fix 预置深度是 17 mm，但针的全长是 22 mm，为防止贯穿损伤表面结构，需要应用限深装置。但是，仍存在穿透的危险。

全关节内缝合操作完全在关节内进行，不必做后侧辅助切口，避免了损伤血管神经的危险，并可以达到缩减手术时间、减少组织损伤的目的，但是防止并发症发生的目的并没有达到。虽然滑膜炎、游离体、组织刺激的概率在减小，但是这些问题仍然是全内式手术所要面对的问题。

④半月板缝合术的并发症：感染（浅表感染、深在感染）、深静脉血栓（包括肺栓塞）、关节粘连、交感神经性局部疼痛综合征。在关节镜下缝合技术出现的早期，即使很有经验的医生也会遇到腓总神经、隐神经及腘动脉损伤，需要修复甚至截肢。后来由于 Henning 的推荐，采用了后侧辅助入路及挡板保护，大大减少了这种并发症。

⑤半月板缝合的术后处理：分为最大保护期及限制活动期两阶段康复。前者的目的在于提供半月板最佳愈合期内的保护；后者的意义为：在愈合后的成熟期加以保护，免受强力应力的损害，防止再撕裂。

较保守的康复方案为：6周的最大保护期，限制活动期至术后6个月。在最大保护期内，伸膝位制动2周，限制活动（10°～80°）2周，严格限制负重（只允许足尖点地式负重）。在限制期内，重点在于恢复膝关节的活动度、肌力、柔韧性、耐力。避免做深蹲、全速跑及剧烈运动，鼓励直线慢跑、半速跑、骑车、游泳。若同时进行ACL重建，则要遵循ACL重建后早期活动的康复原则，但完全负重要术后6周。

积极的康复方案为：在肿胀消退及膝关节活动度恢复后，允许早期完全负重、不限制活动、不限制急转型的体育运动。康复方法的制订应该个体化，如根据损伤类型、位置、是否同时行ACL重建、缝合方式（垂直或水平缝合）、缝线类型、初始缝合强度来制订。

⑥促进半月板愈合的方法：绝大多数的半月板损伤都发生在无愈合能力的非血运区，所以，有效地增强愈合能力的方法一直在受到关注。目前，大多数的技术还处于实验室研究阶段。

纤维凝块（fibrin clot）：已在临床使用，Arnoczky首先在实验室发现。Henning的临床报道为，缝合失效率由使用前的61%减小至使用后的8%；Cannon报道由60%减小至42%。

建立血运通道：Arnoczky及Warren首先在狗身上发现了在非血运区与血运区之间建立全层血运通道的方法。因为此方法有可能会减低半月板的机械性能，所以有人设计了非全层钻孔的微创方法并在山羊身上得以证实，但未在临床使用。

其他的方法如滑膜瓣、纤维凝胶、血小板衍生因子、纤维凝胶加内皮细胞、生长因子、氰丙烯酸凝胶、激光刺激等方法都处于研究阶段。目前可以充分肯定的是：选择适当的适应证、采用各种先进的手术方法，可以达到很高的成功率。愈合后即使承受很大的应力，也可以长时间保持稳定并达到半月板的生物力学要求。期望能有成熟的促进愈合的手段出现，使更多的半月板撕裂能得以修复。

（2）半月板切除：晚期改变，目前有充分的证据表明，半月板切除会引起关节的退行性变化。Tapper及Hoover发现，半月板切除术后10年，有85%的病例出现X线片异常表现。Gear及Huckell的统计分别为62%及56%。如果同时并发前交叉韧带损伤，这种变化更早。Lynch、Henning及Glick报道，术后3年即有88%出现上述改变。而运动员的变化更明显。

Fairbank将上述的X线表现归纳为三类：①股骨髁关节面边缘出现前后方向的嵴；②股骨髁关节面边缘的1/2出现扁平样改变；③关节间隙狭窄。

北京积水潭医院1982年总结了63例73次半月板全切除术，平均随访16.7年的结果，其中随诊超过20年者35例，其X线改变为：关节间隙变窄、股骨髁变扁平、胫骨髁边缘增生、髁间棘变尖。另外发现，如手术时年龄已大于40岁，则结果较差。

切除后的再生：King曾在狗身上发现，半月板切除后，会有半月板样纤维组织自周围滑膜长入关节隙，而且外观上与正常半月板无差异。他还发现，尽管出现再生，关节软骨还是在半月板切除的相应区域出现退变。Cox发现，部分切除狗的半月板不会出现再生，完全切除的9例中，5例出现不同程度的再生，外观接近正常，但仍然出现关节软骨退变。因此，半月板样组织形成的条件是半月板完全切除或部分切除后，滑膜或半月板血运区外露。

目前不认为半月板切除后可以再生半月板，半月板样组织无论从组织学与形态学均不同于正常半月板。

再生的半月板样结构非常脆弱，胶原纤维排列混乱，没有环形纤维的排列结构，生物力学功能微不足道。因此，仍然要提倡尽量不做半月板的全切除。

（3）半月板手术的并发症：最常见的两种并发症为关节积血及慢性滑膜炎。缝合伤口之前松止血带，可以最大限度地减少关节积血。大量的积血可以抽吸。慢性滑膜炎可由术后活动过早引起，特别是肌力没有恢复或关节积血没有消退前。抽吸、制动、免负重、等长收缩功能锻炼有助于恢复。

①滑膜瘘：少见。出现于关节严重肿胀时（积血或慢性滑膜炎），四头肌收缩或关节活动，使滑膜及关节囊的缝合受到牵拉、断裂，关节液自小伤口喷出。患膝伸直位制动7～10 d，瘘管通常会闭合，无须再次手术。

②痛性神经瘤：通常为隐神经的髌下支受累。手术中需细致分离及定位，做前内侧关节切开时，要

轻柔牵拉。通常需手术切除，保守治疗无效。

③血栓性静脉炎：使用止血带、过多牵拉腘窝部（切开手术时）及术后制动都是诱发因素。临床表现为术后小腿及肢体远端疼痛、肿胀伴低热。

④感染：是最为严重的并发症。如果术后2～3 d开始肿胀、疼痛加重、体温升高，即可疑关节感染；需抽吸积液并做染色培养；立即静脉应用抗生素。如果为脓性积液，同时培养阳性，必须进行彻底的关节灌洗。若24 h后反应好转，则表明感染已得到控制；若再度肿胀、体温高，则必须采取手术切开引流。通过关节镜进行灌洗、清理、去除感染失活组织，是有效的治疗手段。

⑤反射性交感神经萎缩（RSD）：可出现于任何一种膝关节损伤，但更常见于半月板术后，即使是关节镜下手术也是如此。RSD是交感神经反应过重所致。临床表现为超过损伤及手术正常恢复期的长期疼痛，血管舒缩功能失调，皮肤过分敏感，皮肤营养不良，运动功能丧失，四头肌萎缩。X线片表现为斑点状骨疏松，最明显见于髌股关节；核素扫描可见受累膝关节，尤其是髌骨的血流增加；温度测量显示患膝皮温下降1 ℃以上。最重要的诊断方法为腰部交感神经阻滞后症状缓解。上述表现无法早期发现。虽然目前对它的认识越来越多并逐渐为人们所熟悉，但病因尚未明确。Schutzer及Gossling认为极有可能是周围及中枢因素共同起作用，因为只是中央部位的关节如膝关节受累，而不是整个肢体。

镇痛药及NSAIDs有效，心理及社会康复也有一定意义。在发病早期、症状轻时，可以采用交感神经阻止剂治疗，配合严密观察及理疗。此阶段是最佳的治疗时机。OBrien曾治疗过60例RSD，其中55例采取交感神经阻滞治疗，症状消失。病情发展后，可反复行交感神经硬膜外吗啡阻滞及长疗程理疗。但顽固病例很难处理，即使行交感神经切断术也难以奏效。

必须充分认识这种并发症，不要轻易再次手术，包括关节镜检查。

（六）半月板移植

半月板切除是半月板损伤的常规治疗方法，但半月板切除的范围越大，相同时间内关节炎性改变越明显。当认识到半月板的重要作用后，半月板手术理念逐渐转变为尽量多的保留半月板组织，以防止膝关节炎过早发生。但是，仍有相当一部分半月板损伤患者需行半月板次全切除术甚至半月板全切术，半月板功能部分或完全丧失。为了恢复半月板功能，同种异体半月板移植是最佳选择。目前已有中期随访结果显示半月板移植术后关节疼痛明显减轻，关节功能明显改善。

当然，半月板移植并不能完全避免膝关节炎的发展，除半月板缺如外，膝关节稳定性、半月板撕裂类型、下肢力线均会影响膝关节炎的进程。

1. 相关基础知识

（1）免疫反应：半月板主要由胶原纤维构成，其中掺杂少量纤维软骨细胞和成纤维软骨细胞，血管分布仅限于靠近滑膜边缘部分，因此半月板移植术后，血液介导的体液免疫基本无法发挥作用，免疫排斥反应以细胞免疫为主。另外，半月板移植物附带的骨块以及滑膜同样存在免疫细胞。但根据现有文献报道，半月板移植术后有临床意义的免疫排斥反应发生率极低。

（2）半月板获取、保存、灭菌：半月板移植物的来源为无传染性疾病的志愿者，在供体去世后24 h内于无菌条件下获取。

取材完毕后，可应用以下四种方法进行保存：新鲜法、冷藏法、新鲜冷冻法和冻干法。新鲜法、冷藏法保留了半月板活体细胞，新鲜冷冻法和冻干法保存的半月板移植物不存在活体细胞。其中，冷藏法和新鲜冷冻法最常用。冷藏法需要控制降温速度以保持细胞活性，延长保存时间；新鲜冷冻法是将半月板置于-80 ℃下快速冰冻，细胞被灭活，但其生物力学特性得以最完好的保留。早期应用的冻干法不仅使细胞灭活，而且影响半月板的生物力学特性，引起移植物皱缩，目前已基本停用。

移植物的灭菌方法主要有伽马射线照射、环氧乙烷熏蒸以及化学灭菌法。伽马射线照射（<2.0 Mrads）可用于细菌灭活，对组织的生物力学特性影响较小。环氧乙烷用于冻干法保存的半月板灭菌，其副产品有导致滑膜炎可能，不推荐使用。化学灭菌法可用于灭活特定的病毒、细菌。

（3）生物力学：内侧半月板为C形，相对于外侧半月板活动度较差，后部比前部厚。外侧半月板为O形，前后厚度一致，活动性好。正常负重状态下，外侧半月板较内侧半月板分担更多重力。在半月板全切术后，外侧间室独特的生物力学和解剖学特性使其退变风险远较内侧间室高，更容易出现早期退行性改变，尤其对于膝关节外翻角度较大的女性患者更是如此。

2. 患者评估

（1）一般情况：半月板切除术后，患者关节间隙疼痛、交锁等症状立即消失。随着时间的推移，同侧关节间隙疼痛的症状会慢慢加重。临床医生需要仔细了解患者的病史，包括受伤机制、伴发损伤、手术方式等。详尽的体格检查同样重要，除关节炎体征外，还要着重检查患者下肢力线、韧带稳定性以及关节屈伸活动度。如果发现内、外翻畸形或者膝关节屈曲、伸直严重受限，应先予处理。既往手术方式不明的可根据手术切口以及关节镜入路做初步判断。

X 线检查可提示膝关节炎进展情况。负重相膝关节正位片可观察关节间隙有无变窄，侧位及髌骨切线位片有助于进一步观察骨赘生长情况。如查体发现膝关节存在内、外翻畸形，还应行下肢全长 X 线片。MRI 检查用于评价残留半月板位置以及关节软骨损伤情况。

（2）手术适应证与禁忌证：半月板全切术后，内侧间室疼痛经保守治疗 6 个月后疼痛仍然持续存在，关节软骨完整，下肢力线正常，关节稳定的患者可接受半月板移植手术。半月板移植术并没有绝对的年龄限制，但是年龄大于 55 岁的患者通常并发较严重的膝关节退行性改变，不适合该手术。同时，可根据需要进行同期、分期的力线矫正手术及韧带重建手术。

半月板移植的禁忌证包括下肢力线异常，严重膝关节炎性病变（Outerbridge Ⅳ级），过度肥胖，关节内感染等。

3. 术前准备

半月板切除患者出现同侧膝关节持续疼痛后，首先要进行最少半年的保守治疗，包括康复训练、减轻体重、服用非甾体消炎药止痛等。对于年纪过大、严重关节炎性病变、疼痛症状轻微的患者不适合进行半月板移植手术。术前须向患者详细说明是否需进行分期手术以及术后可能出现的并发症。

半月板是新月形的纤维软骨，其环状胶原纤维可抵抗环向应力，而放射状纤维用以抵抗剪切力。要取得良好的移植效果，让移植半月板能够正常传导股骨 - 胫骨应力，首先要保证半月板移植物与原有半月板形状匹配。半月板移植物内、外侧不通用，MRI、X 线片等都可用于确定移植物大小。目前，通常采用 Pollard 在 1995 年提出的测量方法，利用前后位 X 线片测量移植物的宽度，利用膝关节侧位 X 线片测量移植物的前后缘长度。半月板宽度为胫骨棘最高处（内或外）至同侧胫骨平台边缘（不包括骨赘）的距离，内侧半月板长度为侧位胫骨平台长度的 80%，外侧半月板长度为侧位胫骨平台长度的 70%，所得结果存在一定的误差，同时应考虑 X 线片放大率的影响。有学者认为，利用 MRI 估算半月板大小比普通 X 线片更准确。

4. 手术技术

符合半月板移植适应证的患者可行半月板移植手术以延缓其关节退行性改变。如患者同时存在交叉韧带断裂，可同时行交叉韧带重建手术。如患者存在膝关节内、外翻畸形，应一期行截骨手术纠正力线，二期行半月板移植术。

目前，半月板移植术多采用关节镜辅助技术。术中通常需要清理残留半月板组织，使移植物固定牢靠，且有助于关节镜下骨隧道的定位。另外，还需要辅助小切口辅助半月板移植物进入关节。半月板移植物置入关节前，需用记号笔标注正反面。

内侧半月板前后角附着点距离前交叉韧带胫骨止点较近，很难在此处打骨槽，因此内侧半月板移植物应用骨栓技术以缝线穿引固定于半月板前、后角附着处。骨栓通常采用圆柱形，直径 7~9 mm，长度 10~15 mm。如移植物后方骨栓置入困难，可行局限的内侧副韧带松解或股骨髁间窝成型，但要注意保护后交叉韧带的股骨附丽。如果前交叉韧带缺如，移植物后角骨块置入关节将会变得容易。当骨栓固定完毕后，将半月板边缘与关节囊缝合固定，类似于半月板桶柄样撕裂的缝合技术。也可单纯采用缝合的方法固定内侧半月板移植物，这种移植物不需要骨锚，操作相对简便，但是有生物力学研究显示经骨锚固定的半月板移植物在分散应力等方面与正常半月板组织相似，而缝合固定的半月板移植物外凸的风险加大，且垂直应力大部分集中于胫骨平台中心处。

外侧半月板的前后角距离较近，采用骨栓固定易造成两条骨隧道打通影响固定效果，故通常采用骨桥固定或钥匙孔技术，即切取含有半月板前后角的骨块，移植物前后角之间有骨性相连，将其植入胫骨平台上事先打好的凹槽中。由于前交叉韧带胫骨附着点偏内侧，因此外侧有足够的空间在半月板前后角附着点之间打骨槽。移植物引入关节后，以螺钉固定骨性结构，最后可应用自内向外技术缝合半月板边缘。移植物前后角固定位置应尽量与原有半月板位置相同。

5. 康复

半月板移植术后康复计划同半月板桶柄样撕裂术后康复计划相似。术后可立即进行膝关节全范围的屈伸活动练习；术后3周可扶单拐；6周可弃拐，但应避免扭转、深蹲等动作；6个月后可做跳跃、跑步等活动。

6. 并发症

半月板移植术后可能发生的并发症包括深静脉血栓、感染、关节软骨损伤、感染疾病传播、关节粘连、移植物移位松动等。有研究表明，内侧半月板移植物在术后3年内有20%~30%会出现后角退行性撕裂，原因可能与膝关节屈曲时后角应力过大、后角尺寸过大以及半月板本身的组织结构等有关。另一种可能发生的术后并发症为半月板固缩，据报道发生率最高可达50%。固缩后的半月板移植物部分丧失了传导应力的功能。

7. 临床疗效

1989年，Milachowski等最先报道了22例半月板移植患者的术后评价14个月的二次关节镜探查结果，3例失效。Noyes等报道了96个半月板移植术病例，多数病例单独对半月板后角进行固定。术后2年内，有29例半月板移植物需要移除，余下的67个半月板移植物行二次关节镜探查或MRI评价愈合情况，结果显示完全愈合占9%，部分愈合占31%，失效占58%，失效率同关节炎性改变的程度相关。Carter等对46个半月板移植物进行评价2年的随访，其中38个行二次关节镜探查，结果提示失效仅为4个，22个主诉疼痛明显缓解。另外，还有很多学者的随访愈合率在80%以上。虽然理论上讲，半月板移植术后恢复了半月板传递、分散应力、减少关节软骨磨损的功能，然而半月板移植是否能延缓关节炎的发生仍无定论，目前并没有10年以上的长期随访结果证实半月板移植术可以减小关节退变的发生率。

二、盘状软骨

盘状软骨是一种半月板畸形，各个国家的发病率差异颇大，有报道，日本及韩国为26%，而有的国家不到1%。绝大多数的盘状软骨出现于膝外侧，内侧盘状软骨的发生率为0%~0.3%。

（一）分型

Watanabe的分型：完全型、不完全型、Wrisberg韧带型。前两型相对常见，外形为盘状，覆盖全部或绝大部分外侧胫骨平台关节面，其后方有冠状韧带附着。这种盘状软骨在膝屈伸活动时无异常活动，属稳定型，所以通常无症状。一旦撕裂，症状类似于其他半月板损伤。

Wrisberg韧带型的盘状软骨的后方冠状韧带缺如，即没有关节囊附着，仅有Wrisberg韧带连接，在膝屈伸活动时存在过度异常活动，属不稳定型，有人又称之为过度活动型。此型的发病年龄更小，通常无外伤史，由于存在异常活动而出现弹响。

内侧盘状软骨罕见，更易于损伤，症状与内侧半月板相同。X线片无异常表现，可行MRI确诊。

典型的盘状软骨在伸直膝关节过程中出现弹跳，小腿可呈现侧方摆动。单纯盘状软骨除去膝伸屈活动时弹跳体征外，多无疼痛症状，盘状软骨并发撕裂后，弹跳声响可以改变并同时伴发疼痛及伸膝受限。盘状软骨的X线片可表现为关节间隙增宽、内侧髁间棘变高、腓骨小头位置有时也偏高，如需进一步明确诊断，可行MRI检查或关节镜检查。

（二）治疗

（1）在关节镜或关节切开手术中偶然发现的、无损伤的、完全型或不完全型盘状软骨无须治疗。但无法预测这些未经治疗的盘状软骨最终究竟有多少会发展为撕裂或退变。因此，必须根据每个患者的特点制订治疗方案。稳定的、完全型或不完全型的盘状软骨通常无须治疗，除非引起软骨软化或其他病理变化。

（2）对于引起症状的完全型或不完全型盘状软骨撕裂，如果未累及边缘部分，最佳的治疗为关节镜下成形术。Dickhau、Delee、Fujikawa 都认为，幼年时进行成形术后，随着生长发育，被保留下来的盘状软骨边缘会出现适应性变化，最后塑形为稳定、正常的半月板。

（3）对于缺乏后方连接的 Wrisberg 韧带型盘状软骨，一般采取全切除术，因为成形术后仍然会遗留不稳定的边缘并引起症状。虽然全切除后会最终导致关节退变，但在儿童时期这种变化很小。Washington 对行全切除术的 9 膝随访了 15 年，其中 8 膝未见明显退行性改变。Aichroth 随访 48 膝 5.5 年，出现早期退变的仅有 3 例（6%），而这 3 例均为手术时年龄超过 16 岁的青少年。

Rosenberg 报道了一种手术方法——关节镜下成形术，被保留的边缘在关节镜下行后方缝合术，恢复其附丽区。术后 12 个月关节镜复查发现已愈合。目前这种方法由于随访期短，尚不能确定其远期疗效。

三、半月板囊肿

半月板囊肿相对少见，外侧的发生率是内侧的 3～10 倍。

（一）病因

（1）创伤后半月板实质部出血，继而出现黏液性退变。
（2）半月板随年龄老化而出现局部坏死及黏液性退变。
（3）滑膜细胞进入半月板实质部或泌黏液细胞化生，形成囊肿。
（4）滑膜细胞通过损伤区进入半月板实质部并分泌糖胺聚糖或黏多糖酸，形成囊肿。

最近，Bame 提出，滑液通过损伤区进入半月板实质部形成囊肿。他分析了 1 571 例半月板损伤中的 112 例半月板囊肿，发现所有囊肿均伴有半月板水平裂或桶柄样撕裂并发边缘水平裂。在半月板实质部与关节内形成通道，滑液在囊肿与关节间流动交换。囊肿的生化分析显示其成分与滑液类似，也进一步支持这种观点。许多学者都注意到，半月板囊肿与半月板病变的相关性很强（接近 100%），最常见的病变为外侧半月板中 1/3 的边缘裂。

（二）诊断

1. 症状

最突出的症状为疼痛，活动后加重。肿物多为患者自行发现。如果并发半月板损伤，可出现典型的症状，如弹响、打软腿等。偶尔，大的囊肿向后方延伸，易与腘窝囊肿（Baker 囊肿）混淆。

2. 体征

半月板囊肿可触及，多位于膝外侧、腓骨头的近端、外侧副韧带的前方，质硬、固定。囊肿通常为多房样结构，内容物为清亮的胶冻状液体。囊肿的特征为大小随膝关节屈伸活动变化，伸膝时增大，屈膝时减小或消失，称为 Pisani 征。

3. 影像学检查

MRI 可以很清晰地显示囊肿及半月板损伤。大的半月板囊肿可以侵犯胫骨外髁关节软骨，X 线片可见缺损区。

（三）治疗

保守治疗极少，即注射抗炎药物暂时止痛。通常为手术治疗。过去采取切开囊肿切除及半月板全切除术。目前公认的方法为，关节镜下手术处理病损半月板，同时行关节镜下囊肿减压或切开囊肿切除两种治疗方法。

Ryu 与 Ting 采用半月板部分切除加囊肿减压的方法治疗 26 例并随访 26 个月，未见复发；Glasgow 治疗 72 例，随访 34 个月，优良率 89%。

Reagan 发现，上述方法的优良率仅为 50%（6/12），而关节镜下半月板部分切除加切开囊肿切除方法的优良率为 80%（16/20）。

McLaughlin 及 Noyes 推荐的方法为，关节镜下行半月板中央部分切除术，小切口切除囊肿，同时缝合半月板边缘裂。他们认为这种方法可以最大限度地保留半月板的结构与功能。

1. 关节镜下半月板部分切除加囊肿减压术

首先建立常规的关节镜入路。确认半月板损伤并酌情行半月板部分切除。于体表触及囊肿并挤压，使囊液流入关节内，达到减压目的，同时可发现囊肿与半月板间的通道。如果这种方法无效，可用硬膜外穿刺针自外向内穿刺，寻找并定位通道；将蓝钳自内向外穿入通道并扩充，囊肿内容物可引流至关节内；还可以进一步将小直径的刨刀置入囊肿内，切断多房间隔进一步减压，同时清理囊肿及通道，使其瘢痕化并闭锁（图9-18）。也有人建议缝合半月板侧的通道。

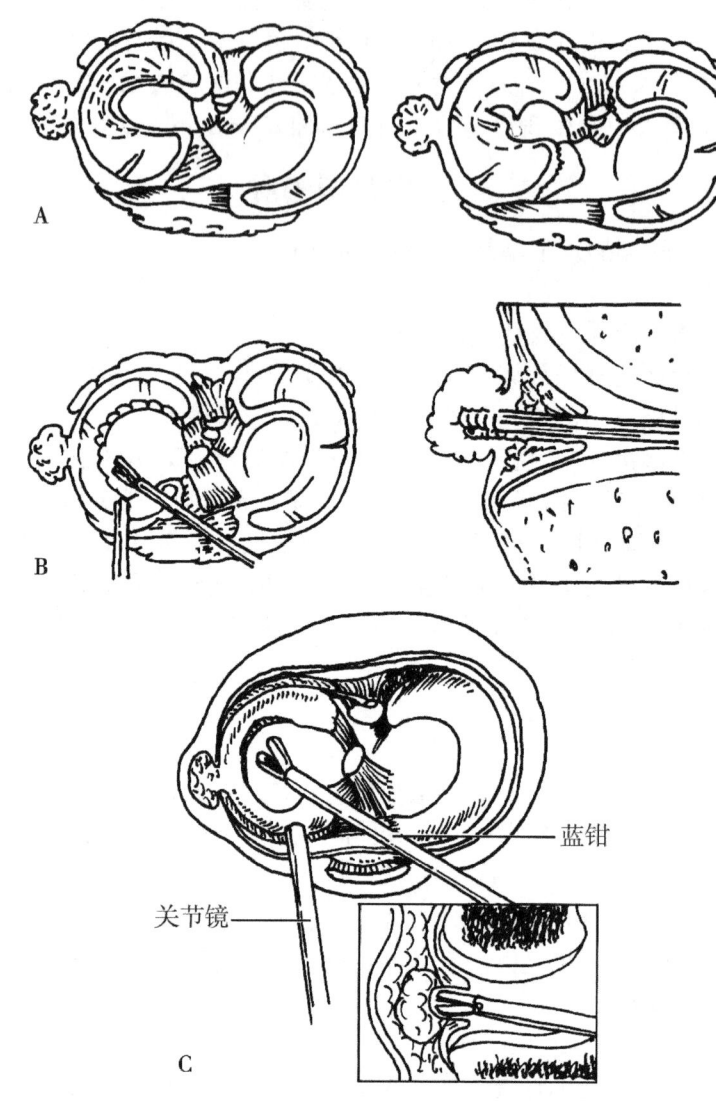

图9-18 半月板囊肿的手术方案

A. 外侧半月板损伤伴囊肿形成；B. 半月板部分切除+囊肿减压；C. 用蓝钳进行半月板切除及囊肿减压

2. 囊肿切除术

在囊肿处取小切口，仔细分离并切除囊肿。偶尔可见到囊肿的蒂部，追踪至半月板蜕变区，切除通道并新鲜化半月板边缘，显露蜕变区并使之与血运区相通，用可吸收线进行缝合，术后伸膝位制动4周。

第四节 膝关节外伤性脱位

膝关节外伤性脱位很少见，1984—1999年的15年间，北京积水潭医院总共收治了16例膝关节外伤性脱位患者。美国麻省总医院和Mayo临床骨科医院在28年中平均每年收治1例。因此，对于膝关节外伤性脱位的认识是比较有限的。

一、实用解剖

膝关节外伤性脱位发生以后，造成膝关节周围的侧副韧带或交叉韧带损伤。在膝关节周围的四组韧带中，至少应有三组韧带发生断裂或失效后才能使得膝关节脱出原位。但是，也有一些报道描述膝关节外伤性脱位后，前交叉韧带或后交叉韧带保存完好。

腘动脉腘静脉损伤是膝关节外伤性脱位后主要的严重的并发损伤。腘血管起于膝内收肌裂的纤维管内，继而转向后侧发出关节支，继续向远端至胫腓骨之间分为胫前、胫后动静脉穿越骨间膜至小腿。血管位置相对较为固定，在膝关节脱位时常造成损伤。在北京积水潭医院收治的16例外伤性膝关节脱位中，有1例并发腘动脉损伤。

腓总神经损伤也是膝关节外伤性脱位的并发损伤之一。北京积水潭医院的16例患者中有6例并发有腓总神经损伤。

伸膝装置、内外侧半月板、关节软骨、关节囊等均会有可能伴随损伤。

二、分类

膝关节外伤性脱位的分类是依据胫骨相对于股骨髁的移位方向而确立的。膝关节脱位可以分为5型：Ⅰ型前脱位；Ⅱ型后脱位；Ⅲ型内侧脱位；Ⅳ型外侧脱位；Ⅴ型旋转脱位。然而，在临床见到的膝关节脱位，往往都是复合性脱位。

前脱位：通常是由于过伸超过30°损伤所致。胫骨平台前移脱位。前交叉韧带撕裂或（和）后交叉韧带撕裂。

后脱位：胫骨平台后移。前后交叉韧带均可受累。

内侧脱位：胫骨平台内侧移位。外侧结构几乎总是被损伤。

外侧脱位：胫骨平台外移。内侧结构肯定损伤。

旋转脱位：胫骨平台相对于股骨髁旋转。

1977年Green医生报道了245例膝关节外伤性脱位，在5型之中，以前侧脱位发生的居多，占31%；后脱位占25%；外侧脱位占13%；旋转脱位占4%；内侧脱位占3%。北京积水潭医院收治的16例中，有9例是后外侧脱位，后侧脱位是3例，而前内脱位仅2例，后内侧脱位1例，外侧脱位1例。

三、诊断

膝关节外伤性脱位总是伴随着明显的外伤史而来，有明显的畸形、疼痛、肢体肿胀、功能丧失。X线片可以显示股骨胫骨关节脱位并依据胫骨髁的移位方向进行分型。肢体远端的血液供应情况是要特别注意的，如果有必要可以行动脉造影检查。腓总神经的损伤情况应进行判断。韧带损伤情况以及半月板的情况都应分别进行检查评估。

四、治疗方法

膝关节外伤性脱位后，无论后续治疗是什么，一经诊断就应立即复位膝关节脱位。并对血管神经韧带及关节情况进行评估。

（一）血管损伤的治疗

腘动脉损伤者应立即行对侧大隐静脉移植修复手术。关于腘静脉损伤的修复问题，在医学研究论文中存在争议。当血管损伤时间超过6h以上时，在修复血管的同时应切开深筋膜行减张术。

（二）神经损伤的治疗

腓总神经损伤常常是后外侧脱位的并发损伤。当腓总神经损伤存在时，治疗方法的选择是有争议的，多不主张立即行神经手术。不过，当神经损伤3周后仍无恢复者，应行神经探查术。如果手术中发现有神经断裂，应进行神经移植修复术。如果神经连续性存在，有硬结性瘢痕存在，可以切开神经外膜及神经束膜，切除硬性瘢痕以松解神经。

(三) 韧带损伤的治疗

选择韧带损伤的治疗方法有较多的争议。争论的焦点在于韧带损伤后可以产生关节不稳定，也可以由于大量的韧带创伤产生关节周围的纤维粘连。大多数膝关节外伤性脱位的后期表现是膝关节的僵硬。针对膝关节外伤性脱位韧带损伤的特点，关节僵硬或者膝关节不稳定进行治疗，由于治疗方法选择的不同，施行的治疗技术的水平限制，结果很不一致。因此，在选择治疗方法上有较大的争议。

近些年来，随着韧带重建技术的发展，有较多的医生开始积极的手术治疗膝关节外伤性脱位的韧带损伤，并配合系统的康复计划以期望克服膝关节僵硬或是膝关节不稳定而获得较好的结果。

系统的康复治疗是克服膝关节僵硬比较重要的措施。也有些医生在治疗方法上采用急诊麻醉下闭合复位，长腿石膏外固定轻度屈膝位4~6周。去除石膏以后从屈膝30°开始练习膝关节屈曲活动，每十天增加屈曲角度30°，至屈膝90°后再返回，在伤后10~12周左右开始练习最后的伸直0°活动以及90°以上的屈膝活动。在练习膝关节活动的同时练习股四头肌肌力。

第十章 踝关节与足部损伤

第一节 踝关节骨折和脱位

踝关节骨折是常见损伤之一，1922 年 Ashurst 和 Brommer 将其分为外旋型、外展型、内收型与垂直压缩型，又根据骨折的严重程度分为单踝、双踝和三踝骨折。1940 年代末至 1950 年代初 Lauge-Hansen 提出另一种分类方法，根据受伤时足部所处的位置、外力作用的方向以及不同的创伤病理改变而分为旋后－内收型、旋后－外旋型、旋前－外展型、旋前－外旋型和垂直压缩型，其中以旋后－外旋型最常见。Lauge-Hansen 分类法强调踝关节骨折波及单踝、双踝或三踝是创伤病理的不同阶段。1949 年 Denis 提出一种从病理解剖方面进行踝关节骨折脱位的分类方法，比较适用于手术治疗；1972 年以后 Weber 等对这种分类进行改进而形成 AO（ASIF）系统的分类法，主要根据腓骨骨折的高度以及与下胫腓联合、胫距关节之间的关系而将踝关节骨折脱位分为 3 型。在重视骨折的同时必须重视韧带的损伤，只有全面地认识损伤的发生与发展过程，才能正确估价损伤的严重程度，确定恰当的治疗方案。

Danis-Weber（AO/ASIF）踝关节骨折分类系统如图 10-1 所示。

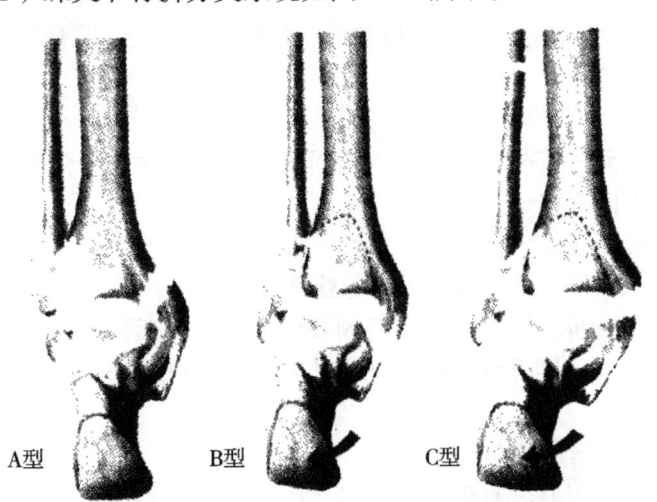

图 10-1 Danis-Weber（AO/ASIF）踝关节骨折分类系统

必须指出踝关节骨折脱位时并非单一的间接外力所引起，联合外力致伤者并不少见，如足部处于旋后位，距骨不仅受到外旋外力，而且同时还可以受到垂直压缩外力，此时后踝骨折不仅表现为单纯撕脱骨折，骨折片较大可以波及胫骨下端关节面的 1/4 甚或 1/3 以上。相比之下 Lauge-Hansen 分型更符合于临床的实际情况。Lauge-Hansen 以尸体标本上的实验证实了临床常见的骨折脱位类型，并阐明了损伤发生的机制。

一、闭合性骨折脱位

（一）旋后 - 内收型

足于受伤时处于旋后位，距骨在踝穴内受到强力内翻的外力，外踝受到牵拉，内踝受到挤压的外力。

第Ⅰ度：外踝韧带断裂或外踝撕脱骨折，外踝骨折常低于踝关节水平间隙，多为横断骨折或外踝顶端的撕脱骨折。

第Ⅱ度：第Ⅰ度加内踝骨折，骨折位于踝关节内侧间隙与水平间隙交界处，即在踝穴的内上角，骨折线呈斜形斜向内上方，常并发踝穴内上角关节软骨下方骨质的压缩，或软骨面的损伤。

Hughes（1995 年）指出在外踝韧带损伤中 50% 有踝穴内上角关节面的损伤，以后有可能形成游离体。

外踝韧带断裂的治疗前已述及。外踝顶端的撕脱骨折或撕脱骨折片较大，均可用外翻位 U 型石膏固定 4～6 周，也可切开复位螺丝钉固定，由于外踝的轴线于腓骨干的纵轴相交成向内的 10°～15° 角，螺丝钉应穿过腓骨干内侧皮质，如果仅行髓腔内固定，容易使外踝出现内翻，即正常的外踝与腓骨干的交角变小，而影响踝穴的宽度。如果内固定牢固，术后可以不用外固定，早期开始踝关节功能锻炼。

第Ⅱ度骨折中如果内踝骨折移位明显且闭合复位后不稳定者，可行切开复位内固定，切开复位时应注意踝穴内上角是否塌陷，如有塌陷则应予以复位并充填以松质骨，然后以螺丝钉内固定。

（二）旋前 - 外展型

足处于旋前位，距骨在踝穴内强力外翻的外力，内踝受到牵拉，外踝受到挤压的外力。

第Ⅰ度：内踝撕脱骨折或三角韧带断裂。内踝骨折位于踝关节水平间隙以下。

第Ⅱ度：第Ⅰ度加以下胫腓韧带部分或外全损伤，其中下胫腓前韧带损伤也可以表现为胫骨前结节撕脱骨折，下胫腓后韧带损伤也可表现为后踝撕脱骨折。此型可以出现下胫腓分离。

第Ⅲ度：第Ⅱ度加以外踝在踝上部位的短斜形骨折或伴有小碟形片的粉碎骨折。碟形骨折片位于外侧。

治疗可行闭合复位 U 形石膏固定，闭合复位时应将足内翻，不应强力牵引，以防软组织嵌入内踝骨折端之间影响复位及愈合。如内踝骨折不能复位时，可行切开复位螺丝钉内固定，内踝骨折片较小时可用克氏针内固定并以钢丝作"8"字钻孔缝合行加压固定。马元璋等（1982 年）用经皮撬拨复位和内固定方法治疗有软组织嵌入骨折间隙的内踝骨折。

少见的旋前 - 外展型损伤为 Dupuytren 骨折脱位，腓骨高位骨折、胫骨下端腓骨切迹部位撕脱骨折、三角韧带断裂同时有下胫分离。

（三）旋后 - 外旋型

足处于旋后位，距骨受到外旋外力或小腿内旋而距骨受到相对外旋的外力。距骨在踝穴内以内侧为轴向外后方旋转，冲击外踝向后移位。

第Ⅰ度：下胫腓前韧带断裂或胫骨前结节撕脱骨折（Tillaux）。

第Ⅱ度：第Ⅰ度加外踝在下胫腓联合水平的冠状面斜行骨折，骨折线自前下方向后上方呈斜形。

第Ⅲ度：第Ⅱ度加后踝骨折，由于下胫腓后韧带保持完整，后踝多为撕脱骨折，骨折片较小，但如合并有距骨向后上方的外力时，则外踝骨折表现为长斜形，后踝骨折片也较大，有时可以波及胫骨下端关节面的 1/4 或 1/3。

第Ⅳ度：第Ⅲ度加内踝骨折或三角韧带断裂。

旋后—外旋型中第Ⅳ度可以并发有下胫腓分离，由于外踝骨折位于下胫腓联合水平，骨折位置不很高，故下胫腓分离的程度较旋前外旋型为轻，且于原始 X 线片中可不显现，而于外旋、外展应力下摄片时方可显现，但如同时合并有垂直外力，外踝骨折线较长，且向上延伸较多时，下胫腓分离则可明显，同时后踝骨折片也较大。

旋后-外旋型骨折可行闭合复位，矫正距骨向后方的脱位，足内旋并将踝关节置于90°位用"U"形石膏固定；当后踝骨折片较大时，不能以推前足背屈使向后脱位的距骨复位，由于后踝骨折片较大，又由于跟腱的紧张牵拉，后踝部位失去支点，单纯背屈前足时不能到达后踝骨折的复位，反可能使距骨向后上方脱位，而应自跟骨后侧向前推拉足部，并同时将胫骨下端向后方推移，始可达到后踝骨折的复位；如果后踝骨折片较大时，为控制足部的跖屈，可用短腿前后石膏托制动6周。

闭合复位失败者可行切开复位，由于外踝骨折系冠状面斜行骨折，可用松质骨加压螺丝钉在前后方向上做内固定；若后踝骨折片较小，则于外踝复位并固定以后多可同时复位；若后踝骨折片较大，则需同时以松质骨加压螺丝钉作内固定。内踝骨折亦以松质骨加压螺丝钉内固定，术后可仅用短腿石膏托制动2周或不用外固定，早期开始踝关节功能锻炼。

（四）旋前-外旋型

足由受伤时处于旋前位，三角韧带被牵扯而紧张，当距骨在外踝内受到外旋力时，踝关节内侧结构首先损伤而丧失稳定性，距骨以外侧为轴向前外侧旋转移位。

第Ⅰ度：内踝撕脱骨折或三角韧带断裂。内踝骨折的骨折线可呈斜行，在矢状面自前上斜至后下，于踝关节侧位X线片中显示得更为清楚，不同于旋前-外展型第Ⅰ度内踝撕脱骨折，后者内踝骨折为横行，且位于踝关节水平以下。

第Ⅱ度：第Ⅰ度加下胫腓前韧带、骨间韧带断裂。如果下胫腓韧带保持完整，也可以发生Tillaux骨折（胫骨下端腓骨切迹前结节撕脱骨折）。

第Ⅲ度：第Ⅱ度加外踝上方6～10cm处短螺旋形或短斜形骨折。

第Ⅳ度：第Ⅲ度加下胫腓后韧带断裂，导致下胫腓分离，或下胫腓后韧带保持完整，而形成后踝撕脱骨折，同样也发生下胫腓分离。

在第Ⅲ度中如果腓骨骨折位于腓骨上1/4部位并呈螺旋形，下胫腓可以发生完全分离，骨间膜损伤可一直达到腓骨骨折的水平，称之Maisonneuve骨折。

旋前-外旋型骨折中腓骨骨折位置高，常于中下1/3水平，骨间膜的损伤又常与腓骨骨折在同一水平，故下胫腓分离较旋后-外旋型明显。

根据尸体实验与临床病例的观察，产生下胫腓分离的条件包括以下三方面：

（1）踝关节内侧的损伤（内踝骨折或三角韧带损伤），使距骨在踝穴内向外或向外后方旋转移位成为可能。

（2）下胫腓全部韧带损伤或下胫腓前、骨间韧带损伤，而下胫腓后韧带损伤表现为后踝撕脱骨折，从而下胫腓联合失去完整性并有可能增宽。

（3）骨间膜损伤，骨间膜使胫腓骨紧密连接并保持正常的关系，当（1）、（2）两个条件存在的情况下，骨间膜损伤可以使胫腓骨之间的距离加宽，下胫腓分离得以显现。

在临床上，骨间膜损伤与腓骨骨折常在同一水平同时并存，此时，下胫腓分离最为明显，若腓骨保持完整，则可以阻挡距骨向外侧的明显移位，其下胫腓分离则不如有腓骨骨折时显著。因此，下胫腓分离以存在于旋前-外旋型骨折中者最为明显。

尽管如此，不是所有的下胫腓分离在损伤后原始X线片中都能显现，由于损伤后足部畸形恢复到正常位，或经急救复位，而在原始踝关节正位X线片中并不显示下胫腓联合增宽，踝关节内侧间隙也未显示增宽，如果对损伤的严重性估计不足，可以忽略了下胫腓分离的存在，导致治疗上的失误。因此，在临床工作中可采取外旋、外展应力下拍踝关节正位X线片以证实下胫腓分离的存在，避免遗漏诊断。

下胫腓分离可行闭合复位，将足内旋、内翻位以"U"形或短腿石膏托固定，如果腓骨骨折与内踝骨折复位良好，并不需要将下胫腓联合以螺丝钉内固定。若切开复位内固定，则也只需将腓骨骨折与内踝骨折做内固定，不需固定下胫腓联合。从尸体实验证实：仅固定腓骨不固定内踝，不能限制距骨在踝穴内向外或向外后方的移位，在应力下仍然出现下胫腓分离。只固定内踝，不固定腓骨，不能限制距骨在踝穴内向外后方向的旋转，在应力下由于腓骨骨折而失去对距骨向外后旋转的对抗作用，下胫腓仍然出现分离。而将内踝与腓骨同时固定以后，即使在应力下也不出现下胫腓分离。临床病例的结果与实验结果相同，当内踝骨折固定以后，由于三角韧带与足部的联结，腓骨骨折固定以后外踝韧带与足部的连接，以及腓骨中下 1/3 以上部位骨间膜的完整，使胫腓骨之间获得稳定，踝穴侧方的完整性与足又形成连续的整体，从而距骨在踝穴内也得到稳定。在外旋与外翻的应力下，距骨在踝穴内不发生向外侧或向外后侧的移位，因此，下胫腓不出现分离，在临床上，当内侧结构损伤无法修复时或腓骨骨折严重粉碎难以施行内固定时，如有下胫腓分离存在，则可固定下胫腓联合。

旋前－外旋型骨折第Ⅰ、Ⅱ度可行闭合复位，将足内旋、内翻位用 U 形石膏固定，内踝骨折复位困难，骨折断端间有软组织嵌夹而分离较远者，可行经皮撬拨复位内固定或切开复位内固定。第Ⅲ度因腓骨于中下 1/3 部位形成螺旋形或短斜形骨折，易有重叠移位，如闭合复位困难则以切开复位内固定为宜。第Ⅳ度骨折并发下胫腓分离，为达到踝穴的稳定并可早期开始踝关节功能锻炼，切开复位将腓骨骨折与内踝骨折做内固定。

（五）垂直压缩型

其可分为单纯垂直压缩外力与复合外力所致两种不同的骨折。单纯垂直压缩外力骨折依受伤时踝及足所处的位置不同又可分为背伸型损伤——胫骨下端前缘压缩骨折、跖屈型损伤——胫骨下端后缘骨折以及垂直损伤——胫骨下端粉碎骨折，常同时有斜形骨折。

由复合外力引起的垂直压缩骨折，可分为垂直外力与外旋力复合引起者，多见于旋后－外旋型骨折中，后踝骨折较大，腓骨冠状面斜形骨折也较长。垂直外力与内收外力复合引起者，内踝或胫骨下端内侧呈粉碎或明显压缩骨折；垂直外力与外展外力复合引起者，外踝或胫骨下端外侧呈粉碎或压缩骨折。

垂直压缩型骨折可试行闭合复位，需与造成骨折的外力方向相反，进行牵引并直接推按骨折部位，如背伸型则应在踝跖屈位牵引并自近端向远端推按胫骨下端前缘争取达到复位，但是由于外力损伤较大，胫骨下端松质骨嵌压后不易达到复位，即使复位后由于被压缩部位的空隙也不易维持复位。因此，为达到关节面尽可能解剖复位，并维持复位后的位置，多需切开复位，在复位后遗留的间隙处充填以松质骨并用松质骨加压螺丝钉做内固定，术后早期开始功能锻炼。

1949 年 Denis 提出一种从病理解剖方面进行踝关节骨折脱位的分类方法，比较适用于手术治疗，1972 年以后 Weber 等对这种分类进行改进而形成 AO（ASIF）系统的分类法（图 10-2），主要根据腓骨骨折的高度以及与下胫腓联合、胫距关节之间的关系而将踝关节骨折脱位分为 3 型。

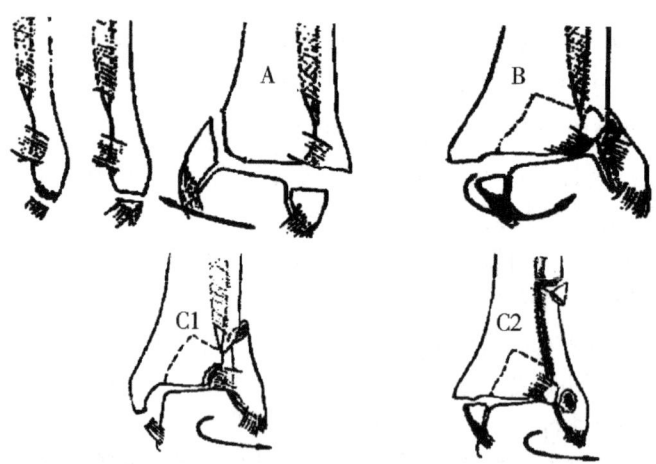

图 10-2 Denis-Weber（AO/ASIF）踝关节骨折分类系统

Ⅰ型：外踝骨折低于胫距关节（可为外踝撕脱骨折或为外踝韧带损伤），如同时并发内踝骨折则多为接近垂直的斜形骨折，也可以发生胫骨下端内后侧骨折。此型主要由于内收应力引起。

Ⅱ型：外踝骨折位于胫腓联合水平，下胫腓联合有 50% 损伤的可能性，内侧结构的损伤为三角韧带损伤或内踝骨折，也可发生胫骨下端外后侧骨折。此型一般由强力外旋力引起。

Ⅲ型：腓骨骨折高于下胫腓联合水平，个别病例可以没有腓骨骨折，此型均有下胫腓韧带损伤，内侧结构损伤为内踝撕脱骨折或三角韧带断裂，也可以发生胫骨下端外后侧骨折。此型又分为两种，单纯外展应力引起者，外踝骨折位于下胫腓联合水平上方，如外展与外旋联合应力引起者，多为腓骨中下1/3骨折。

压缩型：由高处坠落或由交通事故引起的嵌压或压缩骨折。Weber（1972年）将此型分为三种。

（1）胫腓骨远端压缩骨折，距骨体滑车完整。

（2）各种类型的踝穴骨折同时并发距骨体滑车骨折。

（3）胫骨远端压缩骨折，不并发腓骨骨折，但并发下胫腓联合损伤。

Weber（1972年）关于压缩骨折的分类还提出可按胫骨平台骨折的分类，即中心型、前侧型与后侧型。

联合型：胫骨远端骨折并发踝关节损伤。如胫骨远端的螺旋形骨折，其骨折线可以延伸进入踝关节并可并发内踝骨折以及下胫腓联合分离。

二、开放性骨折脱位

踝关节开放性骨折脱位多由压砸、挤压、坠落和扭绞等外伤引起，其致伤原因与闭合性骨折脱位不同，后者主要由旋转外力引起。在开放性骨折脱位中，按骨折类型可分为外翻型、外翻位垂直压缩型、外旋型、内翻型与单纯开放性脱位五种，其中以外翻型最为多见。压砸外力来自外侧，开放伤口位于内踝部位，呈横形、L形或斜形。外翻位垂直压缩型多由坠落伤引起，其开放伤口亦在内踝部位。外旋力引起之开放性骨折，其伤口亦在内侧。仅内翻型损伤，其开放伤口位于外踝部位。综上所述，踝关节开放性骨折脱位的开放伤口，多表现为自内向外，即骨折近端或脱位的近侧骨端自内穿出皮肤而形成开放伤口。

踝关节开放性骨折脱位，伤口污染较重，感染率相对较高。由于旋前外展型居多，外踝骨折多位于踝上部位并呈粉碎型，内固定有一定困难，除将内踝骨折以螺丝钉固定外，外踝骨折可用克氏针内固定，如单纯依靠石膏外固定来维持复位后的位置。一旦伤口感染，则必须进行换药和更换敷料，骨折极易发生移位。因此，在踝关节开放性骨折脱位中，如何防止感染以及通过内固定稳定骨折端是主要的问题。

三、踝关节骨折脱位手术适应证

任何一个关节发生骨折以后，最可靠的恢复功能的方法是使关节面解剖复位，大多数踝关节骨折脱位通过闭合复位外固定的保守治疗方法，可以达到这一目的。但对某些复位后不稳定的骨折脱位，则可能不止一次地进行闭合复位、更换石膏或调整外固定物，势必加重关节部位的损伤以及肿胀的程度，甚至不得不延长外固定的时间，关节不能早期开始功能锻炼，最终影响疗效。因此，应该避免追求闭合复位而反复进行闭合整复。一经闭合复位失败则应及时选用切开复位内固定。切开复位内固定具有直视下容易达到骨折解剖复位的优点，内固定牢固又为早期开始关节功能活动、不用外固定创造了有利条件，功能恢复较快，令人满意，Brodie和Denham（1974年）手术治疗298例其中69%不用外固定，80%患者于手术后恢复工作，复位理想者占86%，在复查时踝关节活动受限20°即评定为差，在该组中仅占4%。踝关节骨折脱位之手术适应证如下。

1. 闭合复位失败

在踝关节骨折脱位中复位不满意的是内踝骨折和后踝骨折。除旋后内收与垂直压缩型以外，其他类型的内踝骨折均为撕脱骨折，骨折近端的骨膜常与骨折远端一同向前、下方移位，骨膜容易嵌夹于骨折断端之间阻碍复位，可行经皮撬拨穿针内固定或切开复位以螺丝钉内固定。后踝骨折大于胫骨下端关节面1/4时，距骨在踝穴上方失去稳定性，容易发生向后上方的移位，后踝骨折经闭合复位后关节面移位大于1 mm者应行切开复位螺丝钉内固定。除内踝、后踝骨折以外，近年来日益重视外踝骨折的复位，外踝本身的轴线与腓骨干轴线之间相交成向外侧的10°～15°角，如外踝骨折后并有重叠或向外后方移位时，踝穴必然相应增宽，距骨在踝穴内可以发生向外侧半脱位，日久可导致踝关节创伤性关节炎。因此，要求对外踝骨折的准确复位，必要时需行切开复位内固定。

2. 垂直压缩型骨折

由于受伤暴力较大，胫骨下端关节面损伤严重，或嵌压明显或移位严重，均难以手法或牵引复位，应行切开复位并以松质骨加压螺丝钉内固定，复位后的间隙可以松质骨或骨水泥充填。

3. 开放性骨折脱位

从关节内骨折或开放性骨折两方面要求，对踝关节开放性骨折脱位行内固定是重要的，但由于受伤外力大，且以外翻型损伤多见，外踝在踝上部位呈粉碎型骨折，以螺丝钉或钢板做内固定有一定困难，因此可以选用克氏针行内固定。当内侧结构是三角韧带损伤时，更应强调对外踝骨折的内固定，如单纯依赖外固定，则在肿胀消退以后或于更换敷料检查伤口时，骨折容易移位而导致畸形愈合。内侧结构是三角韧带损伤而又并发下胫腓分离时，除将外踝骨折行内固定以外，应同时修复三角韧带；如修复三角韧带存在困难时，则内侧结构失去限制距骨外移的作用，此时还应固定下胫腓联合，单纯固定外踝不能限制距骨向外侧移位，势必导致下胫腓分离。

四、踝关节骨折脱位的并发症

踝关节骨折脱位常见的并发症为骨折不愈合、畸形愈合和踝关节创伤性关节炎。

（一）骨折不愈合

最常见者为内踝骨折，其不愈合率为 3.9%～15%（Burwell 和 Charnley，1965 年）。内踝骨折不愈合的原因有骨折断端间软组织嵌入，复位不良骨折断端分离，或因外固定时间过短以及不正确的内固定。内踝骨折不愈合的诊断主要依赖于 X 线，Hendelesohn（1965 年）提出的诊断标准是伤后半年 X 线仍然可见到清晰的骨折线，骨折断端硬化，或骨折断端间距离大于 2～3 mm 且持续存在半年以上者，可诊断不愈合。关于内踝骨折不愈合是否需行手术治疗也有不同的意见，HarveV（1965 年）认为，内踝骨折位置良好，且有坚强的纤维性愈合，踝关节功能良好，无症状或偶有轻微症状时不一定必须手术治疗。Otto Sneppen（1969 年）报告 156 例内踝骨折不愈合经过平均 15 年（8～23 年）的随诊，其中 1/3 自然愈合，而且内踝骨折不愈合并不增加踝关节骨性关节炎的发生率。因此，对于内踝骨折不愈合可以通过随诊观察，允许患者负重，经过负重并使用患侧肢体后，确实疼痛症状系由骨折不愈合引起，可考虑行切开复位内固定植骨术，植骨方法可用嵌入植骨或以松质骨充填于断端间。

外踝骨折不愈合较少见，Otto Sneppen（1971 年）统计仅占 0.3%，但如一但发生其产生的症状远较内踝骨折不愈合为重，因为在步态周期的负重期，跟骨轻度外翻，距骨向外侧挤压外踝，当外踝骨折不愈合时，对距骨外移和旋转的支持作用减弱，最终将导致踝关节退行性变。如已明确诊断外踝骨折不愈合则应行切开复位内固定及植骨术。

（二）畸形愈合

畸形愈合多由复位不良引起，也见于儿童踝关节骨骺损伤以后导致的生长发育障碍。旋前－外旋型骨折中下 1/3 骨折重叠移位后畸形愈合。外踝向上移位，踝穴增宽，距骨在踝穴内失去稳定，导致踝关节创伤性关节炎。Weber（1981 年）强调在治疗踝关节骨折时必须恢复腓骨的正常长度。对于腓骨中下 1/3 骨折畸形愈合可用腓骨延长截骨术治疗，若内踝对距骨的复位有所阻挡，则需行内踝截骨并清除关节内的瘢痕组织。还应清除胫骨下端腓骨切迹内的瘢痕组织，以使腓骨长度恢复以后与切迹完全适合，腓骨截骨并以延长器进行延长，在延长同时应将腓骨远段内旋 10°，取内踝上方松质骨块，植于腓骨截骨后间隙内，用钢板做内固定。踝关节骨折畸形愈合并发有严重的创伤性关节炎，不应再做切开复位术，而应考虑踝关节融合术，老年患者亦可行人工踝关节置换术。

儿童踝关节骨骺损伤 Salter Ⅰ型很少见，可由外旋力引起胫骨下端骨骺分离。Ⅱ型最常见，外旋型损伤其干骺端骨折片位于胫骨下端后侧，外展型损伤其干骺端骨折片位于外侧，同时腓骨下端常并发骨折，一般Ⅱ型损伤不遗留发育畸形，但明显移位者可以发生骨骺早期闭合，其畸形不易随发育而自行矫正。Ⅲ型又可分为内收损伤与外旋损伤，前者又称栏杆骨折（railing fracture），移位明显时可出现内翻畸形。外损伤则类似于成人的 Tillaux 骨折，由于胫骨下端前外侧 1/4 骨骺是最后闭合的部位，当受到外旋外力时，该部位可被下胫腓前韧带撕脱而发生Ⅲ型的骨骺损伤，但由于骨骺已接近闭合，因此，对生长发育一般并无影响。

踝关节骨骺损伤Ⅳ型也较少见，多由内收外力引起，但可引起发育障碍而遗留畸形。

Ⅴ型损伤多由垂直压缩外力引起，常系内侧骨骺板受到损伤而早期闭合，导致内翻畸形。对儿童踝关节骨骺损伤以后引起之胫骨下端畸形可行胫骨下端截骨术矫正。

（三）创伤性关节炎

踝关节骨折脱位继发创伤性关节炎与下列因素有关：

（1）原始损伤的严重程度：胫骨下端关节面粉碎骨折、原始距骨有明显脱位者创伤性关节炎发生率较高。从骨折类型分析，以旋前-外旋型并有下胫腓分离者容易继发创伤性关节炎。

（2）距骨复位不良仍然残存有半脱位，多继发创伤性关节炎，距骨向后半脱位较向外侧半脱位更易发生创伤性关节炎。

（3）骨折解剖复位者发生创伤性关节炎者低，复位不良者高。Burwell 和 Charnley（1965 年）统计 135 例手术治疗者，复位不良发生创伤性关节炎为 100%。

对青壮年患者踝关节严重创伤性关节炎且踝关节功能明显受限、疼痛症状严重者可行踝关节融合术，常用的踝关节融合术的方法有踝关节前融合、踝关节经腓骨融合、关节内单纯植骨融合和加压融合术等。对老年患者可行人工踝关节置换术。对儿童则只能行关节内单纯植骨融合术，因踝关节前方滑行植骨与胫腓骨融合均会损伤胫骨或腓骨下端骨骺。

第二节 距骨骨折及脱位

距骨无肌肉附着，表面 60%～70% 为关节面，有 7 个关节面分别与周围邻骨形成关节。距骨从解剖位置可分为头部、颈部和体部。体部又有外侧突和后侧突。后侧突有内、外侧结节。距骨体前宽后窄，踝背伸稳定，而跖屈不稳定。其血液供应主要来自由距骨颈前外侧进入的足背动脉关节支。距骨体的血供可概括如下：①跗管动脉：来自胫后动脉，在其分成足底内侧动脉和足底外侧动脉近端约 1 cm 处分出，是距骨体的主要供应动脉，在跗管内它发出 4～6 支进入距骨体；②三角动脉：发自于跗管动脉，供应距骨体的内侧 1/4～1/2，是距骨体的第 2 位主要滋养动脉，经过骨内交通支供应更广泛的区域；③跗骨窦动脉：大小和起源的变异很大，供应距骨体的外侧 1/8～1/4 区域，跗骨窦动脉与跗管动脉形成交通支，具有供应距骨更多区域的能力；④距骨后结节由胫后动脉（最为常见）或腓动脉直接发出分支支配：虽然动脉非常细小，但由于骨内有丰富的交通，这一区域也有供应距骨体更大范围的潜力。因为距骨所供应的血运有限，因此当距骨骨折有移位或距骨脱位后，容易发生缺血性坏死。

一、距骨骨折

（一）分类

距骨骨折尚无一个统一的分类方法。

1. Coltart（1952 年）分类把距骨骨折分为三大类

（1）骨折：①撕脱骨折；②头部压缩骨折；③颈部骨折；④体部骨折。

（2）骨折脱位：①颈部骨折并距下关节脱位；②颈部骨折并发距骨体后脱位；③体部骨折并发距下关节脱位。

（3）全脱位。

2. Hawkins（1970 年）分类把距骨颈部骨折分为三型

Ⅰ型：无移位的距骨颈部骨折，骨折线在中后关节之间进入距下关节。

Ⅱ型：移位的距骨颈部骨折并发距下关节脱位或半脱位，骨折线经常进入一部分体部及距下后关节面。

Ⅲ型：移位的距骨颈部骨折，距骨体完全脱位，骨折线常常进入一部分体部。体部经常向后内方突出，位于胫骨后面和跟腱之间。

Canale（1978年）提出 Hawkins Ⅱ、Ⅲ型可伴有距舟关节脱位。这种骨折又被称为 Hawkins Ⅳ型。

3. Steppen（1977年）分类把距骨体部骨折分为五类

（1）骨软骨骨折。

（2）距骨体冠状面和矢状面垂直和水平剪刀骨折。

（3）距骨后突骨折。

（4）距骨外侧突骨折。

（5）距骨体压缩粉碎骨折。

（二）距骨头骨折

距骨头骨折较少见，占距骨骨折的5%～10%。多为高处跌下，暴力通过舟状骨传至距骨时造成，轴向载荷造成距骨头压缩和胫骨前穹隆的背侧压缩骨折，一般移位不明显。距骨头骨折因局部血运丰富不易发生缺血性坏死。无移位骨折用小腿石膏固定4～6周即可。小块骨折如无关节不稳定，可手术切除。移位骨块大于50%距骨头关节面时，易致距舟关节不稳定，需要内固定。距骨头部移位骨折应采用前内侧入路，经胫前肌腱内侧进行。

（三）距骨颈骨折

距骨颈骨折约占距骨骨折的50%，青壮年多见。由于颈部是血管进入距骨的重要部位，该部位骨折后较易引起距骨缺血性坏死。治疗：距骨骨折准确复位，重建关节面是基本要求。Ⅰ型无移位，小腿石膏固定8～12周即可，6周内不可负重，当骨小梁穿过骨折线后开始负重。此型不愈合可能性少见，但仍有缺血性坏死的可能。Ⅱ、Ⅲ、Ⅳ型骨折，原则上距骨颈的移位骨折应立即切开复位内固定，因为闭合方法很难达到解剖复位。Ⅱ型骨折移位较轻，可试行手法复位。如距骨颈和距下关节达到解剖复位，经X线证实复位满意后，用小腿石膏固定足踝于轻度跖屈外翻位6～8周，再更换石膏固定于功能位，直至骨性愈合。一般固定时间需3～4个月始能愈合，固定期间不宜过早负重。手法复位失败，不应反复操作，以免加重软组织损伤，尽早采用切开复位手术。切开复位一般采用前内或前外切口。显露距骨颈骨折，复位满意后，可用2根克氏针或2枚3.5 mm（或4.5 mm）螺钉（或空心螺钉）固定。再用石膏管型固定8～12周（图10-3）。Ⅲ、Ⅳ型骨折是骨科急诊，移位的距骨体对皮肤和神经血管的压迫会导致皮肤坏死、神经血管损伤或两者同时发生；距骨唯一存留的血管-三角动脉，可能扭转或闭塞，因此只有通过急诊复位才能得到解除。Ⅲ型骨折移位粉碎严重，往往并发开放伤，须行清创手术，同时复位骨折块。闭合性损伤，手法复位更加困难。距骨颈切开复位的手术方法：自内踝近端前方做切口，弧向远端走向足底，止于舟骨体的内侧壁，长7.5～10 cm，利用胫前、后肌腱间隙显露距骨头和颈。注意不要损伤内踝下方的胫后肌腱和神经血管束。如果距骨体从踝穴中脱出，截断内踝将会使显露和复位更为容易。显露骨折和距骨体及颈的前内侧，尽可能地保留距骨头和颈周围的软组织。复位满意后，冲洗关节，去除骨块和碎片。固定材料及石膏固定同前。

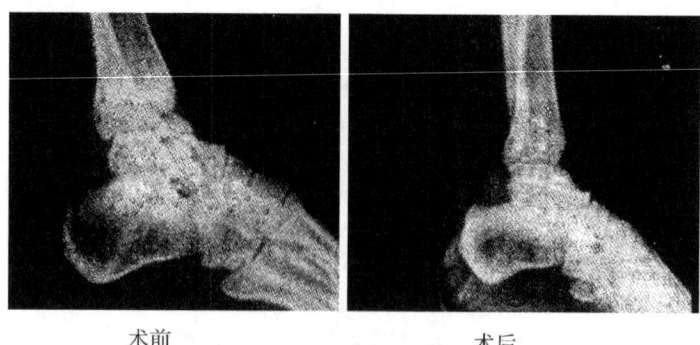

术前　　　　　　　　　　术后

图10-3　距骨骨折术前和术后

（四）距骨体部骨折

鉴别距骨体骨折和距骨颈骨折很重要。尽管距骨颈和距骨体骨折在不伴骨折移位或虽伴有移位但无脱位的情况下，二者缺血性坏死的发生率相似，但距骨体骨折后出现创伤后距下关节骨关节病的发生率较高。

1. 骨软骨骨折

这种骨折是指一部分软骨和骨片从距骨顶部剥脱的剪切骨折。距骨滑车关节面在受到应力的作用后或在其外侧和内侧面发生骨软骨骨折。前者是由于足背伸时受内翻应力旋转，距骨滑车外侧关节面撞击腓骨关节面而引起；后者是足跖屈时内翻应力使胫骨远端关节面挤压距骨滑车内侧关节面而发生骨折。距骨滑车关节面的骨软骨骨折常发生于踝关节扭伤后，患者就诊时关节肿胀、疼痛、活动受限，容易诊断为踝扭伤。有人报道，此类骨折在急诊室的漏诊率为75%。所有踝扭伤患者中2%～6%后来被确诊为骨软骨骨折。因此踝扭伤后应注意此类骨折的发生，拍摄足的正、侧位和踝穴位X线片。高度怀疑骨折时，可做关节造影双重对比或MRI检查。无移位骨折除限制活动外，用小腿石膏固定6周。大的关节面损伤，尤其外侧损伤，应手术切开或在关节镜下切除骨块，缺损区钻孔，以使再生纤维软骨覆盖，或做软骨移植。大的骨块可用可吸收螺钉固定。

2. 距骨外侧突骨折

该骨折的损伤机制为内翻的足强烈背屈的压缩和剪切应力所致，尤其好发于滑雪引起的踝关节损伤。通常距骨的外侧部分在CT扫描下很容易辨认。治疗：如外侧突没有明显移位或移位不超过3～4mm或未累及距骨后关节的重要部位，一般只需闭合治疗，石膏固定6～8周。后期进行距下关节和胫距关节活动，电刺激和应力训练。若移位超过3～4mm，则有指征行切开复位或骨块切除术。

3. 距骨后侧突骨折

后侧突骨折常难诊断，如漏诊，会导致明显的长期功能障碍。怀疑此骨折时，可做CT扫描或与对侧足的侧位片比较。治疗可以尝试非手术治疗，但如症状持续或距骨后侧突部位局限性压痛，则有切除骨块的指征。

4. 距骨体部剪力和粉碎骨折

剪力骨折损伤机制类似于距骨颈骨折，但骨折线更靠后。粉碎骨折常由严重压砸暴力引起。骨折可发生在外侧、内侧结节或整个后侧突。治疗：移位小于3mm时，可用小腿石膏固定6～8周；移位大于3mm时，可先手法复位，位置满意后再石膏固定，如复位失败，应切开复位，螺钉固定。严重移位粉碎骨折，复位已不可能，可能需要切除距骨体，做Blair融合术或跟–胫骨融合术。

二、距骨脱位

1. 距下关节脱位

多由足部跖屈位张力内翻所引起，其发生率较骨折多。距下关节脱位特点：距骨仍停留于踝穴中，而距下关节和距舟关节脱位，因此又名距骨周围脱位。按脱位后足远端移位方向，可分为内侧脱位、外侧脱位、前脱位和后脱位。脱位后，足有明显的内翻或外翻畸形，诊断一般不困难。少数患者可并发神经血管束损伤。治疗：不伴有跟骨或距骨边缘骨折的距下关节内侧脱位，通常可以闭合复位。但距下关节外侧脱位则很难闭合复位，妨碍复位的最常见因素是胫后肌腱和距骨的骨软骨骨折。脱位后应及早复位，以免皮肤长时间受压坏死。复位成功后用石膏管形将患足固定于背伸90°中立位6周。闭式复位失败，应积极行切开复位，去除阻碍复位的原因，开放脱位应彻底清创。不伴有骨折的距下关节脱位长期结果一般很好，但距下关节活动可能会有中等程度受限，在非平坦路上行走不灵活。距下关节脱位后，虽然距骨血供可能受到损害，但较少发生距骨缺血性坏死。

2. 胫距关节脱位

胫距关节脱位多并发于踝部骨折或踝部韧带撕裂伤。在整复骨折时，胫距关节脱位常可一并整复。但当胫后肌腱、血管、神经或腓骨长、短肌腱移位，发生交锁，手法不能复位时，应手术切开整复。

3. 距骨全脱位

距骨全脱位往往发生在足极度内翻时，距骨围绕垂直轴旋转90°，致使距骨头朝向内侧，同时距骨还沿足长轴外旋90°，故其跟骨关节面朝向后方，距骨全脱位是一种严重损伤，多为开放损伤，易并发感染，预后差。治疗距骨全脱位手法复位成功率极低，往往需要在麻醉下进行手术。距骨脱位后，严重地损伤了距骨血运，为了血管再生和防止缺血坏死，石膏固定时间一般不应少于3个月。对手法复位失败，或开放性损伤的病例，应及时手术复位，以免发生皮肤坏死。一般采用踝部前外侧横切口，术中须注意保护附着于距骨上的软组织，以防发生坏死。术后石膏固定时间与手法整复后相同。陈旧性距骨全脱位，可行距骨切除术或踝关节融合术。

第三节　跟骨骨折

一、解剖特点

（1）跟骨是足部最大一块跗骨，是由一薄层骨皮质包绕丰富的松质骨组成的不规则长方形结构。

（2）跟骨形态不规则，有6个面和4个关节面。其上方有三个关节面，即前距、中距、后距关节面。三者分别与距骨的前跟、中跟、后跟关节面相关节组成距下关节。中与后距下关节间有一向外侧开口较宽的沟，称跗骨窦。

（3）跟骨前方有一突起为跟骨前结节，分歧韧带起于该结节，止于骰骨和舟骨。跟骨前关节面呈鞍状与骰骨相关节。

（4）跟骨外侧皮下组织薄，骨面宽广平坦。其后下方和前上方各有一斜沟分别为腓骨长、短肌腱通过。

（5）跟骨内侧面皮下软组织厚，骨面呈弧形凹陷。中1/3有一扁平突起，为载距突。其骨皮质厚而坚硬。载距突上有三角韧带、跟舟足底韧带（弹簧韧带）等附着。跟骨内侧有血管神经束通过。

（6）跟骨后部宽大，向下移行于跟骨结节，跟腱附着于跟骨结节。其跖侧面有2个突起，分别为内侧突和外侧突，是跖筋膜和足底小肌肉起点。

（7）跟骨骨小梁按所承受压力和张力方向排列为固定的2组，即压力骨小梁和张力骨小梁。2组骨小梁之间形成一骨质疏松的区域，在侧位X线片呈三角形，称为跟骨中央三角。

（8）跟骨骨折后常可在跟骨侧位X线片上看到2个角改变。跟骨结节关节角（Bohler角），正常为25°～40°，由跟骨后关节面最高点分别向跟骨结节和前结节最高点连线所形成的夹角。跟角交叉角（Gissane角），由跟骨外侧沟底向前结节最高点连线与后关节面线之夹角，正常为120°～145°。

二、损伤机制

跟骨骨折为跗骨骨折中最常见者，约占全部跗骨骨折的60%。多由高处跌下，足部着地，足跟遭受垂直撞击所致。有时外力不一定很大，仅从椅子上跳到地面，也可能发生跟骨压缩骨折。跟骨骨折中，关节内骨折约占75%，通常认为其功能恢复较差。所有关节内骨折都由轴向应力致伤，如坠伤、跌伤或交通事故等，可能同时并发有其他因轴向应力所致的损伤，如腰椎、骨盆和胫骨平台骨折等。跟骨的负重点位于下肢力线的外侧，当轴向应力通过距骨作用于跟骨的后关节面时，形成由后关节面向跟骨内侧壁的剪切应力。由此造成的骨折（原发骨折线）几乎总是存在于跟骨结节的近端内侧，通常位于Gissane十字夹角附近，并由此处延伸，穿过前外侧壁。该骨折线经过跟骨后关节面的位置最为变化不定，可以位于靠近载距突的内侧1/3，或位于中间1/3，或者位于靠近外侧壁的外侧1/3。若轴向应力继续作用，则出现以下两种情况：内侧突连同载距突一起被推向远侧至足跟内侧的皮肤，后关节面区形成各种各样的继发骨折线。前方的骨折线常延伸至前突并进入跟骰关节。Essex Lopresti将后关节面的继发骨折线分为两类：如果后关节面游离骨块位于后关节面的后方和跟腱止点的前方，这种损伤称为关节压缩型骨折；如果骨折线位于跟腱止点的远侧，这种损伤称为舌形骨折。

三、分类

跟骨骨折根据骨折线是否波及距下关节分为关节内骨折和关节外骨折。

关节外骨折按解剖部位可分为：①跟骨结节骨折；②跟骨前结节骨折；③载距突骨折；④跟骨体

骨折。

关节内骨折有多种分类方法。过去多根据 X 线平片分类，如最常见的 Essex Lopresti 分类法把骨折分为舌形骨折和关节压缩型骨折。其他人根据骨折粉碎和移位情况进一步分类，如 Paley 分类法等。

根据 X 线平片分类的缺点是不能准确地了解关节面损伤情况，对治疗和预后缺乏指导意义。因此，大量 CT 分类方法应运而生。现将较常见的 Sanders 分类法介绍如下：

其分型基于冠状面 CT 扫描。在冠状面上选择跟骨后距关节面最宽处，从外向内将其分为三部分 A、B、C，分别代表骨折线位置。这样，就可能有四部分骨折块，三部分关节面骨折块和二部分载距突骨折块。

Ⅰ型：所有无移位骨折。

Ⅱ型：二部分骨折，根据骨折位置在 A、B 或 C 又分为ⅡA、ⅡB、ⅡC 骨折。

Ⅲ型：三部分骨折，根据骨折位置在 A、B 或 C 又分为ⅢAB、ⅢBC、ⅢAC 骨折。典型骨折有一中央压缩骨块。

Ⅳ型：骨折含有所有骨折线。

四、临床表现及诊断

跟骨骨折是足部的常见损伤，以青壮年伤者最多，严重损伤后易造成残疾。外伤后后跟疼痛、肿胀，踝后沟变浅、瘀斑、足底扁平、增宽和外翻畸形。后跟部压痛，叩击痛明显。此时即高度怀疑跟骨骨折的存在。

X 线对识别骨折及类型很重要。X 线检查：跟骨骨折的 X 线检查应包括五种投照位置。侧位像用来确定跟骨高度的丢失（Bohler 角的角度丢失）和后关节面的旋转。轴位像（或 Harris 像）用来确定跟骨结节的内翻位置和足跟的宽度，也能显示距骨下关节和载距突。足的前后位和斜位像用来判断前突和跟骰关节是否受累。另外，摄一个 Broden 位像用来判断后关节面的匹配，投照时，踝关节保持中立位，将小腿内旋 40°，X 射线管球向头侧倾斜 10°～15°。特殊的斜位片能更清楚地显示距骨下关节。如果医生治疗此类骨折的经验比较丰富，三种 X 线影像可能即已足够，但是，为了对损伤进行全面的评估，通常需要 CT 扫描检查。应该进行 2 个平面上的扫描：半冠状面，扫描方向垂直于跟骨后关节面的正常位置；轴面，扫描方向平行于足底。CT 检查更清晰显示跟骨的骨折线及足跟的宽度，CT 扫描结果现已成为骨折分类的基础和依据。此外，跟骨属海绵质骨，压缩后常无清晰的骨折线，有时不易分辨，常须根据骨的外形改变、结节关节角的测量来分析和评价骨折的严重程度。

五、治疗

各类型跟骨骨折治疗共同的目标如下：①恢复距下关节后关节面的外形；②恢复跟骨的高度（Bohler 角）；③恢复跟骨的宽度；④腓骨肌腱走行的腓骨下间隙减压；⑤恢复跟骨结节的内翻对线；⑥如果跟骰关节也发生骨折，将其复位。制定治疗计划时尚需考虑患者年龄、健康状况、骨折类型、软组织损伤情况及医生的经验。

1. 跟骨前结节骨折

跟骨前结节骨折易误诊为踝扭伤，骨折后距下关节活动受限，压痛点位于前距腓韧带 2 cm、向下 1 cm 处。无移位骨折采用石膏固定 4～6 周。骨折块较大时，行切开内固定；陈旧骨折或骨折不愈合有症状时，可手术切除骨折块。

2. 跟骨结节骨折

跟骨结节骨折有两种类型：一种是腓肠肌突然猛烈收缩牵拉跟腱附着部，发生跟骨后撕脱骨折；另一种为直接暴力引起的跟骨后上鸟嘴样骨折。治疗骨折无移位或少量移位时，用石膏固定患肢于跖屈位 6 周。若骨折块超过结节的 1/3，且有旋转及严重倾斜，或向上牵拉严重者，可手术复位，螺丝钉固定。术时可行跟腱外侧直切口，以避免手术瘢痕与鞋摩擦。术后用长腿石膏固定于屈膝 30°跖屈位，使跟腱呈松弛状态。

3. 载距突骨折

单纯载距突骨折很少见。无移位骨折可用小腿石膏固定6周。移位骨折可手法复位足内翻跖屈，用手指直接推挤载距突复位。较大骨折块时也可切开复位。骨折不愈合较少见，不要轻易切除载距突骨块，因为有可能失去弹簧韧带附着而致扁平足。

4. 跟骨体骨折

跟骨体骨折因不影响距下关节面一般预后较好。骨折机制类似于关节内骨折，常发生于高处坠落后。骨折后可有移位，如跟骨体增宽、高度减低，跟骨结节内外翻等。此类骨折除常规X线片外，还应做CT检查，以明确关节面是否受累及骨折移位情况。骨折移位较大时，可手法复位并石膏外固定，或切开复位内固定。

5. 关节内骨折

关节内骨折是跟骨中最常见的类型，治疗意见分歧较大。

（1）保守疗法：适用于无移位或少量移位骨折，或年龄大、功能要求不高或有全身并发症不适于手术治疗的患者。鼓励早期开始患肢功能运动及架拐负重。此法可能遗留足跟加宽、结节关节角减少、足弓消失及足内外翻畸形等。

（2）骨牵引治疗：跟骨结节持续牵引下，按早期活动原则进行治疗，可减少病废。

（3）闭合复位疗法：患者俯卧位，在跟腱止点处插入1根斯氏针，针尖沿跟骨纵轴向前并略微偏向外侧，达后关节面下方后撬起。撬拨复位后再用双手在跟骨部做侧方挤压，侧位及轴位透视，位置满意后，将斯氏针穿入跟骨前方。粉碎骨折时，也可将斯氏针穿过跟骰关节。然后用石膏将斯氏针固定于小腿石膏管型内。6周后去除石膏和斯氏针。此方法适用于某些舌状骨折。

（4）切开复位术：适用于青年人，可先矫正跟骨结节关节角，及跟骨体的宽度，再手术矫正关节面。做跟骨外侧切口，将塌陷的关节面撬起，至正常位置后，用松质骨填塞空腔保持复位。术后用管型石膏固定8周。若固定牢固，不做石膏外固定，疗效更满意（图10-4）。

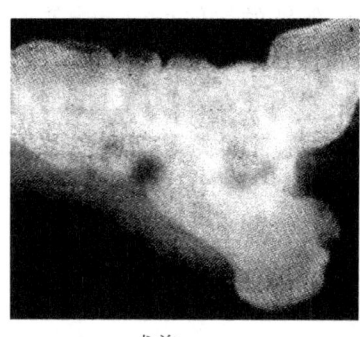 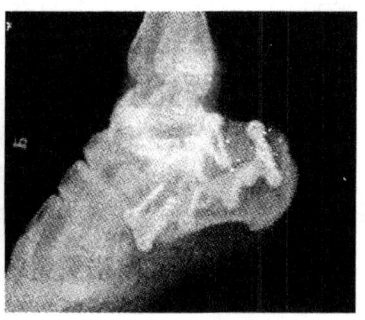

术前　　　　　　　　　　　术后

图10-4　跟骨骨折术前和术后

6. 严重粉碎骨折

严重粉碎骨折，年轻患者对功能要求较高时，切开难以达到关节面解剖复位，非手术治疗又极有可能遗留跟骨畸形而影响功能，一期融合并同时恢复跟骨外形可以缩短治疗时间，使患者尽快地恢复工作。在切开复位时，亦应有做关节融合术的准备，一旦不能达到较好复位，也可一期融合距下关节。手术时用磨钻磨去关节软骨，大的骨缺损可植骨，用钢板维持跟骨基本外形，用1枚6.5 mm或7.3 mm直径全长螺纹空心螺钉经导针固定跟骨结节到距骨。

六、并发症及后遗症

1. 伤口皮肤坏死、感染

外侧入路L形切口时，皮瓣角部边缘有可能发生坏死，应注意：术中延长切口时，小心牵拉软组织并保持为全厚皮瓣至关重要；外侧皮缘下应放置引流以防止形成术后血肿；延迟拆除缝线，甚至达3周以上，在此期间不应活动以减轻皮瓣下的剪切力；围手术期常规应用抗生素。一旦出现坏死，应停止活动。

如伤口感染，浅部感染，可保留内植物，伤口换药，有时需要皮瓣转移；深部感染，需取出钢板和螺钉。

2. 距下关节和跟骰关节创伤性关节炎

由于关节面骨折复位不良或关节软骨的损伤，距下关节和跟骰关节退变产生创伤性关节炎。关节出现疼痛及活动障碍，可使用消炎止痛药物、理疗、支具和封闭等治疗。如症状不缓解，应做距下关节或三关节融合术。

3. 足跟痛

足跟痛可由于外伤时损伤跟下脂肪垫或骨刺形成所致，也可因跟骨结节的骨突出所致。可用足跟垫减轻症状，必要时行手术治疗。

4. 神经卡压

神经卡压较少见，胫后神经之跖内或外侧支以及腓肠神经外侧支，可受骨折部位的软组织瘢痕卡压发生症状，或手术损伤形成神经瘤所致。非手术治疗无效时，必要时应手术松解。

5. 腓骨长肌腱鞘炎

跟骨骨折增宽时，可使腓骨长肌腱受压，肌腱移位，如骨折未复位，肌腱可持续遭受刺激而发生症状，必要时可手术切除多余骨质，使肌腱恢复原位。也可因术中外侧壁掀开时，损伤腓骨肌腱，有限的骨膜下剥离及仔细牵拉可避免此并发症。

6. 复位不良和骨折块再移位

准确恢复跟骨结节到合适外翻对线是基本要求，术中应多角度拍摄X线片以避免此并发症。如果负重过早会导致主要骨折块的移位，患者至少应在8周内禁止负重以避免该并发症。

第四节　跖骨骨折及脱位

一、解剖特点

前足有两个重要作用，一个是支撑体重，第二个是行走时5块跖骨间可以发生相对移位以便将足底应力平均分布于第1跖骨的2个籽骨和其余4个跖骨，避免局部皮肤压坏。前足表面上是一个整体，但各部分的损伤则需要根据不同情况分别处理。

解剖学上5块跖骨明显分为三个部分：第1、第5和中部3块跖骨。

二、损伤机制

跖骨骨折临床上较常见，但由于其功能的相对次要，目前相关文献极少有其发生率的记载。常由重物砸伤或挤压伤等直接暴力、身体扭转等间接暴力导致跖骨干螺旋形骨折，尤其是中间的3个跖骨。应力骨折多见于运动员等。

三、分类

跖骨骨折通常按骨折部位来分类，分别为基底部、骨干和颈部骨折。

四、临床表现及诊断

跖骨骨折诊断较简单，明确的外伤史，局部压痛，有时可及骨擦感，足部活动受限，足部正斜位片可明确诊断。其中斜位片有助于判断跖骨头在矢状位的移位。必要时可行CT扫描加三维重建，明确骨折的详细情况。

五、治疗

第1跖骨较其他跖骨短而粗大，构成足内侧纵弓的一部分，与第2跖骨间韧带连接少，故相对活动度更大。它基底内侧有胫前肌腱附着，外侧有腓骨长肌腱附着，这一对肌腱维持着跖骨的位置。第1跖骨头上有 2 个籽骨，分担了前足 1/3 应力。因为第 1 跖骨对前足的稳定性起关键作用，所以对第 1 跖骨应该采用更加积极的治疗，努力恢复其形态和其他跖骨头之间的正常关系。对于移位不明显的横行骨折，可予石膏外固定。对于一些简单的骨干部位的骨折，可以经皮用克氏针固定，具有损伤小、经济等优点，但固定不如钢板确切，且有损伤跖板、关节面，钉道感染等不足。对于移位明显的不稳定骨折，如果软组织条件允许，可用微型钢板螺钉固定。若软组织损伤不适宜内固定，则可以采用外固定架治疗。术后注意软组织愈合，一般负重延迟至术后 8～10 周至 X 片上见骨痂。

第 5 跖骨骨折很常见，因为有很多运动肌附着于其基底部，所以不同于其他骨折。腓骨短肌止于第 5 跖骨结节背侧，第三腓骨肌止于干骺结合部，跖侧也有跖筋膜附着（图 10-5）。第五跖骨骨折可以分为三种类型：第 4、第 5 跖骨间关节以近的骨折为节结骨折，或称 I 区骨折；第 4、第 5 跖骨间关节区域的骨折为 Jones 骨折，或称 II 区骨折；该区以远的骨折为骨干应力骨折或称 III 区骨折（图 10-6）。I 区骨折一般保守治疗效果较好，骨折涉及关节达 30% 以上的需手术治疗。Jones 骨折通常以保守治疗为主，对于运动员等要求尽早活动的，可以行髓内螺钉固定。骨干部位骨折现今的治疗趋势是切开复位微型钢板固定。

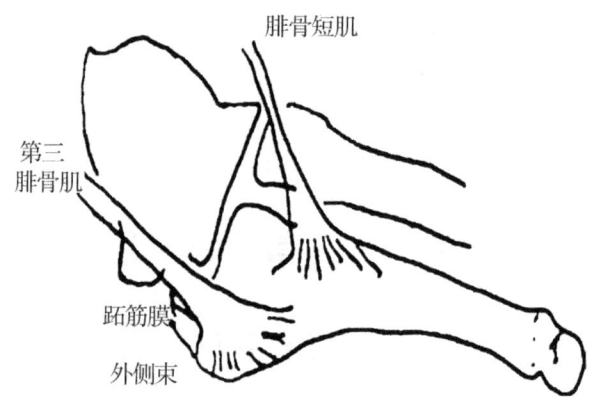

图 10-5　第 5 跖骨基底部韧带附着情况

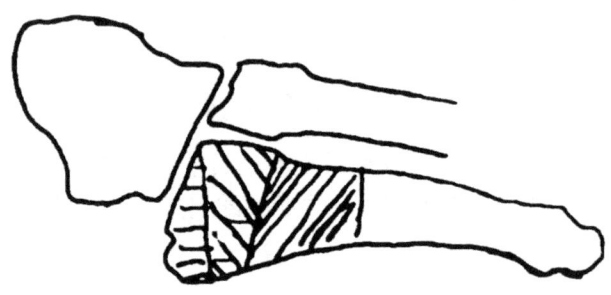

图 10-6　第 5 跖骨基底部骨折分类

对于中部跖骨骨折侧方移位小于 4 mm，成角畸形小于 10°，短缩不明显，一般石膏固定等保守治疗可取得满意疗效。但存在固定时间长，患足肿胀、疼痛等不适，而且对于跖骨头颈部骨折固定不确切者容易发生再移位。对于移位等畸形明显的跖骨骨折，也可采用经皮或切开复位后克氏针固定，具有手术创伤小、费用低等优点，但对于长斜形或粉碎骨折，尤其是靠近跖骨头处骨折，其固定效果不如钢板确切，并且会损伤跖趾关节、跖板，术后导致关节疼痛、跖骨头和跖板的粘连等。

随着经济发展，患者要求的提高，对于长斜形或粉碎性骨折，跖骨头骨折跖屈明显者，更多采用

AO 微型钢板内固定等更为积极的治疗方法。跖骨头的形态对于维持整个足弓的稳定性起着极其重要的作用，切开复位内固定并且确切的修复其形态，对于减少日后由于不稳定等导致的足部疼痛有重要意义。当骨折远端跖屈明显，在今后的负重时该跖骨的负荷增加，会导致难以处理的跖侧皮肤过度角质化，而足背侧的骨性突起亦可引起疼痛。偶尔远折端的背屈，可以使该跖骨的负荷减小，导致周边的损伤。Sisk 指出骨折越靠近远端，远端跖屈越明显，越应考虑手术。而且足部往往都有鞋和袜子的保护，很少像手外伤一样出现严重的污染而影响内固定的植入，手术较安全。跖骨骨折常由高能量损伤引起，且足背部皮肤软组织菲薄，术前应注意软组织条件，积极予脱水消肿等对症处理，待肿胀消退后方可手术。

　　Alapuz 等对 57 例中间跖骨骨折患者采用手术治疗和非手术治疗的最终结果进行了评价，发现效果差者多得惊人（39%）。不论采用何种治疗方法，只 32% 的患者效果良好。导致效果较差的因素包括骨折矢状面移位、开放骨折和严重软组织损伤。有学者认为，轻度侧方移位可以接受，然而，不论跖骨头在矢状面背伸移位或跖屈移位，还是跖骨过度短缩都将导致跖骨疼痛和慢性前足疼痛。鉴于此，推荐经背侧入路行闭合复位和经皮穿针固定。必须注意跖骨在矢状面的对线，触摸跖骨头以确定是否所有跖骨头都在同一平面，从而做出初步评估。

参考文献

[1] 李增春，陈峥嵘，严力生，匡勇. 现代骨科学（第2版）[M]. 北京：科学出版社，2018.
[2] 邱贵兴. 中华骨科学 [M]. 北京：人民卫生出版社，2017.
[3] 刘国辉. 创伤骨科手术要点难点及对策 [M]. 北京：科学出版社，2017.
[4] 霍存举，吴国华，江海波. 骨科疾病临床诊疗技术 [M]. 北京：中国医药科技出版社. 2016.
[5] Sam W. Wiesel, Mark E. Easley. Wiesel骨科手术技巧：足踝外科 [M]. 张长青，译. 上海：上海科学技术出版社，2016.
[6] 裴福兴，陈安民. 骨科学 [M]. 北京：人民卫生出版社，2016.
[7] 郝定均. 简明临床骨科学 [M]. 北京：人民卫生出版社，2014.
[8] 邱贵兴. 骨科学高级教程 [M]. 北京：人民军医出版社，2014.
[9] 裴国献. 显微骨科学 [M]. 北京：人民卫生出版社，2016.
[10] 邱贵兴，戴尅戎. 骨科手术学 [M]. 北京：人民卫生出版社，2016.
[11] 史建刚，袁文. 脊柱外科手术解剖图解 [M]. 上海：上海科学技术出版社，2015.
[12] 胥少汀，葛宝丰，徐印坎. 实用骨科学 [M]. 北京：人民军医出版社，2015.
[13] 马信龙. 骨科临床X线检查手册 [M]. 北京：人民卫生出版社，2016.
[14] 王兴义，王伟，王公奇. 感染性骨不连 [M]. 北京：人民军医出版社，2016.
[15] 梅西埃. 实用骨科学精要 [M]. 戴闽，姚浩群，译. 北京：人民军医出版社，2016.
[16] 任高宏. 临床骨科诊断与治疗 [M]. 北京：化学工业出版社，2016.
[17] 侯德才. 骨科手术学 [M]. 北京：中国中医药科技出版社，2016.
[18] 杜心如，丁自海. 骨科临床应用解剖 [M]. 北京：人民卫生出版社，2016.
[19] Terry Canale. 坎贝尔骨科手术学（第12版）：关节外科、儿童骨科、脊柱外科、手外科、足踝科 [M]. 北京：人民军医出版社，2015.
[20] 唐佩福，王岩. 解放军总医院创伤骨科手术学——创（战）伤救治理论与手术技术 [M]. 北京：人民军医出版社，2014.
[21] 陈晓，智信，曹烈虎，苏佳灿. 循证骨科学：创伤分册 [M]. 上海：同济大学出版社，2017.
[22] 陈建庭，朱青安，罗卓荆. 脊柱手术指南 [M]. 北京：北京大学医学出版社，2013.
[23] 泽口毅. 钢板固定骨折手术技巧 [M]. 沈阳：辽宁科学技术出版社，2015.
[24] 荣国威，田伟，王满宜. 骨折（第2版）[M]. 北京：人民卫生出版社，2013.
[25] 姜保国，王满宜. 关节周围骨折 [M]. 北京：人民卫生出版社，2013.